上海市进一步加快中医药事业发展三年行动计划（2018-2020年）项目[ZY（2018-2020）-ZYBZ-25]
上海市静安区中医药临床重点专科建设项目（JA2015-Z05，JA2020-Z03）
上海市静安区中医药事业发展三年行动计划项目（JA2015-C003）

AME 中医丛书系列 11B001

张天嵩医中一得集

主　编：张天嵩　　潘宝峰

副主编：陈　凯　　李沁菁　　张苏贤

中南大学出版社
www.csupress.com.cn
·长沙·

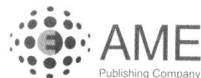
AME
Publishing Company

图书在版编目（CIP）数据

张天嵩医中一得集/张天嵩，潘宝峰主编. —长沙：中南大学出版社，2021.7

（AME中医丛书系列）

ISBN 978 - 7 - 5487 - 4282 - 1

Ⅰ.①张… Ⅱ.①张… ②潘… Ⅲ.①中医学 Ⅳ.①R2

中国版本图书馆CIP数据核字(2020)第238799号

AME 中医丛书系列 11B001

张天嵩医中一得集

ZHANGTIANSONG YIZHONGYIDEJI

主编：张天嵩　潘宝峰

□丛书策划　郑　杰　汪道远　陈海波
□项目编辑　陈海波　廖莉莉
□责任编辑　陈　娜　王雁芳　董　杰
□责任印制　唐　曦　潘飘飘
□版式设计　朱三萍　林子钰
□出版发行　中南大学出版社
　　　　　　社址：长沙市麓山南路　　　　邮编：410083
　　　　　　发行科电话：0731-88876770　　传真：0731-88710482
□策 划 方　AME Publishing Company
　　　　　　地址：香港沙田石门京瑞广场一期，16 楼 C
　　　　　　网址：www.amegroups.com
□印　　装　天意有福科技股份有限公司

□开　　本　710×1000　1/16　□印张 20.25　□字数 404 千字　□插页
□版　　次　2021 年 7 月第 1 版　□2021 年 7 月第 1 次印刷
□书　　号　ISBN 978 - 7 - 5487 - 4282 - 1
□定　　价　68.00 元

图书出现印装问题，请与经销商调换

谨以此书献给张玉忠先生

主编：

张天嵩　上海市静安区中心医院（复旦大学附属华山医院静安分院）中医科
潘宝峰　上海市静安区中心医院（复旦大学附属华山医院静安分院）中医科

副主编：

陈　凯　上海市静安区石门二路街道社区卫生服务中心中医全科
李沁菁　上海市静安区江宁路街道社区卫生服务中心中医全科
张苏贤　上海市静安区中心医院（复旦大学附属华山医院静安分院）中医科

编委（以姓氏拼音首字母为序）：

韩虹宇
上海市静安区中心医院中医科

许　敏
上海市静安区中心医院中医科

韩　镭
原上海市徐汇区大华医院肝科

杨克敏
上海市静安区中心医院中医科

李秀娟
上海市静安区中心医院中医科

杨晓洁
上海市静安区南京西路街道社区卫生
服务中心中医全科

罗春蕾
上海市静安区中心医院中医科

张　素
上海市静安区中心医院中医科

夏里昂
上海市静安区南京西路街道社区卫生服
务中心中医科

张伟伟
上海市静安区中心医院中医科

AME 中医系列图书序言

我与中医的三次结缘

读高中一年级的时候，舅舅搬了新家，邀请我去作客。舅舅向我隆重介绍了他的新邻居——贾医生，谈笑之间，能够切身感受到舅舅对贾医生的崇拜。

据说，贾医生是祖传中医，而且仅医治一种疾病——儿童急性阑尾炎，仅靠一块自治的膏药贴，见效快，没有不良反应，没有创伤，非常神奇。而且，贾医生医德好，多年来，收费一直不涨，仅收10元人民币。为了能够传承医术，贾医生平时以一些其他工作来维持生计，"行医"为其副业，也不穿白大褂。

平时，当各地慕名前来就诊的患者，询问贾医生家住哪里的时候，邻里朋友们除了耐心指引门牌道路，最后总免不了道一句，"贾医生可不是假医生哦"，应是担心初次见面，患者家属会对不穿白大褂的贾医生有所误解。

听我舅舅说，贾医生家里珍藏了很多的中医古籍，其中有许多图书已传了几代人。

几年后，我考入南通医学院。有一天舅舅联系我，让我帮忙看看能否在我们学校的图书馆借到《医林改错》。当时，临近学期结束，我正在全心备考，要记忆巩固很多知识，无暇顾及太多，只到图书馆匆匆查询，发现没有，就作罢，继续准备我的考试去了。

放假回家，一见面，舅舅就问我借阅《医林改错》的事，还给我科普了一下这本图书的学术价值和影响力。令我惊讶的是，舅舅竟然成了一位名副其实的"假"医生。自从认识邻居贾医生之后，他俩成了忘年交，贾医生家里的医书，我的舅舅翻来覆去，读了多遍。与此同时，舅舅还花了很多费用，购买了一堆中医药图书和杂志，学得如痴如醉，不亦乐乎。当然，也取得了不错的成绩，不断有各地的患者慕名前来找他把脉问诊，即使他不是祖传中医。我一直不忍询问我舅舅一个问题：考取中医医师资格证书了吗？

大学毕业后，我放弃当医生，直到2009年创办AME，算是继续从事与医生相关的工作。AME主要从事英文医学学术期刊出版，经过十余年的耕耘，目前已创办期刊六十余本，截至2021年7月，有13本期刊被SCI收录。令人欣慰的是，2018年1月AME与上海中医药大学附属龙华医院合作，共同创办了一本中医药英文期刊：*Longhua Chinese Medicine*（中文刊名《龙华中医学》），让我又一次与中医结缘。

第三次与中医结缘，是两年前的一天下午，因为对着电脑工作太久，导致眼睛过度疲劳，眼内压增高，从而头痛……越来越难受。从西医的角度，医生的建议往往是，放下手上的工作，好好休息一下，恢复一段时间就好了，没有什么好的办法。那天下午，正头痛欲裂的我突然想起了中医，为什么不去找一位中医医生帮忙诊治一下？

到了中医诊室，一位年轻的中医医生负责接诊，他信心满满地说："你躺下吧，我给你扎几针就好了。"

那天是我第一次近距离体验什么叫针灸，非常紧张，尤其是当医生把针灸用的银针一针针慢慢扎进我的身体的时候，为了掩盖我的紧张，我刻意与那位中医医生聊天，询问他一些"小白"的问题。例如，针灸的原理是什么？为什么会有效……

"针灸选择合适的穴位进针。穴位就犹如大街上一个个十字路口或转盘，时常会出现交通堵塞，于我们人体而言，就会出现各种不适症状；针灸犹如大街上的警察，指挥交通，改善路况，即，症状改善。"那位医生讲得非常通俗易懂，令人敬佩之余，我的头痛奇迹般消失了，眼压也在瞬间恢复正常。正当我惊叹的时候，那位中医医生意味深长地说道："虽然有交警，但是道路时常还会出现拥堵。"那一刻，我顿悟了他想表达的言外之意：注意劳逸结合，保持身体平衡是上策。

这三次与中医的结缘，让我愈发坚信中医的力量，坚信我国中医药一定能够不断发展进步，犹如中国高铁，造福更多老百姓。期望AME中医丛书系列能够出版更多类似《张天嵩医中一得集》一样的好书，为发展中医药贡献点滴力量！

汪道远
AME出版社社长

序言

医自轩辕始，尚矣！古人虽有云医为小道，医为贱工者，然不为良相即为良医之语，明言医为大道者也。医道之传，赖乎历代先贤之口传心授，亦赖乎历代医籍之世代流传。凡医籍，能立言明道卓然者，不知凡几也；即管窥医道窔奥者，更汗牛充栋矣。

余本布衣，自幼有志于医。自习医以来，尊孙思邈大医精诚之训，造次于是，颠沛于是，勤慎以求医道，历经近卅年矣。读书或有心得，临证或有体会，辄记之，凡千万语也；近有生徒、同事整理医案者，亦有数百也。余虽不敏，刻画勾弦，删裁繁重，订其讹处，整为一编，名曰《医中一得集》，取愚者千虑，必有一得之义也。

先贤余听鸿尝云"医书虽众，不出二义：经文、本草、经方，为学术规矩之宗；经验、方案、笔记，为灵悟变通之用，二者并传不朽"，本书涵医论、医话、医案，乃余读书所思、临证权变之录也，多为余亲自捉笔，或作或述，即生徒所整理者，余亦亲自校正评定，故皆有可取焉，毋以简明切近而忽之也。

医论者，学术见解专述也，《灵素》发肇端，后世医论或发经旨，或辨是非，或疑旧说，或提新论，多有可采者，而是书共集经典、络病、伏邪、用药式等医论凡八则。医话者，医事随笔记录也，行文灵活，或叙或议，内容广泛，乃"话其闻见、心得、阅历"也，是书集余论及医德、病源、治则、治法、本草、方剂等医话凡四十八则。医案者，亦称脉案、方案也，乃医者医疗活动真实记述也，近贤章太炎云"中医之成绩，医案最著。学者欲求前人之经验心得，读医案最有线索可寻，循此钻研，事半功倍"，清代名医徐灵胎云"凡述医案，必择大症及疑难症，人所不能治者数则，以定法度，以启心思，为后学之津梁"，故是书所集医案凡八十二则，涉病四十四种，虽非大症，然颇多疑难症、少见症，皆以中医医理处之而获效，皆有可观者也。

戊戌季夏是书草成，以俟闲暇笔削。奈天有不测风云，同年孟秋，避暑于乡村之家父突发重疾离世，子欲养而亲不待，天下之痛，莫过于此。余昼则尚能忍痛行管医研教之事，夜则独怆然而涕下，浑浑噩噩，如是者，近半载矣。今思先父生前谆谆教我，尊人克己，公事为重，必有功于当世者，再思《左传》有立德、立功、立言三不朽之论，遂遵父言，振奋精神，央夜孤灯，忍悲笔削，故书得以成，有可告慰先父者。是书，虽吾侪呕心而作，然才疏学浅，恐有贻笑大方之虞，不正之处，敬请博雅斧正。奇文共欣赏，疑义相与析，愿与诸君共勉。

张天嵩
己亥岁仲春于沪上

目　录

医案篇

张天嵩学术思想撷要

融通古今中西，辨病辨证相参

前贤论医，多有妙言，振聋发聩，如清·高士宗《医学真传》云"医者，人之司命也"；清·张秉成《成方便读》云"医之为道，秉天地造化之权，掌疾病死生之柄"；晋·杨泉"夫医者，非仁爱之士不可托也；非聪明理达不可任也；非廉洁淳良不可信也"。张师常云"医者，苍生之司命，能不慎乎？夫为医者，必聪明仁爱淳良之士，依孙思邈《大医精诚》所规，以苦为乐，勤于读书，勇于实践，融通古今，贯通中西，方可为精诚之大医"。他认为，中西医各有优劣，不要相互诋毁，而应相互学习，相互参研。因此，他不但认真学习和吸收中医四大经典、历代先贤、现代名老中医经验；而且通过各种途径学习现代医学知识，熟练掌握胸腔穿刺等各种基本技能，掌握无创面罩呼吸机辅助通气技术等；熟悉高等数理统计学、循证医学方法学，寻找当前最佳的临床医学证据，做到中、西医均要学好、学精，临床上衷中参西，能中不西，先中后西，形成自己的处理临床问题的思维方法，在熟练处理中医内科常见病、多发病基础上，在间质性肺病、哮喘、肺心病、慢性阻塞性肺疾病、不育症、失眠、功能性躯体综合征等疾病的中、西医结合诊治有一定的心得。

张师特别重视《伤寒杂病论》。他认为在《伤寒论》以前的医书，一般分为医论类（如《内经》）、本草类（如《神农本草经》）、方剂类（如《五十二病方》），研究医理和方药基本上是相互独立的，而《伤寒论》之所以伟大，它是第一部将中医的理、法、方、药等熔于一炉的医学书籍，不但有理论，更有实践；不仅创立了独特的六经辨证理论与方法体系，还论述了外感病与内伤杂病的病因、诊断、预防方法，提出了治疗的方剂，故后世称其为"医方之祖"。他提醒我们说，读《伤寒论》，不仅要熟读理法方药齐全的条文，更要研究每张方剂的加减法以及方后注，因为这里面含有后世专病专药的思想，很有临床实用价值。虽然《伤寒杂病论》成书于东汉，但临床实践证明至今仍有其生命力，正如章太炎云："中医之胜于西医者，大抵以《伤寒论》

为独甚"。张师对于中医的启蒙与认识，颇受该书的影响，在读高中时，曾阅读过《伤寒论诠解》，他在临床上常用张仲景的方子化裁，这些古方合理使用，对于现代人、现代疾病，仍然收效颇佳。张师不但重视经方的使用，还重视时方，他主张不应有经方、时方之争，应该对证而选、唯效是用，他在临床时常灵活融融合经方和时方，如自拟治疗感冒后咳嗽的定咳汤，即是融合经方麦门冬汤、时方清燥救肺汤、双仁丸、神效散等化裁而成，这也是其融通古今学术思想的体现。

虽然中医学第一部辨证论治专著《伤寒论》强调辨某病脉证并治、有识之先贤如清·徐灵胎有"欲治病者，先识病之名"之高论，但在中医学发展过程中，长于辨证，短于识病则是不争的事实。中医的病与证的划分并不十分明确，不少病名本身就是症状名，如头痛、咳嗽等，除了感冒、痢疾、疟疾等病名，中、西医相同外，大多数病名不同。张师认为，随着现代医学的发展，疾病诊断越来越精确，作为一名现代中医师，在完整充分保留了中医辨证论治思想精髓的同时，又要积极汲取现代医学的新技术、新成果，洋为中用，中西合参，必须遵循辨病与辨证相结合的诊治疾病模式。张师非常强调疾病的诊断，因西医所用病名比中医所用病名较为合理，他倾向于临床上辨中医之病的基础上必辨西医之病，这有利于明确诊断、判断疗效和预后、推广和交流，如同一咳嗽，肺癌所致者与感冒所致者，预后明显不同，如不明确诊断，则会有失治、误治的情况发生。同时，必须利用现代科学技术，将现代临床检验、检查和诊断结果作为中医微观证候，宏观与微观辨证结合，整体与局部辨证结合，解决患者的病痛，如他遇到舌苔黄厚腻而要求中医药调理者，一般会建议患者做胃镜检查，已经筛选出胃癌患者近十名，为患者手术治疗提供了宝贵的时机。他认为，中医药高等院校《中医内科学》教材的编写，应该换一种思路，最好借用现代医学的系统分类和病名，基于循证医学研究方法，全面梳理历代医家的学术经验和治法，并邀请全国对某病治疗最擅长的专家共同编纂每个系统中的每个疾病，给后学提供可靠的共识。

（潘宝峰）

二纲六变为法，三层辨证体系

中医所称辨证的"证"是指证型或证名，它反映的是疾病过程中某一阶段的本质和整体联系的中医特有诊断概念，目前常用的辨证方法：外感病用六经辨证、卫气营血、三焦辨证等方法，内伤杂病用脏腑辨证、气血津液辨证等方法。张师认为，新手应由繁入简，老手则可执简驭繁。繁者，脏腑辨证、六经辨证、卫气营血、三焦辨证等具体的辨证方法；简者，二纲六变之法。二纲六变之说，源于世称"医术中杰士""仲景以后，千古一人"的明代医家张景岳。二纲指的是阴阳，六变指的是表里、虚实、寒热。《景岳全书》曰："阴阳既明，则表与里对，虚与实对，寒与热对，明此六变，明此阴阳，则天下之病固不能出此八者。"

《内经》云："阴阳者，天地之道也，万物之纲纪，变化之父母，生杀之本始，神明之府也。"辨清阴阳，此乃中医辨证的第一步，张景岳云"凡诊病施治，必须先审阴阳，乃为医道之纲领。阴阳无谬，治焉有差？医道虽繁，而可以一言蔽之者，曰阴阳而已。"张师认为"纲"即是主题，辨清阴证、阳证为辨证的大方向，辨阴阳当为辨证的第一层。

"六变者，表里寒热虚实也，是即医中之关键，明此六者，万病皆指诸掌矣。"六变虽为关键，但亦在阴阳统帅之下，张师将六变列为辨证的第二层，表里为病位，寒热虚实当为病性，在六变之中，张景岳独重虚实，他说"人之疾病，不过表里寒热虚实，只六字已属之，然六者之中，又惟虚实二字为最要"，张师深谙景岳之道，但不拘其说，认为二纲六变并非孤立存在，六变之中寒热虚实四字最为重要，反映的是疾病的性质或属性，再结合脏腑、经络、三焦、卫气营血等辨证方法，辨别疾病的病位，则可以抓住疾病证型的本质。

张师遵诸前贤之言，并结合临证发现，脏腑、经络、三焦、气血津液、卫气营血等辨证方法，可将二纲六变更为精准地聚焦，张师以为这是辨证的第三层，此层辨证张师尤重脏腑、经络之辨，如张师治疗各种疑难杂症如难治性哮喘等从奇经论治，治疗失眠、哮喘等内科疾病从肝脏（经）论治，多获良效。

除六变为纲外，张师还提倡燥湿两纲。如对慢性咳嗽治疗以燥湿为纲，若为燥咳，其必辨其燥在肺、在大肠或在口鼻咽等官窍，若兼有胃液反流、胃部灼热、胸骨后不适或疼痛等症状，其燥虽在肺口鼻咽等部位，而其因实则为中焦湿热。

（潘宝峰）

谨守病机为要，时刻顾护脾胃

《内经》云："谨守病机，各司其属"，区区八个字，含义却颇为深刻，乃告知医家对待疾病必须谨慎地审查病机，才能辨证准确，治病有方。《临证指南医案》告诫后人云"医道在乎识证、立法、用方，此为三大关键……然三者之中，识证尤为重要……若识证不明，开口动手便错矣。"张师常云："中医治病必求其本，然'本'有多种说法，愚意'本'为病机，而疾病的病机当从症中求之"，病机要点在于病位和病性，如以治疗偏头痛为例，张师从临床特点来看，病位分析，偏头风或左或右，定位在肝胆；病性分析，头痛时作时止，眩而不能立，风也；疼痛剧烈，搏动感，风火相煽之象也；呕吐者，兼痰饮也；畏光者，肝胆火也，故定病性为风、火。治疗上，当急以止痛，然止痛之法次第有序：先祛风为主，清肝胆之火为辅；待风渐消后，再以清肝胆之火以杜生火之源为主，祛风为辅。

张师受《伤寒杂病论》及李东垣、叶天士学术思想的影响，在临证处方时特别重视顾护患者脾胃，常说"急性病临时暂用猛药，脾胃健者尚可任受；慢性病长调理，必要顾护脾胃，否则胃口一倒，患者不能服药，何可愈病"，因此，张师几乎是每方必加茯苓、薏苡仁等健脾胃之药；临症必问患者胃纳和大便如何，胃部有何不适，常选用神曲、五谷虫、绿萼梅、白豆蔻、砂仁、生麦芽中之一、二味等醒脾之品；大便稀薄、次数多属虚者必再加白术、泽泻、山药等健脾利湿之品。中医认为脾胃为后天之本，乃为气血生化之源，脾胃强则正气足，脾胃弱则正气虚，正气充足与否直接影响机体的抗病能力。此外，对于一些难治之病，从其他脏腑难以入手者，从脾胃论治取得较好的效果，如用清养胃阴、醒脾和胃法治疗重度巨幼红细胞性贫血，以健脾化湿醒神法治疗睡眠呼吸暂停综合征等，正如古人所云"诸病不愈，寻到脾胃而愈者甚多""凡病颠倒难明，必从脾胃调理"。

（潘宝峰）

多法灵活权变，长于小方复用

张师在临证治疗中，善于根据患者情况灵活施治，不拘泥于一法一方。张师认为临证虽有单刀直入治法的时候，但现今多以治疗慢性杂病为多，特别是老年患者，常多病共存，临证多兼夹之症，《内经》云"谨察间甚，以意调之，间者并行，甚者独行"，因此寒热、升降、气血、攻补、宣敛、滑涩、滋燥、动静、上下之法，常可见其灵活运用于处方之中。如张师常用半夏配黄芩一热一寒治咳痰，柴胡配前胡一升一降治发热，桃仁配杏仁一气一血治喘促，麦冬配半夏一滋一燥治咳嗽，白术配枳实一补一泻治便秘，麻黄配白果一宣一敛治哮症，百合配乌药一静一动治胃痛，白芷配淡竹叶一上一下治口腔溃疡等。

张师常云："学方用方有四境界。第一境界，牢记方剂的组成、功效和主治；第二境界，搞清方剂的源流、常用加减法；第三境界，研究方剂的组方规律、君臣佐使，特别是方剂中比较特殊的用药；第四境界，在临床上灵活应用这些规律，不拘一方一法，存乎其心，善乎其用也"，如治失眠，张师常用四逆散、百合汤，并取丹栀逍遥散中的牡丹皮、栀子，桂甘龙牡汤中的龙骨、牡蛎，珍珠母丸中的珍珠母，黄连阿胶汤中的黄连，菖蒲郁金汤中石菖蒲、郁金等，根据失眠属肝属心，属虚属实，或疏肝为主，或清火为主，或重镇为主，或补益为主，灵活配伍，收效颇佳。张师还善于从经典名方中探寻出一些重要但被忽视的配伍规律，如苏子降气汤中的苏子配当归，神效散中的海蛤壳配海浮石，双仁丸中桃仁配杏仁。

张师特别重视和善于小方的使用，他认为每张小方即体现一种治法，在一张处方中小方复用即是多法并用。观其方中药物往往最多也只有十几味，体现的是多个小方精确配合使用。用药如用兵，在精不在多。用之得当，药到病除；用之不当，贻误病情。四逆散、麻黄附子细辛汤、黄芪桂枝五物汤、桂甘龙牡汤、枳术汤、瞿麦瓜蒌丸、小陷胸汤、麦门冬汤、小柴胡汤、四君子汤、泻白散、神效散、二至丸、百合汤、丹参饮等均为张师的常用小方。

（潘宝峰）

主张兼容并包，提倡中医创新

张师认为，中医学不应该是一门封闭的学科，它在实际成长过程中，不断吸取了其他民族医学的长处。而在目前对中医学的各种不同研究方法要抱有宽容之心，有以传统方法者，有以现代方法者，不必拘泥和相互指责，要有百家争鸣和容错精神；力倡中医要与现代医学、其他民族医学相互学习，吸取其他医学的长处。

张师践行中医现代化研究，提倡采用现代科学技术方法特别是数学对中医进行创新性研究。如张师带领课题组成员，通过对不明原因慢性咳嗽进行流行病学调查，将得到的数据以因子分析法作为"降维"技术，提取6个公因子后，发现与临床实践十分相符。从病位来分析，分布在肺、胃、心、肾等脏腑及鼻、咽等官窍，这与古人观察到的"五脏六腑皆令人咳，非独肺也"相符，与现代医学慢性咳嗽的解剖学分布不谋而合；相应的病性分别为痰浊、湿热、火、气虚、风与痰、燥等，由病位要素和病性要素形成的证素，大大丰富了中医对慢性咳嗽的辨证规律；课题组的两篇关于慢性咳嗽的Meta分析论文被中华中医药学会制定的《咳嗽中医诊疗专家共识意见（2011版）》作为参考文献引用。再如，通过对肺间质纤维化多年的临床观察和试验研究，在复习文献基础上，在导师吴银教授指导下，共同撰写并在《中医杂志》发表题为《通补肺络法治疗肺纤维化理论探讨》的学术论文，首次提出肺纤维化病位在肺络、基本病机为肺络痹阻、以通补肺络为治疗大法的学术思想，得到国内广大同道的赞同和进一步拓展。

张师提出中医创新亦绝非全盘西化，要吸引一切对中医药发展有用的思路、知识和技术，提倡用新技术、新方法来研究中医。做好创新，首先是继承，必须注重对中医文献的整理，在浩如烟海的中医古籍中，必然蕴藏着大量有用的知识，特别是医案类书籍。他认为中医医案是中医学者的经验精华所在，尤其各个时代的名医医案都代表了当时中医界的最高水平，其临证思维、遣方用药经验是中医药文化的瑰宝，做好医案的挖掘，用人工分析或口传心授的方法可能力有不逮，需要借助数理统计方法、大数据挖掘方法。张师运用数据挖掘技术，为整理医案提供了一条新的途径，在中医医案的整理中确实发现了不少隐藏于医案之中的部分规律，有些规律与临床相符，运用临证，取得佳效，有些则需要进一步探索，为进一步研究提供了思路。张师还致力于推广循证医学方法，每年均开设国家级继续教育项目，利用业余时间撰写了多部循证医学类的书籍，使学术内涵更加的丰富。

（潘宝峰）

医论篇

伏邪阐微

一、伏邪名义

伏者，隐藏、埋伏也。"伏"是一种特定的状态，是医者在病者无明显外在表征的情况下对某种存在的一种推断。其特征有二：一是隐匿潜藏，不易被病者及医者察觉；二是致病之机已经暗动，邪气伺机而发，在一定条件下外显发病表征。

邪者，邪气也，与人体正气相对而言，泛指各种致病因素和病理产物，如风、寒、暑、湿、燥、火、痰、瘀、水、浊、虫、毒、郁等。邪有内、外之分，有形无形之别。

伏邪，又称伏气，有广义和狭义之分。《中医药学名词》将伏邪释为"感而不随即发病，而伏藏于体内的病邪"，狭义伏邪之义也，尤指伏气温病；而在《中医大辞典》中将伏邪释为"藏伏于体内而不立即发病的病邪"，如六淫，以及七情所伤、饮食失宜引起痰浊、瘀血、水饮、虫毒、郁气等内在的致病因素，也包括经现代医学检查方法获得或证实潜伏于体内的肿瘤、结石、寄生虫、病毒、细菌、真菌等，即是广义伏邪之义也。

二、伏邪源流

伏邪学说源于《黄帝内经》，伏邪致病的相关描述散见于本书中多篇论述中。《灵枢·岁露论》云"虚邪入客于骨而不发于外，至其立春，阳气大发，腠理开，因立春之日，风从西方来，万民又皆中于虚风，此两邪相搏，经气结代者矣"，认为一些传染病是由于冬季虚邪贼风侵入机体伏藏于骨，至春日由外邪引动而发；《灵枢·贼风》云"此亦有故邪留而未发"，留而未发的故邪可以认为伏邪。《素问·疟论》云"温疟者，得之冬中于风，寒气藏于骨髓之中，至春则阳气大发，邪气不能自出，因遇大暑，脑髓烁，肌肉消，腠理发泄，或有所用力，邪气与汗皆出，此病藏于肾，其气先从内出之于外也。如是者，阴虚而阳盛，阳盛则热矣。衰则气复反入，入则阳虚，阳虚则寒矣。故先热而后寒，名曰温疟"，认为温疟的形成是由于冬季风寒邪气侵入机体，留藏于骨髓，不即发病，至春而发，此两篇为后世邪伏少阴学说之源头。《素问·阴阳应象大论》云"冬伤于寒，春必病温；春伤于风，夏生飧泄；夏伤于暑，秋必痎疟；秋伤于湿，冬生咳嗽"，《素问·生气通天论》云"是以春伤于风，邪气留连，乃为洞泄；夏伤于暑，秋为痎疟；秋伤于湿，上逆而为咳，发为痿厥；冬伤于寒，春必病温"，均认为四时之气可内伏为病，目前多认为"冬伤于寒，春必病温"是伏邪学说的理论渊薮。而《素问·金匮真言论》云"夫精者，身之本也，故藏于精者，春不病温"，认为正气在伏邪发病中起决定性作用。《难经》亦有"三阳之脉受风寒，伏留不去者，则名厥头痛"的记载。这些论述和观点可以认为是伏邪学说的萌芽。

伏气二字，则首见于汉·张仲景《伤寒论·平脉法》云"师曰：伏气之病，以意候之"。晋·王叔和云"中而即病者，名曰伤寒；不即病者，寒毒藏于肌肤，至春发为温病，至夏发为暑病"，此为伏寒化温说，为用于阐发温病的病机；并在其所著《脉经》一书中说，"风寒在大肠，伏留不去""结热在小肠膜中，伏留不去"。《中藏经》云"夫痈疽疮肿之所作也，皆五脏六腑蓄毒之不流则生矣，非独因营卫壅塞而发者也"，可知五脏六腑之蓄毒为伏邪。伏气概念的提出可以认为是伏邪学说的初创。

宋·成无己云"冬时感寒，伏藏于经中，不即发者，谓之伏气"，指出了伏气伏藏的部位。宋·朱肱《类证活人书》云"问冬谓之伤寒，春谓之温病，夏谓之热病……其实时而病者，头痛身疼，肌肤热而恶寒，名曰伤寒。其不实时而病者，寒毒藏于肌肤之间，至春夏阳气发生，则寒毒与阳气相搏于营卫之间，其病与冬时即病无异。但因春温气而变，名曰温病；因夏热气而变，名曰热病。温热二名，直以热之多少为义，阳热未盛，为寒所制，病名为温；阳热已盛，寒不能制，病名为热，故大医均谓之伤寒也"，认为感受冬寒后而未立即发病，寒毒之邪伏藏在肌腠，到春、夏而发，且临床表现不同。宋·韩祗和《伤寒微旨论》云"至小寒之后立春以前，寒毒杀厉之气大行时，中于人则传在脏腑。其内伏之阳被寒毒所折，深淉于骨髓之间，应时不得宣畅。所感寒气浅者，至春之时伏阳早得发泄，则其病轻，名曰温病。感寒重者，至夏至之后真阳渐发，其伏阳不得停留，或遇风寒，或饮食沐浴所伤，其骨髓间郁结者阳气，为外邪所引方得发泄。伏阳既出肌肤，而遇天气炎热，两热相干，即病证多变，名曰热病"，认为伏气温病是因寒邪藏留于骨，郁里化热，伏阳外发而致病，此为伏阳化温说，与晋·王叔和伏寒化温说截然相反。金·马宗素《刘河间伤寒医鉴》云"冬伏寒邪，藏于肌肉之间，至春变为温病，夏变为暑病，秋变为湿病，冬变为正伤寒"，认为所伏寒邪可随春夏秋冬四季时令之性而发伏气温病。这些论述和观点可以认为是伏邪学说的进一步发展。

明清时期，随着温病学说的发展，伏邪学说的研究更是方兴未艾。明·吴又可首创"伏邪"一词，在其所著《温疫论》中云"凡邪所客，有行邪，有伏邪……先伏而后行者，所谓温疫之邪""今邪在半表半里，表虽有汗，徒损真气，邪气深伏，何得能解，必俟其伏邪渐退……"，伏邪一词较之于伏气一词更为妥切，伏字含时空两层意义，而邪则为中医病因范畴，伏邪则更能体现病因、病位、正邪斗争、疾病发展趋向等内容。清代涌现出一大批深入探讨伏邪的医学家和医学专著，如柳宝诒著《温热逢源》、雷丰著《时病论》、叶霖著《伏气解》、刘吉人著《伏邪新书》、田云槎著《伏阴论》等，对伏邪学说各有发挥。如刘吉人《伏邪新书》中对伏邪的概念范围扩大到六淫，指出"感六淫而不即病，过后方发者，总谓之为曰伏邪；已发者而治不得法，病情隐伏，亦谓之曰伏邪；有初感治不得法，正气内伤，邪气内陷，暂时假愈，后仍反复作者亦谓之伏邪；有已发治愈，而未能尽除病根，遗邪内伏后又复发亦谓之伏邪"；而王燕昌则将伏邪的概念范围进一步扩大，在所著《王氏医存》中云"伏匿诸病，六淫、诸郁、饮食、瘀血、结痰、积气、蓄水、诸虫皆有之"，认为伏邪不再局限于温病，一切伏而不发的邪气均包括在内。在临床上，叶天士《临证指南医案》云"诸疟由伏邪而成，非旦夕之因为患也"；王孟英强调把温病分为外感温病和伏气温病两大类；而叶霖主张新感引动伏气，反对王孟英两大温病的分类，认为两者密不可分，在其所著《伏气解》中指出，"温暑为病多属外邪逗引伏气""伏气之热，有不因外邪逗引而为病者"；田云槎《伏阴论》中指出，"春夏感受寒湿阴邪，不即为病，伏于肺脾肾三经孙络，乘人阴气内盛时，随从阴化而发"，认为伏邪侵入机体后从阴而化，丰富了伏邪学说的发病观。这些论述和观点标志着伏邪学说的独立和成熟。

清末民初，张锡纯《医学衷中参西录》云"盖伏气皆伏于三焦脂膜之中，与手足诸经皆有贯通之路，其当春阳化热而萌动，恒视脏腑虚弱之处以为趋向，所谓'邪之所凑，其气必虚'也"，对伏邪所伏病位及发病机理有了新的认识。

中华人民共和国成立后，对于伏邪学说虽有不同看法，但大多数医家认同伏邪学说，并结合现代医学进行发挥，如任继学教授认为，现代医学的冠心病、急性肾小球肾炎、感染性神经根炎、支气管哮喘、肝硬化、血管性痴呆、短暂性脑缺血发作、原发性癫痫等都与伏邪有关；周仲瑛教授提出，现代医学许多疑难杂病、急难杂病，如流行性出血热、病毒性肝炎、类风湿关节炎、系统性红斑狼疮、干燥综合征、恶性肿瘤等均为伏毒为患，可以使用透邪与扶正法治疗。

三、所伏何邪

如外邪侵犯机体，正气损伤或不足，不能驱邪外出，使邪气得以伏于体内成为伏邪，如外感六淫伏于体内即为伏风、伏寒、伏暑、伏湿、伏燥、伏火等。临床上非由体外侵入，而为脏腑功能失调产生的内风、内寒、内湿、内燥、内火亦可成为伏风、伏寒、伏湿、伏燥、伏火；若气血津液运行失常则会导致伏痰、伏饮、伏瘀等，如《金匮要略·痰饮咳嗽篇》谓"膈上病痰，满喘咳吐，发则寒热，背痛腰疼，目泣自出，其人振振身瞤剧，必有伏饮"。

四、邪伏何所

对前贤关于外来之邪伏藏于人体部位的论述梳理如下：王叔和认为邪伏肌肤，《伤寒例》中指出"不即病者，寒毒藏于肌肤"；隋·巢元方认为邪伏肌骨，《诸病源候论》指出"不即病者，为寒毒藏于肌骨中"；宋代方书《圣济总录》中认为，一些疾病如劳注等"必有邪气伏于经脉，流传腑脏，深挟骨髓，经久不已"；吴又可认为邪伏膜原，《温疫论》指出"温疫之邪，伏于膜原"；柳宝诒认为邪伏少阴，《温热逢源》指出"若夫温病，乃冬时寒邪伏于少阴"；俞根初认为邪伏募原及少阴，《通俗伤寒论》认为"伏温内发，寒邪外束，有实有虚，实邪多发于少阳募原，虚邪多发于少阴血分"；张锡纯认为邪伏三焦脂膜，《医学衷中参西录》指出"有因伏气所化之热先伏于三焦脂膜之中"。周扬俊则主张"寒邪伏于骨髓及少阴经，暑邪伏于三焦肠胃之间"，章虚谷又认为"邪伏血气之中"。总之，外来邪气伏匿体内，或伏藏于肌腠，或伏于膜原，或伏藏于脂膜，或伏藏于脏腑，或伏藏于经络，待时而发。前人对邪伏部位的论述是基于患者不同证候，根据审证求因的原则来获得的，临床上不可拘泥，如清代名医叶天士就有"邪伏少阴""暑伏上焦""温邪伏于肺卫""邪伏少阳为疟""湿伏蒸热下利"等多种不同邪伏部位的论述。内伤伏邪所伏部位可能更为复杂，如痰和淤血，可以伏于任一脏腑经络，如清·吴澄《不居集》认为伏饮"伏于膜原经络骨节之地"。

综上可知，由于人体正气强弱不同、外感或内生之邪各异，故邪伏之处，可能无一定之所，但并非不可知：一是，根据"虚则受邪"理论，推测邪伏何处，因为"至虚之处，便是容邪之处"，如督脉失其"诸阳统帅"之功，则伏饮易于留伏背部；再如中气不足者，寒湿或湿热之邪易伏于脾胃等。二是，根据诸邪的病理特点，推测邪伏何处，如温燥之邪易伏于肺胃，湿热之邪易伏于募原或中焦，痰饮之邪易伏于肺胃等。三是，根据既往史，推测邪伏何处，如既往发为哮喘者，可知饮邪伏于肺等。四是，结合现代医学检查，脂肪肝通过B超检查可知湿浊伏于肝等。

五、伏邪致病特点

隐匿潜藏，逾时而发：伏邪最重要的特征是隐匿潜藏，外感六淫之邪首先必须要能潜藏在人体中才能成为伏邪。由于正气不足，未能及时清除邪气，或者邪气潜伏于正虚之所，邪正混处，不易祛除，故致邪气潜而待发，此即刘吉人所言"感六淫而不即病，过后方发者"。以现代医学验之，类似于某些传染病的潜伏期、虫毒。

发病急重，里证为主：不同于一般外感证的表里浅深传变规律，伏邪举发多急骤或激烈，起病即现里证，如柳宝诒指出，"温邪化热外出，其熏蒸气分者，为烦热、口渴等证""在足厥阴则抽搐蒙痉，昏眩直视，甚则循衣摸床"等，类似于现代医学烈性传染病发病期临床表现。

自我积聚，渐进加重：内生五邪及痰浊、瘀血、水饮、郁气等邪伏，随着邪气的积聚增长等动态改变，自我积聚，由小变大，对机体损害程度由轻到重，累及部位由少到多等，邪气积聚达到暴发的阈值则发病。以现代医学验之，类似于某些肿瘤，如肺癌之形成、生长、转移者也。再如现代医学慢性阻塞性肺疾病急性加重的细菌负荷理论认为，慢性阻塞性肺疾病稳定期患者气道内存在一定量的定植细菌，当细菌负荷量增加到一定水平，气道局部炎症反应超过一定阈值时便会导致急性加重发生。

反复发作，缠绵难愈：因正气不足，或因失治误治未及祛除外邪、邪气留伏等导致疾病反复发作缠绵难愈，如刘吉人云"有已发治愈，而未能尽除病根，遗邪内伏，后又复发亦谓之伏邪"。以现代医学验之，类似于某些病毒感染，如慢性乙型肝炎感染等，如果正确治疗则病毒得到控制，一遇正气亏虚，或病毒耐药，则疾病加重，这种控制或加重可能会交替进行，缠绵难愈。

六、伏邪病候

伏邪发病多与邪气自身特点及人体的正气强弱密切相关，如元·王安道指出"伤于四时之气，有当时发病者，有过时发病者，有久而后发病者，有过时之久自消散而不成病者"的原因是，"邪气之传病聚散不常，及正气之虚实不等故也"，可谓一语中的，而如清·吴鞠通《温病条辨》中所说"冬伤于寒则病温，惟藏精者足以避之"与《内经》"藏于精者，春不病温"同义，均说明正气不足即现代医学免疫功能低下是伏邪发病的基础。此外，六淫、情志、饮食、劳逸等环境因素或人为因素则可能是诱发因素或加重因素，如金·朱丹溪在《症因脉治》中认为，"痰饮留伏，结成窠臼，潜伏于内，偶有七情之犯，饮食之伤，或外有时令之风寒，束其肌表，则哮喘之症作矣"，清·陈念祖《时方妙用》中云"哮喘之病，寒邪伏于肺俞，痰窠结于肺膜，内外相应，一遇风寒暑湿燥火六气之伤即发，伤酒伤食亦发，动怒动气亦发，劳役房劳亦发"。

伏邪根据邪气性质、所伏部位的不同而临床表现繁杂而不同,临床上总以审证求因为是。仅举两例:如伏气温病初起即可见里热炽盛之证,症见发热、口渴、烦躁、尿赤,病情较重;而寒饮伏于肺则有咳嗽、咳吐白色稀痰、哮喘之发作。

七、伏邪治法

伏邪治法,一般可以分发作期和潜藏期(或稳定期)两个阶段治疗,并且要处理好正虚与伏邪的关系,发作期治以清泄里热和透邪达外为主。

清泄里热。伏气温病初起即可见里热炽盛之证者,可遵清代名医叶天士苦寒直清里热之法,清泄里热为正治之法,是治疗温病伏邪的基本原则,可以贯彻始终,如叶天士《三时伏气外感篇》云"寒邪深伏,已经化热,昔贤以黄芩汤为主方,苦寒直清里热,热伏于阴,苦味坚阴,乃正治也";柳宝诒亦提出"治伏气温病……愚意不若用黄芩汤加豆豉、玄参,为至当不易之法。"

顾护阴液。温热之邪,久伏不去,必伤真阴,故不少温病甫作,即有阴伤之象,阴液一伤,诸症蜂起,是以留得一分津液,便有一分生机。遵柳宝诒"故治伏气温病,当步步顾其阴液"之论,顾扶阴液,扶正祛邪,亦为重要的基本原则。

透邪达外。既是伏邪,当以透达外出为宜,正如《读医随笔》中云"凡治病,总宜使邪有出路。宜下出者,不泄之不得下也;宜外出者,不散之不得外也"所言。清·叶天士《未刻本叶氏医案》云"伏邪者,乘虚伏于里也,当从里越之"、《重订广温热论》云"温热病,首贵透解其伏邪"、清·龙之章《蠢子医》云"治病透字最为先,不得透字总不沾,在表宜透发,在里宜透穿"等均是至理名言。所以透字宜深究,凡能畅通出路,驱邪出外者均可称透字,如解表、泄下、利尿、排痰等,伏邪非透不尽,并要除邪务尽。有时邪气深伏,透邪之药难以触及,须有向导之药,如吴鞠通分析春温邪留阴分而致"夜热早凉,热退无汗,热自阴来者"的治法时,认为"邪气深伏血分,混处血络之中,不能纯用养阴,又非壮火,更不得任用枯燥",治以"有先入后出之妙"的青蒿鳖甲汤,方中青蒿配伍鳖甲甚妙,以"青蒿不能直入阴分,有鳖甲领之入也;鳖甲不能独出阳分,有青蒿领之出也"。

开达募原。考前贤论募原,《素问·举痛论》云"寒气客于小肠募原之间",杨上善云"五脏皆有募原",张志聪云"膜为募原也相连耳,而能为之行其津液",石芾南云"膜原,前近胸腹,后近腰脊,即上中下三焦之冲衢,人身半表半里之中道也",薛生白云"膜原者,外通肌肉,内连胃腑,即三焦之门户",推知募原为分布于人体内外各个组织间隙之中的有形有质的组织,相当于现代医学的腹膜、胸膜、肠系膜、筋膜、腔膜、淋巴系统,以及其他网状内皮系统等，在生理功能与人体气血津液有关，在病理上，乃邪易藏伏之处，可发为疟疾、积聚病、胸腔积液、腹水、腹痛、胃脘痛、湿热病等，治宜开达募原。以化湿疏利之品，如厚朴、草果、槟榔等，宣开透达募原枢机，以解伏于募原的湿热秽浊之邪，方如达原饮。

剿抚互用。该法为吾参悟清代名医蒋宝素先生治痰饮法而得出，宝素先生认为"夫痰本津液、精血所化，必使血液各守其乡，为治痰大法，若但攻痰，旋攻旋化，势必攻尽血液、脂膏而后已。犹乱世之盗贼，即治世之良民，亦当安抚"，提出"十补一攻，剿抚互用"等法。余引用于伏邪潜藏或缓解期的治疗，然剿抚对象不同也。抚者，扶正气也，非仅安抚伏邪，剿者，祛伏邪也。通过扶正的方法以透邪、祛邪、化邪，对于内生五邪、病理性产物如痰浊、瘀血，以及食滞、郁滞、秽浊伏邪者，根据邪气性质不同选择合适的治疗方法，如对于慢性阻塞性肺疾病者，可以通过补肺健脾益肾为主，兼以化痰、活血等法，逐步消除伏痰、伏瘀等，防止出现急性加重。

总之，伏邪学说随热病学说发展而来，虽然不同医家有不同认识，甚至是截然相反的观点，但究之临床，验之以现代医学，伏邪学说的发生、发展、成熟，体现中医学学术思想源于临床和思辨，富于启发性，与免疫相关性疾患关系密切，涉及免疫低下感染、自身免疫、变态反应、免疫缺陷、肿瘤、皮肤病、肾病、心病、脾胃病等方面，具有很高的理论价值和实践意义：其一，如果能明了某些疾病如哮喘的伏邪致病特点，如何邪所伏，所伏何所，发于何处，则可早期诊治，料疾于先，先发制病，趁正气尚有力量抗邪施以针药，掌握治疗的主动权。其二，邪气久伏，必伤正气，则知伏邪发动时攻邪不忘顾护正气，如伏气温病，尤其是温热疫疠之邪最易伤阴，故治疗时早期当顾护肺胃之阴，中晚期顾护肝肾之阴等。

（张天嵩）

络病发凡

一、络脉名义

（一）络脉定义

前贤云"医者不明经络，犹人夜行无烛"，可知经络在中医学中的地位非常重要。经脉和络脉的合称为经络，一般认为络脉系统是经脉系统的分支，如《医学入门》云"经者，径也；经之支脉旁出者为络"，认为经脉为主干，络脉为分支。《中医大辞典》释络脉为由经脉分出的网络全身的分支。实际上有广义和狭义之分，广义的络脉又包括十五络、络脉及孙络等三部分，其中紧连十二正经及任督脉的分支共十四条，加上"脾之大络"合称十五络；由十五络分出的网络全身的分支称为络脉，即狭义的络脉；由络脉再分出的更细的分支称为孙络。络脉以十五络为主体，也包括孙络、血络、浮络等，有沟通经脉，运行气血，反应和治疗疾病的作用。

关于"络"，在历代中医文献中有多种不同的记载。

别络：从经脉上的络穴别出的络脉的干线部分称为别络，从本经别走相表里之经，所以阴经的别络络于阳经，阳经的别络络于阴经，维系表里两经。别络有十四支即十二经脉，督脉、任脉各有一支别络，称为十四络。

大络：从体内经脉支横别出的络脉的干线部分称为大络，从理论上讲，五脏六腑均有大络别出，明·张志聪在《黄帝内经灵枢经集注》中多次出现"五脏六腑之大络"的说法。《灵枢》有"注入少阴之大络"的记载，又云"脾之大络名曰大包"，对胃之络记载较为详细，如《灵枢·玉版篇》云"胃之所出气血者，经隧也。经隧者，五脏六腑之大络也"，《素问·平人气象论篇》云"胃之大络，名曰虚里，贯膈络肺，出于左乳下"，可以推测大络主要是联络脏腑。

浮络：分布在皮肤表面的络脉称为浮络，如《灵枢》所言"诸脉之浮而常见者"，浮络分布广泛，沟通经脉、联系肌表。

横络、系络、缠络、孙络：络脉由经脉分出，并逐层细分，形成由横络-系络-缠络-孙络等各级分支组成的、逐级分化的网络系统，这与现代医学的神经系统和血管系统颇为类似。如《灵枢·脉度》云"经脉为里，支而横者为络，络之别者为孙"，金·窦汉卿《针经指南》云"络一十有五，有横络三百余，有丝络一万八千，有孙络不知其纪"，清·喻嘉言《医门法律·络脉论》云"十二经生十二络，十二络生一百八十系络，系络分支为一百八十缠络，缠络分支连系三万四千孙络，孙络之间有缠绊"，从中可以看出孙络是最细小的络脉，是络脉的最小单位，分布全身，难以计数，特别"缠绊"一说甚妙，是络脉聚集缠绕、相互联系沟通的微小结构，古人在没有现代的解剖学知识情况下，能认识到孙络之间有缠绊，与现代医学毛细血管网等概念不谋而合，显示了喻嘉言对于络的相关论述有其创造性。络脉末端进行的气血津液交换类似于现代医学所说的组织液和血液之间交换，也包括淋巴液的生成与回流，对我们重新审视络的功能定位具有非常前瞻的启示意义。今人吴以岭教授认为络脉从经脉支横别出，逐级细分，遍布人体上下内外，沟通联络脏腑百骸的网状系统，形成外（体表阳络）-中（肌肉经脉）-内（脏腑阴络）的络脉空间分布规律，按一定的时速和常度敷布渗灌气血，维持生命活动和保持人体内环境的稳态。

（二）络脉分类

重要的分类如下。

络分气、血：考历代文献，络有气络、血络之分，如《类经》云"血脉在中，气络在外"，气络与血络构成一体，内外阴阳相贯。气络是无形之气运行和经络感传作用的主要通道系统；血络是形质之血液、营气等循行的主要通道系统。以现代医学互为印证，气络类似于神经系统，血络类似于血液循环系统及涵盖淋巴循环和毛细淋巴管等。

络分阴、阳：络脉分布有在外、在内之别，分布于体表或在外可视的络脉外者称为阳络；循行于体内，布散于脏腑，为脏腑之络称为阴络，如明·张介宾《类经》说："以络脉为言，则又有大络、孙络，在内、在外之别，深而在内者，是为阴络……浅而在外者，是为阳络"，《血证论》云"阴络者，谓躯壳之内，脏腑、油膜之脉络；阳络者，谓躯壳之外，肌肉、皮肤之络脉"，《临证指南医案》中云"阴络即脏腑隶下之络""凡人脏腑之外，必有脉络拘拌，络中乃聚血之地"。并在吴中医家多部医籍中有"肺络""心络""肝络""脾络""肾络""心包络""胃络""少阳络"等记载，《灵枢》云"阳络伤则血外溢……阴络伤则血内溢"，其中脏腑之络，根据中医文献相关记载，可以结合现代医学解剖学来理解，如以肺络为例，其义大约有三：其一为肺内血管，如清代沈金鳌所说"咳血者，火乘金位，肺络受伤"中的肺络似指肺内的小血管；其二为肺内气管—支气管系，如清代陈平伯"湿热证，咳嗽昼夜不安，甚至不得眠者，暑邪入于肺络"中所说的肺络似指支气管；其三为肺内淋巴管，肺络能运行气血，深入肺脏，联络脏腑，与现代医学肺内的下呼吸道和肺内毛细血管的功能相似，这也是中医"取类比象"思维的体现。

（三）络脉生理功能

经与络，将全身各局部联络在一起，形成全身树枝状网络系统，使人体构成统一的整体，并能运行气血、滋养脏腑，共同完成"行血气而营阴阳"的生理功能，此所谓络脉流通功能。经络中气血能满溢渗灌、双向流注，脏腑经脉气血旺盛时，满溢于络脉，而当脏腑经脉气血不足时，络脉中的气血能反向渗灌于脏腑经脉，正如《临证指南医案》云"凡经脉直行，络脉横行，经气注络，络气还经，是其常度"，此所谓络脉渗灌功能。络脉在渗灌的同时，又可以不断地将脏腑组织器官的代谢废物吸收入血液中，并实现气血的回流，将代谢废物运走移除，所谓其中络脉反注功能。

二、络病名义

络病指邪入十五别络、孙络、浮络、血络等而发生的病变，是以络虚、络痹、络伤为主要特征的一类疾病。

多种致病因素伤及络脉均可导致络病，如外感六淫、疫疠等外因造成络痹，七情过极、饮食劳倦等内因所致脏腑功能失调，气血津液不能荣养络脉导致络虚，或因痰湿、瘀血阻滞络脉导致络痹；如各种内、外因素导致络脉损伤等。

三、络病源流

络病学说，大体经历了四个阶段：

第一阶段为先秦时期，《黄帝内经》首先提出"络"的概念。《素问·调经论》云"病在血，调之络"；《灵枢·经脉》云"诸脉之浮而常见者，皆络脉也"；《灵枢·脉度》云"支而横者为络，络之别者为孙"。《黄帝内经》不仅对经络系统的基本组成和循行路线进行了描述，而且还阐述了络脉的病理变化，如《灵枢·百病始生》云"阳络伤则血外溢，血外溢则衄血；阴络伤则血内溢，血内溢则后血"，并提出了刺络出血及饮药通络等治络方法。

第二阶段为东汉时期，张仲景所撰《伤寒杂病论》对络与络病有所描述，如"沉则脉络虚，伏则小便难""寸口脉浮而紧，紧则为寒，浮则为虚……浮者血虚，络脉空虚，贼邪不泻，或左或右……邪在于络，肌肤不仁"，更重要的是，书中所载大黄䗪虫丸、鳖甲煎丸、下瘀血汤、抵当汤诸方中所用虫类通络药，以及辛香温润通络方剂如旋覆花汤等，为后世病方药的发展奠定了基础。

第三阶段为清代时期，以叶天士为代表的吴中医家多善用通络之法。叶天士提出了"久病入络""久痛入络"等著名学术观点。有学者分析整理了记载其临床经验的《临证指南医案》中有关络病的具体表现有动络、入络、中络、传络、袭络、乘络、犯络、流络、聚络、阻络、灼络、蒸络、伤络、络虚、络血不宁、脉络逆并、脉络渐弛、络脉混处等不同情况。叶天士以虚实为纲，创立了辛香、辛润、虫蚁搜剔、补虚通络等治疗络病之法，为后世医家所推崇。标志着络病理论明确成形。

第四阶段为近现代期，众多学者如邱幸凡、史常永、王永炎、吴以岭等学者在整理、继承前人基础上，结合现代研究进一步推动了络病学说的发展。例如，吴以岭提出络病的临床表现多变复杂，疼痛、痹证、麻木、痿废、瘫痪、癥积、青筋、出血、水肿、斑疹等均可见于络病，这些临床表现可广泛见于各种疾病中，因此将络病理解为一系列临床表现或病理状态更为贴切，指出久病入络、久痛入络、久淤入络的络病发病特点，归纳了辛味通络、虫药通络、藤药通络、络虚通补的治络经验，并研发通心络胶囊等新药。我们研究团队提出的通补肺络法治疗肺纤维化的学术观点，认为本病病位在肺络，基本病机为肺络痹阻，以通补肺络法治疗，获得较好的临床疗效，得到了同道广泛承认和进一步发挥。

四、络病特点

络脉逐级细分、网状分布，将气血分布到全身脏腑组织，发挥着沟通表里、防御卫护、温煦荣养、感应传导、调节脏腑功能的作用，这一结构特点及生理特点，导致络脉在病理上具有"易虚易滞、易入难出、易积成形"的特点。

络虚不荣：《灵枢·卫气失常》云"血气之输，输于诸络。络病日久，营卫失常，气血不充，络道失养"，说明络病日久，气血营卫失常，络道失养不荣，既可以出现络病本身不荣病症，也可以出现相应脏腑组织渗灌失常的病证。

络病多瘀：由于络气郁滞气化功能失常，或气虚运血无力，血滞为瘀，正如叶天士所云"病久气血推行不利，血络之中，必有瘀凝，故致病气缠绵不去"。或气不化水，津液输布障碍，津凝为痰，痰瘀阻滞络脉，均可致络脉瘀阻。甚则痰瘀混处，结聚成形而为癥积。

病久缠绵：《临证指南医案中》多次提到，"初病在经，久病在络，以经主气，络主血""初为气结在经，久则血伤入络，病久痛久则入血络"，又曰"经年累月，外邪留着，气血皆伤……其化为败瘀凝痰，混处经络……多年气衰，延至废弃沉疴"，说明久病入络，络病后则病更久延，表明络病的慢性过程。

难治难愈：《张聿青医案》指出"直者为经，横者为络，邪既入络，易入难出，势不能脱然无累"，指出了络病病邪易入难出的特点和久病入络证的难治性。

五、络病症候

络脉是运行气血的通道，它支横别出、逐级细分、网状分布，将气血分布到全身脏腑组织，发挥着沟通表里、防御卫护、通行气血、温煦荣养、感应传导、调节脏腑功能的作用，而外感六淫、七情过极、痰瘀阻络、久病久痛以及跌仆损伤都可导致络脉损伤而致络病，进而产生络气郁滞、热毒滞络、络脉损伤、络虚不荣以及不同程度的络脉瘀阻等病理状态。主要的临床表现有：

疼痛：心脑血管系统疾病如冠心病、脑梗死、脑出血、脉管炎等疾病；痹症：肺纤维化（肺痹）等五脏痹、类风湿关节炎等风寒湿痹等；麻木：如糖尿病周围神经病变，中风后遗症等；癥瘕：肝脾肿大等脏器肿大、各种肿瘤性疾病；痿废：脑卒中后肌力减退、肌肉萎缩性疾病等；青筋：右心衰竭、肝肿大、下肢静脉曲张等；出血：各种外伤出血、脏器出血等；水肿：全身性水肿、关节局部水肿；斑疹：皮肤过敏性疾病，斑疹性感染性疾病。

络病症候，除了络病本身表现外，还与所联系的脏腑经脉功能，以及气血津液功能有关。以肺纤维化为例，其基本病机为肺络痹阻。肺的生理功能为主气、司呼吸和朝百脉、主治节，若肺络痹阻则气血不通，则肺的生理功能均会失常，故见咳嗽、呼吸困难、唇舌发绀，四肢百骸不得气血濡养而为消瘦、杵状指等。"邪既入络，易入难出，势不能脱然无累"，肺纤维化病程久，缠绵难愈，与"久病入络""废弃沉疴""经年累月"等病邪入络后临床表现缠绵难愈、常规治疗很难取效的络病表现颇为相似。若探索肺络痹阻原因，不外乎虚、滞两途。虚者，以肺肾的脏腑亏虚为主。络脉充盈有赖于络中气血充足，络中气血充足，又依赖于脏腑尤其是肺肾的功能正常。致病因子侵入人体，留置滞内，损害肺脏，造成肺气亏虚，令气失所主，在肺脏则表现为短气、喘促、咳嗽，在肌表则表现为易感冒，在络脉则不能鼓动脉络表现为痹阻。肺病虚损，病穷及肾，肾气虚弱，不能纳气归元，气浮逆于上，则为喘促，动则尤甚等。病初病在气分，日久则累及血分，因气能生血化津，肺肾气虚，津血生化乏力，久则阴液亦随之而亏，无以润肺养身则出现干咳、咽干、低热、消瘦等阴液亏虚之象，无以充络脉则见痹阻之征。滞者，以痰瘀等病理产物阻络为主。肺主气、司呼吸，皮毛为肺之合，邪毒可从肺系、肌表侵入肺络，与络中气血相搏，瘀凝阻滞，络脉痹阻而发病。痰和瘀可同时而成，也可因痰而致瘀，或因瘀而致痰，两者既是病理产物，又是致病因素，最终导致痰瘀同病，正如叶天士所言"经年累月，外邪留著，气血皆伤，其化为败瘀凝痰，混处经络"。痰瘀阻痹肺络，则表现为胸闷、气短、面暗唇紫、舌质紫暗等，痰瘀流注关节则可形成杵状指。虚滞两途，又互为影响，相互促进，而致虚实夹杂。肺气亏虚，津气散布失调，潴为痰饮。肺主治节、朝百脉，助心脉而行血，肺气不足，"肺中之血凝而留止"，产生瘀血。"最虚之处，便是容邪之处"，络愈虚则邪愈滞。痰瘀互结，又可使元气耗损，气失健运，正如张锡纯所云："诚以人身经络，皆有血融贯其间，内通脏腑，外灌周身，血一停滞，气化即不能健运……"。

六、络病治法

清·叶天士云"医不明治络之法，则愈治愈穷矣"。络病治法，须辨虚实、寒热、浅深。虚则宜补，实则宜通；寒者温之，热者寒之；病浅则草木类药物，病深则虫类搜剔。清·周学海《读医随笔·虚实补泻论》总结了叶天士络病学说精要，"又叶天士谓久病必治络。其说谓病久气血推行不利，血络之中必有瘀凝，故致病气缠延不去，必疏其络而病气可尽也"，可谓要言不烦。

通补络虚：清·叶天士云"大凡络虚，通补最宜"，可选益气药如人参、党参、黄芪，养血药如阿胶、当归，温阳用鹿茸、杜仲，养阴药如麦冬、天门冬。特别是鹿角片、鹿角胶、鹿角霜、龟板、阿胶、紫河车、猪脊髓、海狗肾、羊肾等血肉有情之品培植生气，填补络道之虚，为叶天士治络虚通补之常用药，正如其云"余以柔济阳药，通奇经不滞，且血肉有情，栽培身内之精血，但王道无近功，多用自有益。髓以脏补脏、至阴聚秀之物以补阴精、阳气生发之物以壮阳气"，用于精血亏损之奇络虚证最宜。

辛香通络：辛温散寒且具芳香走窜药物配伍活血通络之品，治疗寒气入络或情志郁结，气血阻滞络脉，凝聚闭塞不通等络脉病证。此类络脉病证多以突发疼痛表现为主，常见有胃痛、胁痛、心痛、头痛、积聚等，其治非温则寒邪不散，非通则血瘀不化。正如清·叶天士云"络以辛为泄""大旨以辛温入血络治之""浊结有形，非辛香无以入络""病在脉络，为之辛香以开通也""久病在络，气血皆窒，当辛香缓通"。药如麝香、苏合香、檀香、木香、降香、小茴香、香附、吴茱萸、干姜、附子、细辛、桂枝、薤白、荜茇等。辛香药物不仅有走窜通络，还有引经作用，可引诸药达于病所。

辛润通络：辛味药和润燥通络药配伍治疗邪实兼有阴伤化燥之证的络脉病证。邪实积聚于络脉，久则化燥伤阴。叶氏云"不用纯刚燥热之药""议通血络润补，勿投燥热劫液""忌投刚燥"，药如旋覆花、当归、泽兰、桃仁、柏子仁、郁金等。

藤类通络：藤类入络源于取类比象之意，藤类蔓延缠绕，犹如网络，纵横交错，形如络脉。《本草便读》云"凡藤类之属，皆可通经入络"，药如络石藤、海风藤、忍冬藤、鸡血藤等藤类药物以理气活血，散结通络。

虫蚁通络：虫类祛瘀通络药物以治疗久病入络、血络痹阻的络脉病证。病久则败瘀凝痰，混处络脉，痼结难解，症如久病久痛如头痛、瘕聚、疟母、风湿痹痛、胃痛等属沉顽宿疾者，非草本通络之品可以获效，必用虫类搜邪剔络。叶天士云"藉虫蚁血中搜逐，以攻通邪结""辄仗蠕动之物，松透病根""取用虫蚁有四，意谓飞者升，走者降，灵动迅速追拔沈混气血之邪""以搜剔络中混处之邪，治经千百，厉有明验"。常用药物有全蝎、蜈蚣、穿山甲、僵蚕、土鳖虫、水蛭、虻虫、地龙、蛴螬、蜂房等。

宣络透络：宣络法是以轻清辛凉之品或配伍辛温润剂宣发络道，用于治疗身痒、风疹等邪郁孙络病症，如正清·吴鞠通云"斑疹之邪在血络，只喜轻宣凉解"，药如薄荷、桑叶、菊花、桔梗、荆芥等。若热邪郁于肌腠络道，血热凝滞而致的红疹、瘀斑等症，则宜用辛散甘寒、芳香透达之品，甘寒清热而不伤阴，芳香透达而不遏邪，药如金银花、连翘、竹叶、青蒿、丹参、赤芍等。

甘寒清络：以甘寒之剂治疗痰（湿）热阻络所致的痹痛等疾病。清·喻嘉言在《医门法律·论治中寒病用药八难》指出"兹后纵有顽痰，留积经络，但宜甘寒助气开通，不宜辛辣助热壅塞"，近贤丁甘仁云"体丰之人，多湿多痰，性惰躁急，多郁多火。外风引动内风，挟素蕴之湿痰入络，血瘀不通，不通则痛"，力主"专清络热为主"，药如人参、麦冬、白芍、赤芍、地黄、竹沥、石膏、桑枝、忍冬藤、薏苡仁等。

（张天嵩，潘宝峰）

脏腑经络症候及用药式

历代医家均十分重视脏腑经络用药，并有不少专著传世，综合类医书如清·江涵暾《笔花医镜》，清·周学海总结整理元·张洁古《脏腑标本寒热虚实用药式》（此书未传世，仅见于《本草纲目》序例中）而成的《张洁古脏腑药式》，而张山雷则进一步做了订正，名为《脏腑药式补正》，本草类医书如清·姚澜《本草分经》，清·凌奂《本草害利》等，均为可读之书。清·严洁等合著《得配本草》书末所附奇经药考，尤有参考价值。

一、脏腑经络症候

张山雷《脏腑药式补正》中对脏腑症候分为本病和标病两类，脏腑之病为本病，经络之病为标病，结合《内经》针对各经络"是动则病"和"所生病者"的相关记载，整理大略如下，作为临证定病位之参考。

肝：本病症候有诸风眩晕，僵卧、强直、惊痫，胸满，两胁肿痛、两胁满痛，疝痛、瘕痕，腰痛不可以俯仰，女人经病，嗌干，面尘，呕逆，飧泄，遗尿，癃闭。标病症候有寒热疟，头痛，吐涎，目赤，面青，多怒，耳闭，颊肿，筋挛。

心：本病症候有诸热瞀瘛，心痛，谵妄、烦乱，啼笑怒骂，惊惑、怔忡，健忘，自汗，渴而欲饮，面赤。标病症候有肌热、畏寒战栗，舌不能言，面赤目黄，心烦热，胸胁满痛，痛引腰背肩胛，嗌干，掌中热痛、手心热。

脾：本病症候诸湿肿满，痞满嗳气，胃脘痛，心下急痛，食则呕，吐泻霍乱，饮食不化，黄疸，痰饮，好卧，身体皆重，寒疟，溏瘕泄，大小便闭；标病症候有身体浮肿，重困嗜卧，四肢不举，舌本强痛，足大趾不用，九窍不通，诸痉项强，膝股内痛厥。

肺：本病症候有诸气膹郁，肺胀满，胸满，咳，上气，少气不足以息，喘喝，咳唾脓血，不得卧，诸痿，小便数而欠、遗失不禁，烦心，掌中热；标病症候洒淅恶寒，伤风自汗、肩背痛、寒、臑臂廉痛，缺盆中痛，臂厥。

肾：本病症候有诸寒厥逆，水液澄澈清冷、不禁、骨痿、腰痛、腰冷如冰，足月行肿寒，少腹满急、疝瘕、大便秘泻、吐利腥秽，消渴饮水，饥不欲食、面黑、咳唾则有血、喝喝而喘，目慌慌无所见，心如悬若饥状，气不足则善恐、心惕惕如人将捕之、上气、烦心心痛、黄疸、肠澼、嗜卧、前后癃闭、气逆、里急、疝痛、奔豚、消渴、膏淋、精漏、精寒、赤白浊、尿血、崩中、带、漏。标病症候有发热不恶寒，头眩、头痛、咽干、舌燥、脊股后廉痛，足下热而痛。

胆：本病症候有苦呕苦汁，善太息、心中澹澹、如人将捕之、不眠、心胁痛不能反侧、目昏、面尘、体无膏泽、汗出。标病症候有寒热往来，痁疟，胸胁痛、头额痛、耳痛鸣聋、瘰疬、结核、马刀、缺盆中肿痛、腋下肿，足小手指、次指不用。

小肠：本病症候有大便水谷利、大便后血、小便短、小便闭、小便血、小便自利，小肠气痛，宿食、夜热旦止。标病症候有身热恶寒，嗌痛颔肿、口糜、耳聋、目黄、颊肿、不可以顾、肩似拔、臑似折，颈颔肩臑肘臂外后廉痛。

胃：本病症候有中满，胃脘当心痛、支两胁，噎膈反胃，不消食、伤饮食、呕吐、泻利、霍乱腹痛、肠鸣腹胀、大腹水肿、消谷善饥、溺色黄；标病症候有洒洒振寒，发热蒸蒸、身前热、身后寒、谵语、咽痹、上齿痛、口眼㖞斜、鼻痛、蚖衄、赤齄、颜黑、汗出、颈肿、唇紧、膝膑肿痛。

大肠：本病症候有大便秘结、泄痢下血、肠鸣而痛；标病症候有鼻衄，目黄、齿痛、喉痹、口干、咽中为梗、手大指、次指痛而不用、宿食发热、寒栗不复、颊肿、肩前臑痛。

膀胱：本病症候有小便淋漓，或短数，或黄赤或白，或遗屎，或气痛。标病症候有发热恶寒，头痛、腰脊强、鼻塞、足小趾不用、目似脱、项似拔、腘如结、腨如裂、痔、疟、头、囟、项、头间痛、项、背、腰、尻、腘腨脚皆痛、目黄泪出、狂癫疾。

三焦：本病症候有诸热瞀瘛、暴病、暴卒、暴喑、躁扰狂越、谵妄惊骇、诸血溢、血泄、诸气逆冲上、诸疮疡、痘疹、瘤核。标病症候有恶寒战栗、如丧神守、耳鸣、耳聋、嗌干、喉痹、诸病浮肿、痛酸惊骇，手小指、次指不用。

奇经八脉：督脉为病，头风、头痛、头重、脑转耳鸣、眩晕、眼花、嗜睡、癫、狂、痫、项强、腰脊强痛、不得俯仰等。任脉为病，男子内疝、七疝，女子带下、瘕聚、女子不孕、瘕、痔、遗溺、嗌干、腹痛、皮肤瘙痒、咳嗽、咽干等。冲脉为病，逆气、里急、心痛、心烦、胸闷、胁胀、少腹痛、疝气、大小便不利、遗尿、大便失禁、男女不育、女子经带胎产诸病。带脉为病，腰溶溶若坐水中，腰酸不适，腹痛引腰脊，下肢不利，男子苦少腹拘急或失精，疝气，女子月水不来、不孕、崩漏、带下等。阳跷脉气盛则目张而醒，阴跷脉气盛则目合而睡；阴跷为病，阳缓而阴急，阳跷为病，阴缓而阳急；阳跷病拘急，阴跷病缓。阳维维于阳，阴维维于阴，阴阳不能相维则怅然失志，溶溶不能自收持；阳维为病苦寒热，阴维为病苦心痛；阳维为病腰痛、目眩、苦肩息、洒洒如寒，阴维为病苦胸中痛，胁支满，心痛。

二、脏腑经络用药式

补肝药物，如枸杞子、五味子、乌梅、山茱萸、菟丝子、何首乌、当归、沙苑子、白芍、鳖甲、龙骨、牡蛎、木瓜；泻肝药物，如牡蛎、海蛤壳、郁金、桃仁、莪术、川芎、元胡、全蝎、蜈蚣、青皮、香附、木香、柴胡、栀子、川楝子；凉肝药物，如龙胆草、胡黄连、羚羊角、石决明、夏枯草、青蒿、菊花等；温肝药物，如肉桂、吴茱萸、细辛、菟丝子、小茴香、艾叶、山茱萸等。

补心药物，如五味子、酸枣仁、柏子仁、远志、丹参、麦冬、当归、白芍、茯神、合欢皮、浮小麦、龙眼肉；泻心药物，如石菖蒲、黄连、栀子、通草、车前子、灯心草、莲子心等；温心药物，如附子，桂枝等；凉心药物，如黄连、栀子、连翘、通草、淡竹叶等。

补脾药物，如白术、黄精、山药、薏苡仁、甘草等；泻脾药物，如枳实、莱菔子、神曲、麦芽、山楂、枳壳、厚朴、大腹皮、白芷、陈皮、槟榔等；凉脾药物，如大黄、黄芩、黄柏、栀子、知母等；温脾药物，如附子、干姜、苍术、乌药、益智仁、砂仁、川椒、白豆蔻等。

补肺药物，如黄芪、人参、党参、百合、沙参、山药、麦冬、阿胶等；泻肺药物，如葶苈子、麻黄、白芥子、桔梗、紫苏子、紫苏叶、紫苏梗、杏仁、前胡、紫菀、桑白皮、僵蚕、贝母等；凉肺药物，如石膏、黄芩、元参、栀子、天花粉、天门冬、地骨皮、知母、海浮石等；温肺药物，如麻黄、五味子、半夏、紫苏梗、款冬、生姜等。

补肾药物，如熟地黄、枸杞子、淫羊藿、五味子、巴戟天、何首乌、杜仲、龟板、女贞子等；泻肾药物，如猪苓、泽泻、知母等；凉肾药物，如生地黄、牡丹皮、知母、滑石等；温肾药物，如补骨脂、鹿茸、鹿角胶、山茱萸、菟丝子、大茴香等。

补胆药物，如乌梅、酸枣仁等；泻胆药物，如桔梗、青皮、柴胡、香附、川芎等；凉胆药物，如龙胆草、青蒿；温胆药物，如肉桂、细辛等。

补小肠药物，如生地黄；泻小肠药物，如瞿麦、海金沙、川楝子、薏苡仁、赤茯苓、灯心草等。

补胃药物，如白术、黄芪、山药、甘草等；泻胃药物，如石菖蒲、枳实、白芥子、莱菔子、神曲、紫苏梗、枳壳等；凉胃药物，如石膏、天花粉、葛根、知母、芦根、竹叶、石斛等；温胃药物，如干姜、高良姜、益智仁、草豆蔻、草果、丁香、木香、藿香、砂仁、白豆蔻、半夏、乌药、厚朴等。

补大肠药物，如淫羊藿、诃子、百合、罂粟壳等；泻大肠药物，如大黄、桃仁、麻仁、升麻、郁李仁、杏仁、大腹皮等；凉大肠药物，如黄芩、黄柏、地榆、槐实、知母、连翘等；温大肠药物，如补骨脂、枸杞子、当归等。

补膀胱药物，如熟地黄、枸杞子、淫羊藿、五味子、巴戟天、何首乌、杜仲、龟板、女贞子等；泻膀胱药物，如羌活、独活、麻黄、防己、葶苈子、猪苓、防风、前胡、泽泻等；凉膀胱药物，如龙胆草、车前子、茵陈、海金沙、黄柏等；温膀胱药物，如吴茱萸、乌药、茴香等。

补三焦药物，如淫羊藿、黄芪；泻三焦药物，如青皮、木香、柴胡、香附；温三焦药物，如乌药、白豆蔻、胡桃等；凉三焦药物，如栀子、麦冬、黄柏、地骨皮、青蒿、连翘等。

奇经八脉用药：茴香、秋葵子、马鞭草等入奇经；巴戟天、香附入冲脉；川芎、黄芩、鳖甲行冲脉；木香、芦荟、槟榔、吴茱萸主冲脉为病，逆气里急；黄柏主冲脉逆气；白术主冲脉为病，逆气里急，脐腹痛。当归主冲脉为病，逆气里急，带脉为病，腹满，腰溶溶如坐水中；艾治带脉病，腹满，腰溶溶如坐水中；川断主带脉为病；升麻缓带脉之缩急；龙骨治带脉为病。苍耳子走督脉；附子、细辛、藁本主督脉为病，脊强而厥；白果通督脉；鹿角霜通督脉之气舍；鹿茸通督脉之精室；鹿角胶，温督脉之血。鹿衔草温补冲督之精血；枸杞子补冲督之精血。黄芪主阳维为病苦寒热，督脉为病逆气里急；白芍主阳维寒热，带脉腹痛；桂枝走阳维。防己入阳跷；肉桂通阴跷、督脉；穿山甲入阴阳二跷。王不留行通冲任二脉。泽兰调病伤八脉。丹参益冲任。甘草和冲脉之逆，缓带脉之急性。

（张天嵩）

气血津液症候及用药式

气血津液是维持人体生命活动的重要物质基础，并与脏腑关系密切。它们由脏腑化生、输布，脏腑又赖之以发挥正常的生理功能；而在病理上，气血病变可以影响脏腑，而脏腑病变也会影响气血的变化。

一、气病症候及用药式

气是构成人体的本原。清·何梦瑶将人身之气分为卫气、营气、宗气，他在《医碥》中指出，"气一耳，以其行于脉外则曰卫气，行于脉中则曰营气，聚于胸中则曰宗气"，而清·喻昌认为，"气得其和则为正气，亦为真气"，真气有上中下之分，"上者，所受于天，以通呼吸者也；中者，生于水谷，以养营卫者也，下者，气化于精，藏于命门，以为三焦根本者也"。气与脏腑的关系，主要责于肺脾肾，以后天之气生化于脾，肺为气之主、司呼吸，肾为气之根、主纳气故也；亦与肝心有关，以气之藏泄言，肝泄肾藏；以气机升降言，肝升肺降；以气之动静而言，心肾须上下相交。气与血、津液关系密切，气能生血、行血、摄血，气能化水生津、行津。气病的主要病理变化为气虚不用和气机失调。

气虚不用，多为因久病，或年老体弱，或饮食失调等因素引起人体内营养物质受损或脏腑功能活动衰退，其症头晕目眩，少气懒言，疲倦乏力，汗自出，活动时诸症加剧，舌淡、脉虚无力。卫气不固则不能抵御外邪入侵，易患感冒，宜玉屏风散；胸中大气不足，则胸闷气促，宜大补元煎；气虚不能化水、行津则为痰、为饮，不能行血则血瘀；气虚不摄则汗出、失血、脱肛、精滑等；气与血关系密切，气虚日久，则血亦虚，症见气血两虚之症，宜八珍汤；气虚久亦可累及阳，症见气阳两虚之候。气虚者宜补之，补气药如人参、党参、黄芪、白术、山药等；表虚多汗，可配伍防风、牡蛎、浮小麦、麻黄根，此即玉屏风散、牡蛎散之义也；气阳两虚者，以温补肾阳为主，药如黄芪、党参、附子、肉桂、熟地黄、山药、巴戟天、淫羊藿等。

若气虚甚，脏腑功能衰减，清阳不升，气陷于下，升举无力，内脏下垂，是谓气陷之证也，如腹部有坠胀感、膀胱脱出，脱肛、子宫脱垂等。当责之于脾肾两脏，轻则健脾益气以举陷，补中益气汤可选，可选黄芪、党参、当归益气养血之药，配合柴胡、升麻、葛根升阳之品；重则峻补脾肾而固摄，可选鹿角、熟地黄、山药、菟丝子、补骨脂补肾元之药，配乌药、小茴香等芳香入阴之品。此外，肺主气、司呼吸，肾为纳气，若肾不纳气则气短气促，动则尤甚。肾不纳气者，宜补肾纳气，都气丸、金水六君煎，纳气药如五味子、补骨脂、蛤蚧等。

气血周流全身而不滞，若因外感六淫，或内伤七情，或饮食劳倦，或跌仆闪挫等因素，则可导致人体内某些部位或某一脏腑气机阻滞，运行不畅而出现气滞之证，如肺气滞则愤郁咳喘；脾胃气滞则脘腹胀满、纳差；肝气滞则精神忧郁、两胁不适，化火则易怒；经络气滞则肢体或胸胁腰背胀痛、时重时轻、走窜不定等。可按部位选方用药，如气滞于胸膈者，四磨饮、瓜蒌薤白半夏汤；气滞于脾胃者，越鞠丸、四逆散等；气滞于肝者，逍遥散、解肝煎等，若化火，丹栀逍遥散、化肝煎；气滞于肠者，大柴胡汤、桂枝茯苓丸等。气滞经络者，血府逐瘀汤等。理气之药，轻则行气，入脾胃经而理脾胃之气药，如陈皮、厚朴、砂仁、白豆蔻、佛手、木香、大腹皮，入肝经而疏肝理气药，如柴胡、香附、郁金、元胡、乌药、紫苏等；重则破气，如青皮、枳实、枳壳、槟榔等。

从脏腑气机升降而言，肺胃右降，肝脾左升，若肺胃不降或肝气升发太过则会出现气逆之证，如肺气上逆则咳嗽喘息；胃气上逆则呃逆、嗳气、恶心呕吐；肝气上逆则头痛、眩晕、昏厥、呕血。气升、气逆者宜降气，首辨脏腑经络而施药，降肺气药如半夏、枇杷叶、厚朴、杏仁、苏子、槟榔等，降胃药如半夏、厚朴、丁香、柿蒂、旋覆花、代赭石等，肝气上冲于肺，胁痛而喘，宜抑肝，药如苏梗、杏仁等，冲脉上冲则症见自觉腹中有气上冲，胸闷咳喘，宜金水六君煎加沉香，此与奔豚气颇为相似，或自觉气上冲至心而心悸不宁，或气从少腹上冲咽喉，窒闷如死。次当辨其病因，痰湿蕴肺致肺气上逆者，宜祛痰，痰去则气自降，药如陈皮、浙贝母、瓜蒌皮等；湿阻中焦致胃气上逆者，当化湿，湿化则气行，药如苍术、佩兰、茯苓、薏苡仁等。

二、血病症候及用药式

《灵枢·决气》云"中焦受气取汁，变化而赤，是谓血"，言胃中水谷之清气，由脾运化成血，然血实为先天之水，不过借后天而长养，非全靠后天也。其功能与脏腑密切有关，故明·张景岳有"生化于脾，总统于心，藏受于肝，宣布于肺，施泄于肾"之说，血灌溉一身，无所不及，发挥其濡润充养之功，正如《景岳全书·血证》"凡口窍之灵，四肢之用，为筋骨之和柔，为肌肉之丰盛，以及滋脏腑，安神魂，润颜色，充营卫，津液得以通行，二阴得以调畅，凡形质所在，无非血之用也"所言。气与血关系密切，气阳而血阴，血不独生，赖气以生之；气无所附，必赖血以藏之。津血同源，津液可注入脉中而为血，血亦可渗于脉外而为津。因此，血病病机主要有血虚失于濡养及血运失常。

若久病耗伤，或因吐、衄、便、溺血、崩漏等失血过多，或后天脾胃虚弱，化源不足等原因均可造成血虚证，血虚则机体失于濡养，症见面色萎黄或苍白、唇色淡白、神倦乏力、妇女经量少、衍期甚或闭经、舌质淡、脉细无力；久则累及气、津，造成气虚、津亏之证。血虚症状，以心、肝、脾三脏为多见，因心主血、肝藏血、脾统血之故也，肝血虚则见目眩、筋惕肉瞤；心血虚则心悸怔忡、失眠多梦、记忆力减退等；脾血虚则懒言嗜卧、手足麻木等。若血虚病久及阴，出现阴虚症状，如腰酸乏力、心烦失眠、骨蒸潮热、盗汗、遗精等。血虚宜滋之、补之，治当滋阴养血，法宜甘寒、甘平、酸寒、酸温等以和营血，药如阿胶、熟地黄、生地黄、当归、白芍、枸杞子等。

血在脉中行而不居，若留着不行则为血瘀，若溢于脉外则为出血，均为血行失常之证。气滞则血凝，或血受寒而凝，或热与血结，或外伤等血溢于经，导致瘀血内停，均可造成血瘀证，症见局部疼痛如针刺，部位固定，拒按，或有肿块，或见出血，血色紫暗，有血块，而色晦暗，口唇及皮肤甲错，舌质紫暗，或有瘀斑、脉涩等。血瘀宜通之，当分其病或在脏腑，或在经络，血瘀在经络者，宜和血以通络，药如当归、川芎、丹参、赤芍；血瘀在脏腑者，宜活血祛瘀，药如桃仁、红花、泽兰、三棱、莪术，甚则虫蚁搜剔法，药如全蝎、蜈蚣、土鳖虫、地龙等。

外感热邪，或五志郁火等可致血热，血热扰心则烦躁、甚则发狂；阴血受灼，则口干喜饮、舌红绛；血属阴，热入于内，入夜则交争甚，故发热至夜加重；迫血妄行，血络受损，则鼻衄、吐血、便血、尿血及斑疹等出血症状，以及妇人月经前期且必见量多、色深红等，热盛血耗，不能充盈于脉，故脉细数等。血热宜清之、凉之，法宜酸寒、苦寒、咸寒、辛凉等，当分脏腑、营血等不同而施药。如肝火者，宜清肝泻火，药如牡丹皮、栀子、夏枯草、黄芩等；热入营分者，宜清营透热，药如金银花、连翘、生地黄、玄参等；热入血分，神昏发斑者，宜凉血解毒，药如水牛角、生地黄、牡丹皮、紫草等；热入骨髓，骨蒸潮热者，宜清透伏热，柴胡、前胡、胡黄连、白薇、秦艽、地骨皮、牡丹皮、青蒿、鳖甲等。另，血出一证，均有血液妄行所致，有寒热虚实之分，临床须辨别清楚，采用不同的治法，如热者清之，虚则温补之。

三、津液病症候及用药式

津液是人体正常水液总称，与肺脾肾关系密切，《素问·经脉别论》云"饮食入胃，游溢精气，上输于脾，脾气散精，上归于肺，通调水道，下输膀胱，水精四布，五经并行"，如果津液的生成、输布和排泄任何一个环节出现代谢失常，均会引起相应的病变，最基本的病理病变是津液不足和水不化津。

津液不足，多因出血、大汗、吐泻、多尿以及燥热灼伤津液等等化源不足或耗损过多，造成津液不足之证，症见口、唇、舌、鼻、咽、喉、皮肤干燥，肌肉消瘦，口渴，便秘，尿少，舌红少津、苔薄黄、脉细数。按部位分，燥在上者，多属肺，症见咽干、干咳无痰、呼吸急促等，治宜清肺润燥；燥在中者，多属胃，口渴多饮，多食善饥或纳差，治宜清胃生津；燥在下者，多属肠，大便不畅，粪如羊屎状，治宜增水行舟。津伤则阴亏，如心阴虚则心悸、怔忡，虚烦不得眠，治宜滋心安神；肝肾阴虚生燥生风伤及血脉则形体消瘦、两足痿弱、筋急爪枯、舌红绛、舌体枯萎，甚则动风者，治宜滋养肝肾等。燥者濡之，内燥宜滋，甘寒药如沙参、麦冬、玉竹、石斛；咸寒药如海浮石、海蛤壳等；血虚阴血生燥生风者，养血药如当归、生地黄、牛膝、天麻等，介类药如鳖甲、龟板等。治燥宜分气血，气分热而生燥者，石膏、知母、连翘、天花粉等；血分热而生燥者，生地黄、玄参等。

若水不化津，或气不能行津，则聚而为痰、为饮。痰与饮同源，均为水湿所化，但有阴阳之别，阳盛阴虚则水气凝结而为痰，阴盛阳虚则水气溢而为饮，故《医宗金鉴·杂病心法要诀》云"饮则清稀，故为阴盛；痰则稠浊，故为阳盛"，然痰有寒痰，饮亦有热饮，当以临床见症为准。痰饮为病，可内侵脏腑，流窜经络，积于四肢关节，或可发于局部，或可周身无处不患，其病多怪，或头目昏重，或心悸头眩，或短气而咳，或咳喘多痰，或经脉惕惕跳动，或如昧如狂，或呕哕，或不眠，或颈腋腿臂结核，或肢体酸痛，或舌苔白腻或舌红口碎等。治痰诸方，总以二陈汤为主；治饮诸方，总以苓桂术甘汤为主。遵张仲景"病痰饮者当以温药和之"，参详张仲景治痰饮诸法，临症施之，多有良效。随症加减用药法：久嗽气短，党参、黄芪、山药、桂枝、白术；咳逆倚息不得卧，小青龙汤、葶苈大枣泻肺汤、木防己汤等；头目眩晕、心悸短气，泽泻、白术、半夏；胸胁痛、咳嗽更甚或转侧呼吸牵引而痛，口不渴，白芥子、旋覆花等；四肢肿，身体疼重，黄芪防己汤。辨痰用药法：热痰多稠浊，属心，药如黄连、黄芩、瓜蒌、海浮石、海蛤壳等；寒痰多沫清，属肾，药如干姜、附子、肉桂等；燥痰多痰少而粘连、不易咯出，属肺，药如麦门冬、天门冬、玉竹、瓜蒌、川贝母、海浮石、海蛤壳等；湿痰咯而易出，属脾，药如茯苓、白术、苍术、半夏、陈皮等；风痰多搐搦眩晕，属肝，药如白术、僵蚕等；食痰，枳实、莱菔子；郁痰，川贝母、香附、川芎、连翘等；虚痰，金水六君煎、肾气丸、都气丸等；老痰，海浮石、海蛤壳等。此也可以理解为痰有夹火、夹寒、夹燥、夹湿、夹风、夹食、夹郁之不同。

"水流湿，火就燥"，湿聚成饮，治湿之法当知。病在中焦者宜化，化湿者，有芳香化湿法，药如藿香、佩兰、陈皮、白豆蔻、砂仁等；有苦温燥湿法，药如苍术、厚朴、干姜等；有清热化湿法，药如黄芩、黄连、半夏、藿香、佩兰等。湿在下焦者宜利，此即前贤所云"治湿不利小便，非其治也"，利湿者，有淡渗利湿法，药如茯苓、薏苡仁、通草等；有通利小便法，药如猪苓、泽泻、车前子、防己、滑石等。

（张天嵩）

燥湿为纲辨治慢性咳嗽

咳嗽是一种临床常见病症，一般将成人咳嗽持续时间≥8周者（儿童咳嗽时间≥4周）称为慢性咳嗽，在国内呼吸专科门诊中，慢性咳嗽患者约占1/3以上。慢性咳嗽如果按胸部X线片检查有无异常通常可分为两类：一类为X线胸片有明确病变者，如肺炎、肺结核、支气管肺癌等；另一类为X线胸片无明显异常，以咳嗽为主要或唯一症状者，如咳嗽变异型哮喘、胃食管反流性咳嗽、上气道咳嗽综合征等。慢性咳嗽病因繁多且涉及面广、诊治困难，近年来已引起国内、外医学工作者的高度重视，欧美、日韩等国家和中国均相继制定、并定期更新慢性咳嗽的诊治指南，国内也制定了关于咳嗽的中医药诊疗共识。余在多年临床过程中体会到，对于慢性咳嗽，如果仅仅遵循明代张景岳表里为纲的辨治思路，则难以中鹄。因此，通过复习中医文献，受清·石寿棠"燥湿二气为百病纲领"学术思想启发，认为宜以燥湿为纲辨治慢性咳嗽，通过近二十年临床观察和验证，方法可行，取效尚称应手。

一、立论依据

对咳嗽的辨治，始见于《黄帝内经》。《素问·咳论篇》提出"五脏六腑皆令人咳，非独肺也"的著名论断，以脏腑命名、分类治疗，后世医书则多在此基础上加以发挥，分类愈杂，如隋·巢元方《诸病源候论·咳嗽候》所论十咳，除五脏咳外，还论及风咳、寒咳、胆咳、厥阴咳等。有鉴于此，明·张景岳执简驭繁，将咳嗽分为外感、内伤两大类辨治，在《景岳全书》中指出，"咳嗽之要，止惟二证，何为二证？一曰外感，一曰内伤而尽之矣"，后世医家多遵之为辨治咳嗽之要诀，一直沿用至今，对指导中医药治疗咳嗽发挥了重要作用。

但是，随着自然和社会环境的变迁，咳嗽的病因病机出现新的变化，特别是对于亚急性和慢性咳嗽涉及的疾病范围广，外感、内伤症状均不明显，每遇冷空气、异味刺激等因素诱发或加重，难以按外感、内伤论治，且外感和内伤咳嗽之间存在相互关联，有时难于截然分开。因此，新近国内中、西医关于咳嗽的诊疗指南或专家共识中均取消了传统咳嗽分类的内伤、外感咳嗽，直接按辨证分型讨论，但又似乎缺乏辨治纲领。基于以下原因，余提出以燥湿为纲辨治慢性咳嗽的思路：

一是，燥湿为纲指导慢性咳嗽分类。咳嗽分类，中、西医有异曲同工之妙，如按咳嗽时间，西医有急性、慢性之分，中医有新、久之分；按咳嗽性质，西医有干、湿之分，一般认为每天痰量>10 mL为湿咳，而历代中医关于咳嗽定义则早已蕴藏燥、湿分类的意味，将有声无痰称为咳，有痰无声称为嗽，有痰有声称为咳嗽，正如元·朱震亨《活法机要·咳嗽》所云"咳谓无痰而有声……嗽谓无声而有痰……咳嗽谓有痰而有声"，可谓要言不烦。

二是，燥湿为纲探索慢性咳嗽病源。历代医家，以燥湿为纲指导临床实践而形成完整的理法方药体系者，唯清代医家石寿棠、余国珮等二人，颇有卓识，可资师法。清·石寿棠《医原·百病提纲论》中指出"燥也，湿也，固外感百病所莫能外者也"，又指出"内伤千变万化，而推致病之由，亦只此燥湿两端，大道原不外一阴一阳也"；清·余国珮《医理·内伤大要论》中亦云"外感不外燥湿两端，内伤亦然，血虚生内燥，气虚生内湿，内燥则外燥凑之，内湿则外湿凑之"，认为万病之源无非燥、湿为本，阳化、阴化而变，燥湿为病性之常，寒热为病性之变。咳嗽为百疾中常见之病，更有外感、内伤之别，以燥湿为纲而论慢性咳嗽病源尤为契合。简言之，慢性咳嗽由外感迁延而来者，认得燥、湿二气，辨得兼寒、兼热；属于内伤者，大抵分阴虚、阳虚两类，认为阳虚者为痰饮，阴虚者为燥嗽，正如清·余国珮所言"内伤亦不外阴虚成内燥，气虚成内湿之理"。余以燥湿两纲为辨识慢性咳嗽病源之要领，认为慢性咳嗽总由燥、湿二气为病，临证考患者禀赋阴虚、阳虚之异，测寒化、热化之机，则可纲举目张，辨治有据。

三是，燥湿为纲指导慢性咳嗽遣方用药。清·黄元御指出，"内外感伤，百变不穷，溯委穷源，不过六气，六气了彻，百病莫逃，义至简而法至精也"，六气之中，他独重燥、湿二气，在《四圣心源·六气解》中指出，"医家识燥湿之消长，则仲景之堂奥可阶而升"，从燥、湿二气入手，可以很好地理解张仲景辨证用药心法等。清·石寿棠、余国珮辈认为燥、湿二气为六气之提纲，提出百病治法总以燥、湿为挈要，并参酌寒热虚实而施治，如《医原·燥气论》明确指出，"病有燥湿，药有燥润。病有风燥、寒燥、暑燥、燥火、燥郁夹湿之分；药有辛润、温润、清润、咸润、燥润兼施之别"，又云"治者当辨燥湿二气何气致病？所兼何邪（兼风、兼寒、兼暑）。所化何邪？（化火、未化火）。所夹何邪？（夹水、夹痰、夹食、夹本病）"。施之于慢性咳嗽，燥嗽用润药，滋养津液，湿化燥痰；湿咳用燥药，温煦阳气，蠲化阴邪，则为治疗大法，前贤已有论及，如明·李梴在《医学入门·咳嗽》中指出，"久咳有痰者燥脾化痰，无痰者清金降火……"；至若燥湿相兼者，临床上颇为多见，则又当滋燥两用，盖病有纯杂，法有变通，方有偶复也。

二、辨证思路

慢性咳嗽辨证思路如图2-1所示，首以燥湿为纲，次辨虚实，再辨病因，后辨病位，通过定病性与定病位，综合分析，获得最终辨证结果。

三、辨证大略

（一）辨燥湿

临床辨别慢性咳嗽燥、湿属性，必须抓住其致病特点，燥邪之特性，以干、涩为主，而湿邪的特性则以重浊、黏滞为主。一般采用辨痰质、闻咳声、问二便、察舌脉等方法，其中以辨痰质为主，其他可作为辅助，相互参看。辨痰质者，痰黏而不易咳出为燥咳；痰滑而一嗽即出为湿咳。需要指出的是，从痰量多寡虽可以有助于辨别燥湿属性，但验之临床则不尽然，如痰饮邪所致咳嗽变异性哮喘者，虽无痰咳出，也应辨为湿咳，正如清·马冠群云"痰湿胶结干咳不爽者"。通过文献复习可以发现，众多前贤提出从辨痰质来辨别燥湿，如清·喻嘉言认为"伤燥之咳，痰黏气逆"，清·柳宝诒提出燥咳"痰必干黏"，均是有阅历之言，因此，临床上患者虽有痰多，但黏稠不易咳出也应辨为燥咳。闻咳声者，咳声宏亮，连连作咳，咳时面红气逆为燥咳；咳声低沉重浊为湿咳。问二便者，小便少而黄赤，大便干硬为燥咳；小便多而浑浊，大便多溏为湿咳。察舌脉者，燥咳多舌红少苔或无苔而干，脉弦、紧、动、涩、牢、革；湿咳则多舌淡白或胖嫩苔腻，脉濡、缓、滑、微、细。

辨燥湿，临床上常会遇到两种特殊情况：

一是，肺饮似燥。某些慢性咳嗽患者症见干咳无痰或少痰，夜间为甚，细究其病机有肺燥与肺饮两端，有时很难鉴别，余认为一般先从有鉴别意义的兼症入手进行辨别。如果无明显兼症，则从口干口渴、舌象来区分，如肺燥者多见口干喜饮、舌红、苔少而干，如清·张聿青所云"咳仍不减，夜重日轻，舌干咽燥。肺肾阴虚"；而肺饮者则见口不干、喜热饮或饮水不多、舌质淡而苔多见水滑等，此为假燥，正如清·尤怡所云："久嗽脉不数，口不干……此为肺饮，郁伏不达故也。"

二是，燥湿相兼。某些慢性咳嗽患者既有咽痒，痒甚则咳嗽连声、无痰等燥症表现，又有口干、口苦、反酸、烧心感、舌质红、苔黄厚腻等湿热症表现，或有鼻塞流涕、或鼻后滴流、舌淡苔白腻等痰湿症表现，均为燥湿相兼火患，临证又当细审。

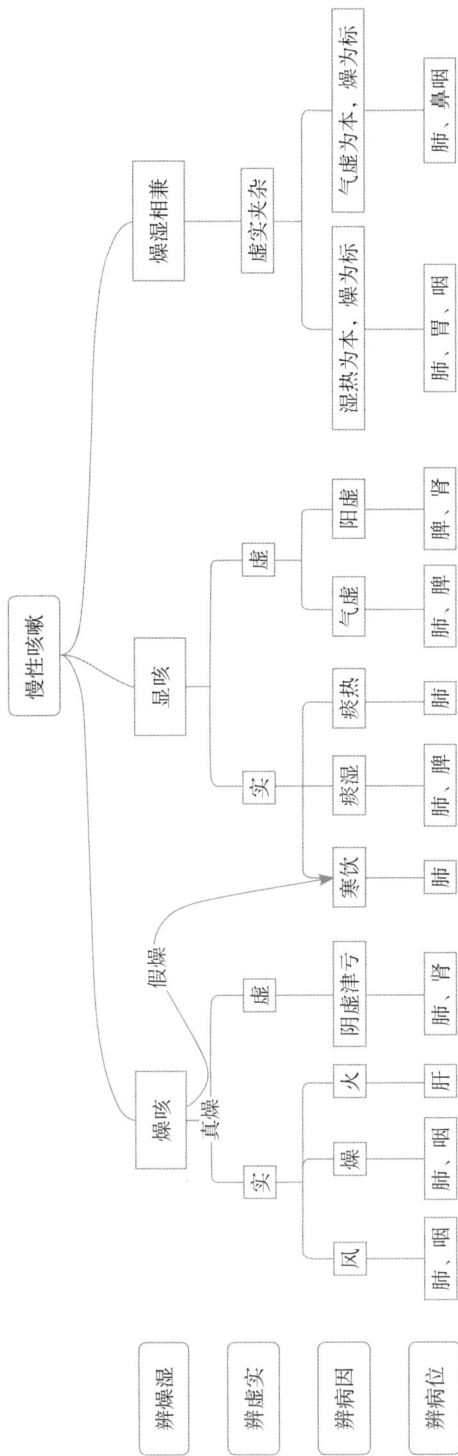

图2-1 慢性咳嗽辨证思维导图

（二）辨虚实

宜从全身症状体征、咳声、舌脉等方面来辨别。身热、声高气粗、痰涎壅盛等为实，动则气急、身疲乏力、声低懒言、腰膝酸软、畏寒肢冷或潮热盗汗者为虚；咳嗽声音响亮者为实，声低怯者为虚；舌苔厚腻者为实，舌少苔或无苔者为虚；脉有力者为实，无力者为虚。痰饮伏肺，病久而反复发作多为虚实夹杂。

（三）辨病因

燥咳病因有内、外之分。外来者多实，常为燥邪从皮毛或口鼻而入，内侵肺脏，留而日久不除；亦可初有风寒、风热外袭，从患者禀赋而化，如阴虚从燥、阳虚从湿。而燥又可化火，故燥、风、火多相兼为患，可出现干咳无痰、常突然发作、呈阵发性、口鼻干燥、咽干口渴、舌干无津等症，但此时外邪已不是主要矛盾，只是余邪未清而已，外邪所致内伤是重点，多见于感染后咳嗽。内伤者多虚，常因或因先天禀赋，久病耗伤阴液，或因急性热病伤阴，或失治误治等导致阴液亏损而产生内燥，病位以肺、胃及大肠为多见，故症见有干咳少痰或痰黏难咯、大便干结、舌红少苔或无苔等，常见于间质性肺病、ACEI引起的慢性咳嗽、支气管结核、肺癌咳嗽等。

湿咳病因，实者有痰湿、痰热之分，虚者有脾肺气虚、脾肾阳虚之异。痰湿者，咳嗽而声重浊，咳白色泡沫状痰或稀痰，每于清晨或夜间咯痰尤甚，因痰而嗽，一嗽则痰出，痰出则咳减，或胸闷、脘腹胀满，舌苔白腻脉滑，多见于慢性支气管炎或慢性阻塞性患者稳定期等。痰热者，咳嗽气粗，痰多黄稠，或有喉中痰鸣音，或有血痰，或有身热，口干欲饮，舌质红，苔薄黄腻脉滑数等，多见于慢性阻塞性肺病、支气管扩张症等疾病急性加重期，间质性肺病、哮喘等疾病伴发感染等。若肺脾气虚或脾肾阳虚，气不化津，津液不归正化而酿生痰饮伏于体内，正如前贤所云"痰之本，水也，源于肾；痰之动，湿也，主于脾；痰之成，气也，贮于肺"，症见咳嗽，咳白色泡沫痰、胸闷气急、动则尤甚，或有双下肢水肿，舌质淡苔薄白脉弱等，多见于间质性肺病、肺心病等；若因风寒、风热、风燥等外邪引动伏邪，易可出现痰湿、痰热之候，则多为虚实夹杂之证。无论是辨燥咳、湿咳，还应考虑是否兼夹风、热、寒、瘀等邪气的可能性。

（四）定病位

定病位为中医辨证之重要一环。对慢性咳嗽病位，一般要从脏腑生理病理特点、经络循行、官窍相应脏腑、邪气致病特点等几个方面综合考虑。一般而言，燥咳病位，干咳少痰、痰黏而干者，燥在肺；咳嗽阵作、咳引胸痛、咳时面红者，燥火在肝；大便干结者，燥在大肠；口干渴欲饮、鼻干、咽干者，燥在口、鼻、咽等官窍。湿咳病位，咳嗽痰多，色或白或黄、质稀薄或稠厚者，湿在肺脾；咳嗽呕恶、嗳腐吞酸、嘈杂或胃脘灼痛者，湿（热）在胃；咳嗽气急，动则尤甚，双下肢水肿者，湿在肾；鼻塞流涕、或黄或白、或稀或稠，鼻后滴流感者，为湿在鼻窍；咽喉如痰滞或棉絮，咳之难出，吞之不下，（痰）湿在咽喉等官窍。

通过上述步骤，基本可以得出慢性咳嗽的病因、病位、病性等辨证要素，从而获得全部的病名、证名诊断，为准确治疗打下坚实的基础。

四、治法说约

（一）燥咳治法

大法有四。一曰辛润法：经云"燥胜则干""燥者润之"，当分燥邪兼寒、热之异而用药，正如清·石寿棠所云："燥邪，辛润以开之，燥兼寒者，辛温润以开之；燥兼热者，辛凉轻剂以开之"，代表方有杏苏散、桑叶汤，余常用药物有辛凉透达之桑叶，辛温润之防风、当归等。一曰苦温法：经云"燥淫于内，治以苦温，佐以甘辛，以苦下之"，本法对于慢性咳嗽且伴有肠燥便秘者尤为合适，余常选用桃仁、杏仁、瓜蒌仁、火麻仁、紫苏子等富含油脂质润之品，润肺通便止咳嗽，临床上常发现患者多有大便得通而咳嗽顿减者，此肺与大肠相表里之义也。一曰甘寒法：清·王旭高云"内燥宜润"，甘寒滋润为治内燥必用治法，汉·张机制麦门冬汤开滋阴润燥治疗燥咳之法门，后世医家缪仲醇、喻嘉言、叶天士多有阐发，皆可师法，余常选用麦冬、百合、沙参、玄参、生地黄等，金水两脏并调。一曰咸寒法：宋·许叔微《本事方》所载神效散治疗消渴一症，余观清·缪遵义《缪松心医案》中以之加减治咳喘，思消渴之燥与咳嗽之燥症虽不一，而质实同，其治应有相通之处，乃悟出咸寒润燥治疗燥咳之法，咸寒之药，咸润下软坚，寒降火，确为治燥（火）咳之妙法，余常选海蛤壳、海浮石、蝉蜕、玄参等。以上诸法，可根据实际情况，合而应用，如将甘寒法与咸寒法合用则为甘咸润燥法，清·尤怡《静香楼医案》中曾用之。

（二）湿咳治法

大法分脏腑虚实而治，务必明正虚所在肺、脾、肾之异，寒、热、痰、湿、饮、瘀等邪实单一或兼夹之不同。痰湿咳嗽，病位多在肺脾，治宜燥湿化痰、理气止咳，代表方有二陈汤、三子养亲汤、六君子汤等，常用药物有半夏、茯苓、陈皮、紫苏子、白芥子、莱菔子等。痰热咳嗽，病位多在肺，治宜清热化痰、肃肺止咳，代表方有芩半丸、清金化痰汤等，常用药物有黄芩、桑白皮、天花粉、知母、浙贝母等。湿热咳嗽，病位多在胃，治宜辛开苦降法，代表方有旋覆代赭汤、半夏泻心汤等，常用药物有旋覆花、代赭石、制半夏、黄芩、黄连等。脾肺气虚者，治宜补肺健脾化痰止咳，代表方有参苓白术散、六君子汤等，常用药物有党参、茯苓、白术、半夏、陈皮等。脾肾阳虚咳嗽者，治宜温补脾肾、化痰止咳，代表方有金水六君煎、真武汤等，常用药物有附子、白术、茯苓、熟地黄、当归等。以上诸方，均可酌加理气化痰、止咳平喘之药物，但切忌用罂粟壳等收涩止咳之药。以余临床验之，湿咳较燥咳易获得较好的治疗效果。

（三）燥湿两治法

余针对慢性咳嗽病机特点，通过复习历代中医咳嗽文献，研判国内外咳嗽诊疗指南，结合本人多年临床观察，拟定通治慢性咳嗽滋燥两用之方，基本药物组成：海蛤壳、海浮石、蝉蜕、麦冬、制半夏、桃仁、杏仁、茯苓、神曲、甘草。本方取麦门冬汤、神效散、双仁丸、磁朱丸等方意，以海蛤壳、海浮石等软坚散结药物以化老痰、益肾水而降虚火，且抑制胃酸以降胃逆，用于肺燥、肺饮、痰热、胃热所致慢性咳嗽均可；蝉蜕咸寒润燥，且能搜风、清热；麦冬甘寒清润，不仅能润燥，且能消痰止咳，《本草蒙筌》指出"肺燥咳声连发，须使为君"，慢性咳嗽不论有痰无痰均可用之，需重用至30~60 g；半夏为降肺和胃、化痰止咳之主药，对于痰在肺胃者尤为合适，"桃仁入血分而通气，杏仁入气分而通血脉"，两者相伍，一气一血，降气止咳；茯苓健脾化痰，神曲健脾和胃，助金石类、介类药物运化，并可防其重镇伤胃，甘草调和诸药；全方诸药配伍，乃滋燥两用、寒热并施，相反相成之法也。临床上通过加减，可以用于咳嗽变异性哮喘、胃食管反流性咳嗽、上气道咳嗽综合征、变应性咳嗽、慢性支气管炎、慢性阻塞性肺病等，无论燥咳、湿咳，或燥湿相兼者，均可适用。加减法有三，一曰辨病加减法：咳嗽变异性哮喘，去半夏，加麻黄、淡附片、细辛；胃食管反流性咳嗽，加柴胡、枳实、炒白芍等；上气道咳嗽综合征，加生黄芪、防风、白术、石菖蒲、辛夷（包）、苍耳子等；变应性咳嗽加防风、全蝎、蜈蚣等；感冒后咳嗽加防风、桑叶等。二曰辨证加减法：肺燥者，加沙参、桑叶；胃火者，加黄连、黄芩、厚朴；肝火者，加丹皮、栀子；风伏于肺者，麻黄、熟地黄、细辛，甚则全蝎、蜈蚣，阳虚者，加鹿角，阴虚者，加生地黄；血瘀者，加丹参、当归，甚则全蝎、蜈蚣、地龙；水饮者，重用生黄芪，去半夏，加附子、桂枝、白术等；肾虚水泛为痰者重用熟地黄、当归等。三曰随症加减法：咳嗽甚而影响睡眠者，加五味子、诃子；咽痒甚者，加僵蚕、威灵仙、白蒺藜，甚则全蝎、蜈蚣；胸骨后不适者，加瓜蒌、薤白；胃脘不适加豆蔻、陈皮等。

清·医徐灵胎先生曾云"诸病之中，惟咳嗽之病因各殊而最难愈，治或稍误即贻害无穷。"诚哉，前贤不欺我也。慢性咳嗽临床上常易误诊、误治，然本病确为中医药治疗之所长，临证时如能师古法，融新知，以燥湿为纲按部就班辨证施治，自可获良效。

（张天嵩）

经络入手辨治功能性躯体综合征

功能性躯体综合征（functional somatic syndromes，FSS）的特征为充分的生物医学检查不能解释的持续性躯体性主诉。本病在世界范围内和临床医学各个领域内都十分常见，不仅使患者痛苦，而且治疗困难、费用昂贵，是增加社会负担的一个重要公共卫生问题。近年来，余遵循前贤"何经之病，宜用何经之药"之旨，尝试从经络辨证论治本病，取得一定疗效，总结如下。

一、疾病概况

FSS的躯体症状表现极其复杂，一般可分为三大类：一是各个部位的疼痛，如背部、头、肌肉或关节、胸腹部等；二是各个器官系统的功能障碍，表现为心血管系统、呼吸系统、消化系统、神经肌肉等各个系统的症状，如心悸、气短、便秘或腹泻、腹胀、恶心呕吐、头晕耳鸣等；三是以极度疲劳为中心的主诉。除了躯体主诉的类型，FSS的共同特征还有：女性多见，且容易合并焦虑和抑郁；对生活产生明显影响等。

现代医学认为，本病的病因目前未发现明确的遗传学因素，但其发展诱因可能是器质性疾病、意外事故、应激性事件、心理社会机制等，其维持因素主要是心理社会因素、医生的行为或言语不当等，均提示FSS的躯体性主诉受多种特定的生理、心理、人际关系、社会等因素的影响。

在临床实践中，没有客观的标准来判断某种类型的躯体性主诉是FSS还是明确的器质性病变，但是不断增加的躯体性主诉高度提示非器质性病变。

二、从经络辨治的理论基础

人体经络系统分布周身、运行全身气血，联络脏腑肢节，沟通上下内外，协调五脏六腑、五官九窍、四肢百节、皮肉筋骨等器官和组织的联系，共同完成各种生理功能，正如《灵枢·海论》说："夫十二经脉者，内属于脏腑，外络于肢节。"《灵枢·本藏》言："（经络）行血气而营阴阳，濡筋骨，利关节。"

经络既是人体经气运行的通道，又是疾病发生和传变的途径。如果外邪侵入人体，经气失常，病邪会通过经络逐渐传入脏腑；反之，如果内脏发生病变，同样也循着经络反映于体表，在体表经脉循行的部位出现各种异常反应，如麻木、酸胀、疼痛、皮肤色泽改变等。

因此，前贤治病多重视从经络辨治。如《灵枢·经脉》言："经脉者，所以决死生，处百病，调虚实，不可不通。"明代李梴言："医者不明经络，犹人夜行无烛。"清代徐大椿说："治病必分经络脏腑……若不究其病根所在，而漫然治之，愈治而愈深矣。"叶天士治病注重分经辨证用药，于十二经之外更重奇经、络脉，其运用经络理论指导用药的学术思想成为后世医家临床用药的圭臬。

三、从经络辨治的方法

中医疗疾，强调辨证论治，辨证重在定病位和定病性。经络辨证是以经络及其所联系脏腑的生理病理为基础，辨析经络及其相关脏腑在病理情况下的临床表现，从而判断疾病属何经络、何脏腑，明确疾病的病因、病性等，为下一步治疗提供依据。

定病位，首先要明确经络循行部位，其次要了解每条经络的病候特征，然后可以从病变部位和病候特征来推测为何经发生病变。如足厥阴肝经"其支者，复从肝别，贯膈，上注肺"，故胸部是其循行部位，而"胸满"也是肝经的病候特征，如果患者表现胸胁不适，与情绪变化有关，则可以病位定于肝经。

定病性，主要是明确疾病寒热虚实。实者多为气滞、瘀血、痰浊等阻于经络而致疼痛、酸胀、木而不仁等；虚者多为经络气血运行不足而致经络牵掣或麻、极度乏力等；寒者，多为经络阳气不足或外寒侵袭经络等而致局部发凉或全身怕冷；热者多为经络阴气不足或风热侵袭经络等而致五心烦热或全身发热等。同时还可根据"审证求因"的原则，明确六淫、七情、内生五邪等病因。如以背部冷痛，其发病部位为督脉所循行，故定病位在督脉，以"背部冷痛、背寒如掌大"则可定病性为寒、病因为饮邪。

此外，经络辨证有时需与脏腑辨证相结合。因脏腑辨证重视脏腑功能失调所出现的各种症状，而经络病证则重在经脉循行部位出现的异常反应。两者相互补充，可提高辨证准确度，正如徐大椿所言："故治病者，必先分经络脏腑之所在，而又知其七情六淫所受所因，然后择何经何脏对病之药而治之，自然见效。"

总之，本病表现复杂多样，属于中医学多个疾病范畴，目前尚无统一的辨证标准，从经络辨治本病可作为引玉之砖，质之博雅，请高明斧正。

（张天嵩）

浅谈膏方处方的组织

　　膏方制剂是中医药传统制剂汤、散、丸、膏、丹五大剂型之一，它是将药物制成半流体或半固体状的一种剂型。从使用途径上分为内服和外用两种，内服膏剂有流浸膏、浸膏、煎膏等；外用膏剂分为软膏剂和硬膏剂。煎膏剂是将药材加水反复煎煮到一定程度后，去渣取液，再浓缩，加入适量细料、胶类、糖类等，制成的稠厚状半流体制剂，因其多具有滋补作用，又称为膏滋。普通的膏方一般由中药饮片、胶类、糖类等三部分组成，昂贵的膏方会用到一些昂贵中药材，而对于一些糖尿病患者不用糖类。膏方作为一类方剂，除了具备一般方剂处方原则外，还具有自己特有的原则和方法。

一、膏方处方组织的原则

（一）一般处方原则

　　君臣佐使自古以来就作为方剂的组成原则。《素问·至真要大论》说"主病之谓君，佐君之谓臣，应臣之谓使。非上中下三品之谓也"，可以发现，在《素问》无明确"佐"药的定义，后代医家屡有阐发，君臣佐使的概念才得以完善，如明·何瑭《医学管见》"大抵药之治病，各有所主。主治者，君也；辅治者，臣也；与君相反而相助者，佐也；引经及引治病之药至于病所者，使也。如治寒病用热药，则热药君也；凡温热之药皆辅君者，臣也；然或热药之过甚而有害也，须少用寒凉药以监制，使热药不至为害，此则所谓佐也；至于五脏六腑，及病之所在，各须有引导之药，使药与病相遇，此则所谓使也。余病推此。"

　　在一张膏方中，君药、臣药、佐药、使药之分，主要是以药物在方中所起的作用为依据，至于每一方剂中君、臣、佐、使是否全备，具体药味的多少，须视病情和治疗的需要，以及所选药物的功用而定，如南北朝时的《小品方》载有单地黄煎，即是单用地黄一味取汁熬膏，而孙一奎所创之补真膏则含药物29味。一般而言，任何一张膏方，君药是必不可少的；在配伍简单的膏方中，臣、佐、使药三者不必齐全，如张景岳所创之两仪膏；有些膏方的君药或臣药本身就兼有佐药或使药的作用，在这类方中就不需要另配佐药或使药；目前流行的膏方药味繁多，大多为复（重）方，有时需要按其方药作用归类，分清主次，理解其配伍的精神实质即可，不必要细分君、臣、佐、使。一般情况下，可将补益作用的药组作为君药，将一些针对慢性疾病病邪的药组作为臣药，将一些佐助补益药发挥作用或起反佐作用的药组视为佐药，将一些调和药味或矫味剂药组等视为使药。

总之，一张膏方组成药味的多少，没有机械地规定，特别是定制膏滋药，需要根据患者的实际情况而定，但应该注意的是药味少者，应"少而精专"，药味多者，并不是堆砌药物，理应考虑君臣佐使，药物虽多而不杂，要符合中医的理法方药体系。

（二）膏方特有原则

主要有以下六种原则。

1. 调整阴阳，以平为期

人体的健康与否，取决于阴阳是否调和，如《素问·生气通天论》所说"阴平阳秘，精神乃治"，如果人体阴阳失去平衡后，就会表现出各种症状来，如"阳胜则热，阴胜则寒""阳盛则外热、阴盛则内寒""阴虚生内热，阳虚生外寒"。阴阳失调不仅是疾病产生的原因，也是人体衰老的根源，其治疗原则为调整阴阳，以平为期，纠正人体的阴阳失衡的状态，正如《素问·至真要大论》云"谨察阴阳所在而调之，以平为期"。

膏方就是针对个体患者的阴阳盛衰情况，采取补其不足，泻其有余，使阴阳偏盛偏衰的异常现象得到纠正，恢复其相对平衡状态，要能够体现出"寒者热之，热者寒之，实者泻之，虚者补之"等治疗原则，"善补阳者，必于阴中求阳，则阳得阴助而生化无穷；善补阴者，必于阳中求阴，则阴得阳升而泉源不竭"，借药性之偏，来纠正人体阴阳之偏，使达到"阴平阳秘，精神乃治"的健康状态。

2. 扶正祛邪，攻补兼施

某些慢性疾病常表现为以虚损为主导的临床过程，而其中夹杂标实的证候，也多因虚而起，所以非标本兼治而不能去，兼用扶正祛邪，使邪去正安，正盛邪祛，正其治法。如果拘泥于膏方为补剂，大量施以补益之品，全不顾其标中之邪实，则邪势日盛，消蚀正气，则补剂之功尚未见，而正气之损则日益甚；更有补益滋腻之品与邪相恋，全不能奏补养之功。故标本当共治，实如"补正必兼泻邪，邪去则补自得力"，近代名家秦伯未先生言"膏方非单纯补剂，乃包含救偏却病之义"。

扶正者，补正气之虚也，然补之中有学问。补法大致可分为峻补、平补、温补、清补、消补、通补等之异，对于普通服用膏方者，多可采用平补之法，选用性味平和之药，缓以图功。遣方用药，多以气血阴阳为纲，结合脏腑辨证，如气虚补肺脾，药用党参、黄芪、白术、黄精、山药等；血虚补心脾，药用当归、熟地黄、阿胶、白芍等；阴虚补肝肾，药用麦冬、南（北）沙参、山茱萸、枸杞子、女贞子、何首乌等；阳虚补脾肾，药用淫羊藿、肉苁蓉、菟丝子、补骨脂、巴戟天等。但补药多为呆滞之品，需配伍灵动走窜之品方妙，此即为通补之法，借其流通之力，以行补药之滞，而使补药之力愈大，如补肺脾药中加入陈皮、枳实、紫苏子、枇杷叶等行气药；补心脾药中加入郁金、石菖蒲等灵动之品；如果患者有腰膝酸软等肾虚的症状时，在补肾药中加川乌、草乌等温热走窜之品。

祛邪者，祛除体内之邪也。膏方可以用来去除内生五邪、食积及水湿痰饮、瘀血等病理产物。内热者，当根据热邪虚实、盛衰、兼夹、是否动血及药物性味归经、功能等选用，如实热者，上焦热重黄芩、中焦热重黄连、下焦热重黄柏；虚热者，选青蒿、玄参、银柴胡、鳖甲、龟板；热盛成毒者，选蒲公英、金银花、连翘、紫花地丁、石膏等；热盛动血者，选生地黄、赤芍、玄参、牡丹皮等；热盛伤阴津者，选生地黄、玄参、天花粉、知母等；热兼湿者，选黄芩、黄连、黄柏、龙胆草、淡竹叶、金钱草、虎杖等。内湿主要与脾胃功能失调有关，而湿浊内阻中焦，反过来又会影响脾胃运化水谷功能，故其治当以运化脾胃为主，可选用芳香醒脾和胃之药如藿香、佩兰、砂仁等，脾胃虚弱者可配合党参、茯苓、白术、山药等补脾健胃药；湿阻气滞者，则伍以陈皮、橘络、香附、紫苏梗等理气药；寒湿中阻者，则伍以干姜、高良姜、小茴香、附子等温里药；里湿化热者则伍以清热燥湿之黄芩、黄连、黄柏、金钱草、海金沙等；湿进一步发展，可积为水，治当从肺脾肾入手，因脾主湿、肾为水脏、肺通调水道之故也，如脾虚则湿，肾虚则水泛，肺失宣肃则水津不布而为病。膏方所治内风之证，多为肝风内动之证，如头晕耳鸣、头胀头痛等，天麻钩藤饮可选；或为久病气血不足，疲乏无力、头晕劳累则发，宜大补气血，十全大补汤、八珍汤、归脾汤等可选；或为热病后，阴虚风动，筋脉拘挛、手足蠕动，大定风珠可选。内燥多为脏腑津液亏耗所致，根据燥之发病部位，有上、中、下之分，燥在上者，口干咽燥、干咳无痰或少痰，多责之肺，清燥救肺汤、麦门冬汤、养阴清肺汤等可选；燥在中者，消谷善饥，玉女煎可选；燥在下者，饮一溲一或津枯便秘，玉液汤、增液汤可选。祛痰当以半夏为主，并根据痰的性质配以他药，如热痰合黄芩、桑白皮、蒲公英、金银花等，湿痰合陈皮、半夏、厚朴、茯苓等，风痰合制南星等，燥痰合沙参、麦冬、紫菀、杏仁等，寒痰合桂枝、附子等。气滞者，宜行气，主要从肝、脾、胃等脏腑入手，柴胡、香附、青皮、郁金、陈皮、厚朴、木香、枳壳、砂仁等可选；气逆者，宜降气，多从肺、胃等脏腑入手，紫苏子、杏仁、半夏、款冬、紫菀、丁香、旋覆花、代赭石等可选。血瘀者，根据血瘀病情之轻重而选用适当的活血化瘀药物，如病情轻者，常可选用药力平和的活血化瘀药如丹参、赤芍、当归、牡丹皮、益母草、泽兰等；病情稍重者，可选用活血祛瘀之力较强者如三棱、莪术、桃仁、红花等；病情重者，必赖蜈蚣、全蝎、土鳖虫、地龙、僵蚕等虫类通络，搜剔穿透，方能使瘀开血活，经络通畅。食积者，多由饮食不节伤及脾胃，脾失健运，则脘腹胀满、恶食呕吐、泄泻等，其治当以健脾消食、消补兼施，当辨明所伤何食及药物的功能而选用消食药，如肉食积滞则重用山楂，面食积滞者重用麦芽、谷芽，长期服用金石类药物而脾胃伤者重用神曲，鸡内金可广泛用于米面薯芋肉食等各种食滞证。

3. 燮理脏腑，重视双天

"阴平阳秘"是人体健康的必要条件，人体复杂的生命活动是以五脏为主体，脏腑功能的综合反映，故曰"五脏者，人之根本也"；同时脏与脏、腑与腑、脏与腑之间在生理上是相互联系的，正如《侣山堂类辨》中所云"五脏之气，皆相贯通"，在病理上是相互影响的，在生理上以脏腑为中心，病理上以脏腑病变为关键，治疗上则以燮理脏腑为基本原则，正如清·王清任所言"治病不明脏腑，何异于盲子夜行"。服用膏方，就是通过燮理脏腑，使脏腑相生、相克等生理关系协调、脏腑功能适应外界环境变化，维护其协调平衡的状态，从而达到"救偏却病"的目的。

燮理脏腑，首先要明辨病变在何脏腑，病理变化属于何种性质，根据病变脏腑的生理病理特点，用药或补，或泻，或温，或凉；兼见何邪，或理气，或活血，或化痰，或消导，总之善乎其心，存乎其用也，具体用药可以参考本书"脏腑经络症候及用药式"章节内容。

燮理脏腑，要重视脾肾两脏，盖因脾为后天之本，肾为先天之本故也。重视脾胃，一是因为脾胃为后天之本，饮食药饵全赖此以受气取汁，化生精微，传导运化，正如清·张山雷云"后天生生之本，全恃脾胃输化，以潜滋暗长于隐微之中"、隋·杨上善云"胃受水谷，变化精气而资五脏"，脾胃运化功能正常，则气血生化有源，五脏六腑、四肢百骸得气血濡养，功能才能正常；二是因为，脾胃居于中焦，为全身气机升降之枢纽，脾气升则肝肾之气随之而上升，胃气降则心肺之气随之而下降，故脾升胃降功能协调，则全身之气机调畅，脏腑功能才能正常。在临床实践中，用药一要考虑健运中州，对于应用补肾气、填肾精之药，或有胃肠素薄之人不耐苦寒及养阴之品，遇此情况，不加留意，则滋补之功尚未显现，而痞满、嗔胀、腹痛、泄泻诸症蜂起，犹如弈局，一着不慎，满盘皆输，故处方时常于滋腻药中配以砂仁、山楂、谷芽、麦芽、消导运化；补气药中参以陈皮、枳壳、川楝子、佛手，以免参芪之横中；胃肠薄者，则避免使用大黄、石膏等苦寒药，养阴药中则应注意生地黄、玄参等易引起腹泻的药物，再入茯苓、白扁豆、益智仁等药健脾益胃，则无大碍。二要考虑脾胃升降关系及喜恶，脾主升胃主降，脾宜升则健，胃宜降则和；脾喜燥而恶湿，喜温而恶寒，胃则与之相反，故临证时既重视脾气，又重视胃阴，将补益脾气与滋养胃阴有机结合起来，做到补脾气不伤胃阴，养胃阴不碍脾气，如可选用异功散、六君子汤、参苓白术散等方补脾气，同时用沙参麦冬汤、麦门冬汤等方滋胃阴。

　　肾为先天之本，主藏精，为阴阳之根本，明·虞抟云"夫人有生之初，先生二肾，号曰命门，元气之所司，性命之所系焉。是故肾元盛则寿延，肾元衰则寿夭，此一定之理也"，故膏方调治必重肾脏。对补肾药物独有心得者，当推张景岳先生，导师吴银根教授曾做过总结，摘要如下，以作参考。在《景岳全书·本草正》中共收录药物300味，有40味补肾药，占13%以上，范围大、药味多，其中：明确记载有补命门的药物，主要以补肾阳为主，偏重于益火壮阳，有淫羊藿、补骨脂、益智仁、蛇床子、五味子、官桂、硫磺、大茴香、小茴香、韭菜子等，为补肾中之火，阳为之阳；助肾阳以补肾阴的药物，补肾益气，养肾精，偏向于肾的阳中之气、阳中之阴，有菟丝子、附子、骨碎补、沉香、杜仲、鹿茸、萆薢等；助肾阴、填肾精的药物，主要补阴，填补肾精补肾血，偏向于肾阴，主要有黄精、玄参、地黄、牛膝、当归、何首乌、枸杞子、山茱萸、金樱子、女贞子、芡实、山药、大青盐、龟板、鹿角胶、龟板胶、阿胶、海螵蛸、牡蛎、甘草等，其中玄参、地黄、女贞子、何首乌、龟板胶、阿胶等偏向于阴中之阴，黄精、山药、芡实、牛膝、当归、甘草、山茱萸、鹿角胶等偏向于阴中之阳。这种按肾阳、肾阴细分为阳中之阳、阳中之气、阳中之阴、阴中之阳、阴中之阴等将补肾药物分类，确实能为临床选药提取理论基础，如重在补肾火、助肾阳，则宜选淫羊藿、仙茅、菟丝子、补骨脂、肉桂、附子等药组；如重在补肾气、助肾阳，则宜选用肉苁蓉、巴戟天等药组；如重在补肾气养肾阴，则宜选杜仲、枸杞子、熟地黄等药组。

　　世素有先天、后天孰重孰轻之争，应用膏方重视脾肾两脏亦有大较也，清·程国彭云"脾弱而肾不虚者，则补脾为急；肾弱而脾不虚者，则补肾为先"，实则从辨证角度出发，一脏虚而一脏不虚而定，若两者并虚，则宜双补脾肾。

4. 调和气血，而致和平

气血是构成人体的基本物质，正如《素问·调经论》谓："人之所有者，血与气耳"所言，气血作为脏腑、组织、器官功能活动的物质基础，又是脏腑功能活动的产物，对维持正常的生命活动起重要的作用，如《类经》曰："人之有生，全赖此气"；《血证论》曰"人之生也，全赖乎气"；《灵枢·九针论》曰"人之所以成生者，血脉也"；《诸病源候论·带下赤候》"五脏皆禀血气"所言。气血也是阴阳的主要物质基础，宋·严用和指出"人之气血应乎阴阳，和则平，偏则病"，经云"气血未并，五脏安定"。元·朱丹溪云"气血冲和，万病不生"，若"血气不和"则"百病变化而生"，其治宜调和疏通气血，使气血流畅，使人体在新基础上达到"阴平阳秘"的状态，此为《素问·至真要大论》"疏其血气，令其调达，而致和平"之旨也。

调和气血，要考虑以下几个方面：一是气血各自的属性、生理功能特点，气属阳、主动、主温煦，血属阴、主静、主濡润，明·张景岳云"气属阳而无形，血属阴而有形"；二是气与血的关系，气与血不可须臾相离，此乃阴阳互根之故也，"盖气者血之帅也，气行则血行，气止则血止，气温则血滑，气寒则血凝。气有一息之不运，则血有一息之不行""夫载气者，血也"；三是气血来源，两者均来源于脾胃化生的水谷精微与肾中精气，《诸病源候论》云"脾胃为水谷之海，水谷之精化为血气，润养身体"，清·张志聪云"血气皆始于肾"；四是要考虑调畅气机，主要从脾、胃、肝等脏腑入手，处理好静药与动药之间的关系，使补而不滞。

用药大法，气虚者以补气为主，兼以补血，血虚者，补血为主，兼以补气，气血两虚者，宜气血双补；更需要参以理气活血之法，以调整脏腑功能，使人体气机畅通，血脉通利，升降有权，出入有序，理气药如橘络、香附、川楝子、广郁金、八月札、枳壳、木香、佛手、青皮、陈皮等药，活血药如丹参、赤芍、桃仁、红花、三棱、莪术等；若兼痰者可再加半夏、南星、昆布、海藻、浙贝母等；兼湿阻者配合苍术、白术、薏苡仁、茯苓等健脾化湿药。

5. 动静相宜，升降有序

升降出入，无器不有。人身神机不灭，是因气机不息，上升则地气而化生万物，下则降天气而甘霖众生；出则吐故，入则纳新；动则运行周身，静则守中而神藏，贵在升降有序，出入平衡，动静相宜。升降出入运动是脏腑生理功能得以进行的根本，同时五脏各有其气，发挥其生理功能，故而处方时要考虑各脏器的生理特性及药物性升性降，主动主静之不同，正确处理好动药、静药的配伍运用。

从药性而言，凡属能通、能散、能吐、能行、能化、能开的药物都属动药；凡能收、能敛、能补、能涩的药物都属于静药。

从脏腑而言，如肾位下，故药宜重；肺位高而药宜轻。脾胃属中焦为升降之枢，如果斡旋有序，气机得以舒展，若升降失司，气行不通则滞，滞则气壅中脘而变生诸病。因此开具膏方时尤宜平调升降，使中焦气机升降有序，则清阳升、浊阴降；肝主左升，肺主右降，两者相互配合，可以协助中焦气机升降，也要考虑佐以入肝经升发肝气的柴胡，入肺经降肺气的半夏、紫菀等药。

从治法而言，欲填精养阴则宜静，补气血则宜动；如处方以攻逐痰饮、疏理气机、通行血脉、温阳发散为主，当酌加养阴、收敛、重镇之品，以防升散太过或劫其阴津；而以填精补肾、滋阴养血、补气培元为主，也当稍佐理气行血，通利经脉之剂，以防滋腻不化，气滞不行，反生胀满不适。

6. 寒热并用，反佐功成

《黄帝内经》言"寒者热之，热者寒之"，此为大法，然而临床处方是在应用层面解决具体的问题，既要遵循理念，又要考虑实际情况，如有些患者明明是阳虚之体，进数剂温药，却觉身烦热、口干燥，甚则鼻衄口疮。如果不考虑人体本身的调节，见阴寒而投一派温热之药，则易动龙雷之火，见阳热而投一派寒凉之药，则脾胃生化之气被伐。

膏方以补益为主，而补益药尤其是补气补阳药物以性偏温热者为主，故需加用适量药性偏于寒凉的药物以监制其温热之性，使整料膏方中寒热药性趋于平衡；而补阴补血药物则以性偏寒凉者居多，如不反佐温热药，则脾胃因寒受损而运化不利，脏腑失于所养，又容易被病邪内侵。因此膏方中处理好药性寒热不偏，方能疗疾救偏。

二、膏方处方的组织方法

（一）辨证论治

任何一名临床医生，面对一名求服膏方者，首先要判断其是否适宜服用膏方，如果适宜，开具膏方最重要的方法就是辨证论治。辨证论治是中医学的特色与精华，是中医诊治疾病时应当遵循的原则，无论疾病病种是否明确，辨证论治都能够根据每个人的具体病情进行灵活处理。辨证论治与四诊密不可分，必须首先要通过望、闻、问、切等手段，来收集患者的症状及体征，并参考现代医学理化等辅助检查，获得丰富的临床资料，近贤秦伯未云"因为辨证论治着重从症状分析，从错综复杂的症状中探求病因、病位，然后确定治法，所以必须与四诊密切结合。"

辨证的一般思维规律是在中医理念指导下，通过对症状、体征等病情资料的综合分析，先明确病因、病位、病性等辨证纲领，再确定辨证具体要素，然后形成完整准确的证名。

中医临证，自《内经》始，历来重视病因的辨识，《三因极一病证方论》云"凡治病，先须识因；不知病因，病源无目"。中医探求病因的方法有两种：一是详细询问发病的经过，推断病因，如外感、情志、内伤等；二是以疾病的临床表现为依据，进行综合分析，推求病因，称为"审症求因"，是中医探求病因的主要方法。中医病因学一般根据病因的发病途径、形成过程，将病因分为外感病因、内伤病因、病理产物形成的病因及其他四大类。由于"审症求因"是根据病因作用于人体后的临床表现为依据，从整体观念出发，综合分析，探求所得的"因"，与实际感受到的病因有时不统一，更适用于临床实践。在此，余推荐使用近贤秦伯未先生提出的"十四纲要辨证"作为病因辨证的纲领，即风、寒、暑、湿、燥、火、疫、痰、食、虫、精、神、气、血等，"通过对十四种病因的辨析，在治病上达到有理有法，有方有药的目的"。

辨病位，就是要辨别疾病的部位，是认知疾病最基本的步骤，常用的方法是内伤杂病用脏腑辨证，外感病用六经辨证、卫气营血辨证及三焦辨证等方法。在膏方组织中，最重要最常用的是脏腑辨证，它能够较为准确地辨明病变的部位。由于各脏腑的生理功能不同，某一功能失调反映于外的客观征象也不相同，因此可以根据脏腑不同的生理功能及病理变化来辨病证，如心主神志，如果患者出现心烦、失眠、多梦、健忘、神昏等症状，则可定位在心。在临床实践中，需要将辨病性与辨病位有机结合起来，才能明确证名，可以按脏腑病位为纲，再区分不同的病性；也可以在辨明病性的基础上，再根据脏腑的生理病理物点而确定脏腑病位。

辨病性，是在中医理论指导下，对患者所表现的各种症状、体征进行分析、综合，从而确定疾病当前证候性质的辨证方法。病性，指病理改变的性质，也就是病理病化的本质属性，如虚、实、寒、热等，可采用八纲辨证作为辨病性的主要手段。

通过辨病因、辨病位、辨病性，基本上就是可以获得一个"证"，可以为论治打下坚实的基础。论治是根据在辨证阶段获得的病名、证名，进行推理，确立治则治法，选取合适的方药的过程，主要包括立法、选方、用药三个步骤。立法，主要分为两个层面，一是确定治疗原则如扶正祛邪、三因制宜等，二是确立具体治法，具体治法必须与治疗原则相符合；选方，广义地讲是选取治疗方法，包括药物疗法和非药物疗法，狭义地讲只是根据治法而选择的中药方剂，如膏方；用药，就是选用组方中的药物。

（二）大方加减

药味的加减变化是方剂组成变化中最常见的形式，就是通过方剂中药物的增加或减少，或既加又减，以改变方剂的配伍关系，并由此导致方剂的功用和主治的改变。

临床开具膏方，可以考虑运用成方，适当进行加减，使之切合病情，增加疗效，其基础是方证对应理论。"方证对应"也称"方证相对""方证相应"或"方证相关"，是指方剂的主治与人体所表现出来的主要病证或病机相符合，方证对应理论与实践发端于张仲景的《伤寒杂病论》，后经历代医家的丰富和发展，成为中医学辨证论治的基本原理之一。如根据患者有疲劳乏力、面色萎黄、失眠健忘等气血不足症状，或者一般人想冬令进补、增强体力、保健延年，则可选用成方膏滋药人参大补膏加减，灵活化裁，药如人参、党参、太子参、阿胶、黄芪、当归、枸杞子、五味子、制何首乌、生地黄、熟地黄、谷芽、麦芽、茯苓、陈皮、玉竹、黄精、女贞子、砂糖等。如需全面调理肺、脾、肾、心、肝等脏腑，可选用孙一奎《赤水玄珠》卷十的补真膏，药如黄精、山药、生地黄、熟地黄、天冬、麦冬、莲肉、巨胜子、柏子仁、松子仁、何首乌、人参、茯苓、菟丝子、杜仲、肉苁蓉、五味子、黄柏、白术、当归、甘草、陈皮、砂仁、知母、白芍、川芎、鹿茸、小茴香、苍术等。

（三）小方组合

根据《内经》对组方原则的论述及后世医家的认识，将方剂药味数限定在四味以下，定为小方，这些小方是历代医家多年反复实践的结果，对疾病治疗有鲜明的针对性及显著的疗效，可以视为后世大方、复方的基本构成，如八珍汤是由四君子汤合四物汤而成。

合方的变化也是组方变化的方法之一，是指因病证与治法的需要，如果证与多首方契合时，根据合方原则治疗，可以将数首方剂合而成为一首方剂，如患者属脾肾两虚证时，可以六君子汤合六味地黄汤化裁。

总之，膏方处方的组织，既要遵循一定的原则，也要根据多方面的因素，在选择药物、酌定剂量等方面，结合患者的体质强弱、性别差异、年龄大小、气候变化、土地方宜等情况，予以灵活化裁，加减运用。只有将严格的原则性与应用时的灵活性在实践中统一起来，使方药与病证完全相吻合，才能做到"师其法而不泥其方"，达到预期的效果。

（张天嵩）

略论中医经典的读法

所谓经典著作是指传统的具有权威性的著作。中医经典著作是中医理论体系的确立之作，对后世中医学的发展有着极其深远的影响。从中医学发展史来看，自汉代以来，历代医家的学术主张和理论依据，几乎都没有离开《黄帝内经》《难经》《神农本草经》《伤寒论》《金匮要略》等几部古典著作的理论体系，这几部已被公认为中医理论体系的确立的医学著作称为中医的经典著作。《黄帝内经》是我国现存最早的一部医学著作，比较全面地阐述了中医学理论的系统结构，它和《难经》的出现标志着祖国医学理论体系的形成。《伤寒论》和《金匮要略》均是古代临床实践的经验总结，是中医理论与临床紧密结合的典范，《伤寒论》中的六经辨证规律和《金匮要略》中的脏腑辨证规律是中医临床的核心，它们与《神农本草经》奠定了临床用药和辨证论治的基础。后世各家学说流派纷呈，大部分是本于经义，结合自己的临床实践发挥而成，故以医经为源，以后世各家为流，是不争的共识。而目前将《黄帝内经》《伤寒论》《金匮要略》《温病条辨》称为中医的"四大经典"，也正是中医理论的精华所在。

纵观中医教育史，可以发现古代名医学习中医的门径其实主要有二：一种是从源到流。以四部古典著作奠基，系统学习《黄帝内经》《伤寒论》《金匮要略》《温病条辨》，然后再下溯历代医著。另一种是从流到源。就是把后世浅近实用的读物，如《汤头歌诀》《药性赋》《濒湖脉学》《医学三字经》《时方歌括》加以背诵记忆，同时阅读《温热经纬》《温病条辨》《医宗金鉴》《医学心悟》《医方集解》等书及医案等。丛林先生曾研究《名老中医之路》1~3辑中所录的20世纪前半叶成名的96位名老中医的成才之路，发现所有的名老中医都精通中医经典，特别是下功夫研究过《黄帝内经》《伤寒论》《金匮要略》等。中医世家出身的人，常常一开始就课以中医经典，以后再读各家学说，正如一代伤寒名家陈亦人教授语重心长地说，"中医的精髓在《内经》《伤寒论》等经典医著，只有学好了这些经典，才算学有所本，学有渊源，才会有为医的后劲"；也有的先以《药性赋》《汤头歌诀》《医学三字经》《濒湖脉学》等启蒙读物，经过一段时间后回头再攻读经典。如姜春华教授随父亲学医，先读《四言脉诀》《汤头歌诀》等启蒙读物，然后读《内经》《伤寒》等经典，其父告诫说，"《伤寒》《内经》如四子书，必须扎实学好。总之，通晓经典是躲不过的功课"。正如任应秋教授认为的那样，学好经典，"才可以左右逢源，事半功倍。这是学习中医的大路、正门，如果舍正路而弗由，又欲期其有成，那是很困难的"。但经典文意深奥，注家繁多，相互抵牾者颇多，需要掌握正确的学习方法。

一、以传统文化为基础

中医经典多为古文言文写成，医学术语和文法都具有时代的特点，特别是《内经》文义深奥，艰涩难懂，所以学习经典首先要过文字关，良好的古文水平对于学习经典非常重要。先通文理，然后才能明医理，前辈诚言曰"只有博学于文，始得精专于医"确实是肺腑之言。中医扎根于中国传统文化，没有中医传统文化，就不会有中医，所以对中国古代的历史、哲学思想等传统文化的深入理解，对于中医经典的学习有很大的帮助。可以这样说，打好古文基础，是学习经典必须要走的第一步。

二、四大经典相互参看

从渊源上看，可以说四大经典是一脉相承的：《黄帝内经》是我国现存最早的一部医学著作，它和《难经》一样，主要为论医理之书；而张仲景是在深入研究《黄帝内经》和《难经》等古代医籍，汇总了汉代以前劳动人民的医药经验，结合自己的临床实践，创造性地写出一部理、法、方、药具备，既有理论、又有实践的医学名著——《伤寒杂病论》，后来在流传的过程中，分为《伤寒论》和《金匮要略》；至清代兴起的温病学，也是在《伤寒论》的基础上，不断发展和改进而建立起来，两者有着千丝万缕的联系，如化斑汤来源于白虎汤等。

因此，学习经典一定要互参，一是搞清楚作者的学术源流、用药思路；二是对著作中的医学术语、理论观点相互印证，特别是对《伤寒论》和《金匮要略》而言更为重要。如《伤寒论》174条"伤寒八九日，风湿相搏，身体疼烦，不能自转侧，不呕不渴，脉虚而涩者，桂枝附子汤主之。若大便坚，小便自利者，去桂加白术汤主之"，历来对此条的理解争论很大，若是假设之词，一般情况下桂枝附子汤证的大小便情况如何呢？结合《金匮要略·痉湿暍病篇》"湿痹之候，小便不利，大便反快"，可以推知，桂枝附子汤证除了

《伤寒论》中所述的外，一般还应有"小便短少、大便溏薄"等。再如《伤寒论》257条"患者无表里症，发热七八日，虽脉浮数者，可下之。假令已下，脉数不解，合热则消谷喜饥，至六七日不大便者，有瘀血，宜抵当汤"，258条"若脉数不解，而下不止，必协热便脓血也"，从中分析发现，患者无"发热恶寒、头身痛"等表证，无"腹满便秘"等里证，结合温病学的卫气营血辨证，应该属于气分、营分，应该用清气、凉血或透营转气法对待，但却误用了下法，出现了变证，如"六七日不大便者，有瘀血"和"必协热便脓血也"更清楚地说明已累及营分、血分。

三、必须结合临床

学习经典最终要为临床服务，需要一个不断在实践中提高的过程，不能脱离临床，单从文字上抠字眼，断章取义，牵强附会，特别是对一些争议较大的问题，只能从临床上检验是否正确，符合临床的一般都是正确的，因为"实践是检验真理的唯一标准"。

如《难经·第二十难》上有"脱阳者见鬼，脱阴者目盲"的记载，看上去荒诞无稽，但我们在临床上可以发现确实有一些濒临死亡的患者会有上述表现，这可能是患者的幻视或幻觉，但至少可以证明经典中的一些记载是正确的。再如《伤寒论》63条"发汗后，不可更行桂枝汤。汗出而喘，无大热者，可与麻黄杏仁甘草石膏汤"，柯琴改为"无汗而喘，大热者"，并提出"汗出何可用麻黄，无大热何可用石膏"的疑问，从理论上看似有道理，而其实我们在临床上可以观察到，许多哮喘患者可以表现为"汗出而喘，无大热者"，用麻黄杏仁甘草石膏汤化裁治疗可以获效，从这一点证明，《伤寒论》中大部分都是临床观察的真实记载，不要仅从理论上分析正确与否，而要与临床相结合。

四、不能迷信前人注解

在学习经典的过程中，不可避免地要对看前人的注解，但看注解，要有分析，有鉴别，当然这种能力是要建立在坚实的古文知识和临床基础上的，如果不善于分析，会陷入"一盲引众盲"的恶性循环中。

如《灵枢·邪气脏腑病形》"其气之津液皆上熏于面，而皮又厚，其肉坚，故天气甚寒不能胜之也"，武汉人民出版社1992年版的《医古文译注》中将"其气之津液皆上熏于面"中"之"解释为"的"，单从医理上讲，"气的津液"真是闻所未闻，稍懂一点中医知识的人就知道错了。王引之《经传释词·卷九》"之，犹与也"，在"其气之津液皆上熏于面"中的"之"正是这个意思，用作连词，上句译为"气与津液都上行熏泽面部"则文理、医理皆顺。再如《素问·解精微论》"目者其窍也，华色者其荣也。是以人有德也，则气和于目，有亡，忧知于色"，一般将"则气和于目"中"和"解释为"集中"，将"气和于目"译为"神气集中于目"不符合经文原意，《说文》"和，响应也"，引申义"反应"，译为"神气反应于目"，则文通理顺，也与下句"忧知于色"中的"知"义相对，体现了"眼睛是心灵的窗户"一说。

五、尊古不迷古

四大经典中既有精华，又有糟粕，需要我们认真鉴别吸收。尊古就是尊重古人的记载、用药经验、临床思维方法等，但不是一味地迷信古人，将经典视之为"一字不能易"，这不符合实事求是的方法论。如《内经》中年忌之说，《难经》中的"男子生于寅，女子生于申时"都是明显不与事实相符，应该抛弃。再如《伤寒论》中表证兼有里实证，始终遵守"先解表，后攻里"的治疗原则，就连二阳并病，仅仅是"面色缘缘正赤"也要先解太阳，其实这些治法远不如后世的双解散、防风通圣散表里双解法合适。

尊重古人，不要对古人的观点任意发挥，如有学者认为《伤寒论》中的"论"与"经"相对应，论是解经的；对经典的阐释就称之为论；经与论相当于体与用，真是闻所未闻。首先，与经对应的是传，传才是解经的，如《春秋公羊传》《春秋谷梁传》是解释《春秋》的，没有"春秋论"与《春秋》相对；退一步讲，按"论是解经的"这一观点，"经与论相当于体与用"，就是说"用"是解释"体"的，体、用是什么关系？

总之，想要探索中医经典的奥妙，必须掌握正确的治学方法，才能登堂入室，成为真正的中医药人才。

（张天嵩）

医话篇

为医者当大医精诚

医疗作为一个行业，由来已久，《周礼》有"医师，掌医之政令"的记载。医，繁体字为"醫""毉"，会意字，从"殹"，从酉。"殹"，读如"医"，指治病时的叩击声；"酉"，读如"有"，指用以医疗的酒；"医"，从匚，从矢，《说文解字》"盛弓弩矢器也"，以解字来看，大体可以看出医源于巫，以及医者的治疗手段。

古往今来，各国的医疗行业为人类的繁衍生息作出了应有的贡献。自古中医，历来自谦，称云医术为"小道"、医者为"贱工"等，然古有"不为良相，当为良医"之语，明言医者大道也。医以拯人之危，济人之困，得法可以救人，失法可以杀人，非为苍生之司命者也？其术也，能不仁乎？其为人也，能不慎乎？因此，药王孙思邈先生提出大医精诚高论，要做一名受人尊重的高明医生，必须要有精湛的医术和高尚的医德。医术精湛，必须是聪明之人，善于学习和思考，不断总结经验；医德高尚，必须有仁爱之心，临证以性命为重，以功利为轻，正如晋·杨泉所言"夫医者，非仁爱之士不可托也；非聪明理达不可任也；非廉洁淳良不可信也"，以此言与业医诸君共勉。

（张天嵩）

临证时应四诊合参

中医四诊，即望、闻、问、切，是指医者用自己的感官去诊察患者的健康状况、测知病情，如《医宗金鉴》中说"望以目察，闻以耳占，问以言审，切以指参，明斯诊道，识病根源"，《古今医统》"望闻问切，诚为医之纲领"。因《难经》有言"望而知之谓之神，闻而知之谓之圣，问而知之谓之工，切脉而知之谓之巧"，遂衍生出不少望文生义之续作，将望神推崇之至，我意神圣工巧，非谓医者水平之高低，而望闻问切，实医者诊病之次序也，明·李中梓《诊家正眼》云"古之神圣，未尝不以望闻问切四者互相参考，审察病情。然必先望其气色，次则闻其声音，次则问其病源，次则诊其脉状，此先后之次第也"。

历代名医，无不强调四诊合参，清·林之翰《四诊抉微》云"然诊有四，在昔神圣相传，莫不并重"。然古往今来，却存在医、患独信脉诊的陋习，医者不问病源，自诩脉理之精，唯以脉诊断病，自欺欺人，推其肇始，可究扁鹊，观《史记》可知；病家先不言病情以脉试医，误人自误也。如明·李中梓《医宗必读》云"有讳疾不言，有隐情难告，甚而故隐病状，试医以脉。不知自古神圣，未有舍望、闻、问，而独凭一脉者"；近贤杨则民教授《潜厂医话》中说"脉诊为近世医者、病者所共信，以为诊病惟一之术。在医者，可不加问诊而使三指以疏方，病家则隐匿病情以试医脉诊之能否，医道之荒莫甚于此。此习不去，吾医将无立足地乎"，皆振聋发聩之言也。

四诊合参，余意问诊最为重要，诚如明·张景岳《景岳全书》云问诊"乃诊治之要领，临证之首务也"，清·赵晴初《存存斋医话稿续集》"脉居四诊之末，望、闻、问贵焉。其中一问字，尤为辨证之要"，诸贤已先得我心也。凡临证，必以问诊，询当前主症如何、次症如何，询诊治过程及效果如何，询旧病如何，询有无过敏史，询睡眠如何、饮食如何、二便如何，妇人必问经带胎产等；问诊时兼闻听患者之音；再望神色、察舌；最后诊脉，四诊合参，可辨病情之来源，识病位之在表在里，病性之寒热虚实，为进一步论治打下坚实的基础。

（张天嵩）

立方有君臣佐使

君臣佐使之名，首见于《神农本草经》，是用来作为药性的分类原则。方剂组成原则"君臣佐使"，最早见于《黄帝内经》。《素问·至真要大论》说"主病之谓君，佐君之谓臣，应臣之谓使。非上中下三品之谓也"，明确指出与《神农本草经》所述用于药性分类者不同，应该注意的是，在《素问》无明确"佐"药的定义，后代医家屡有阐发，君臣佐使的概念才得以完善，如明·何瑭《医学管见》"大抵药之治病，各有所主。主治者，君也；辅治者，臣也；与君相反而相助者，佐也；引经及引治病之药至于病所者，使也。如治寒病用热药，则热药则君也；凡温热之药皆辅君者，臣也；然或热药之过甚而有害也，须少用寒凉药以监制，使热药不至为害，此则所谓佐也；至于五脏六腑，及病之所在，各须有引导之药，使药与病相遇，引则所谓使也。余病准此。"

考历代医家意见，各自含义有：

君药：①针对主病或主证起到主要治疗作用的药物。如金·张元素言"力大者为君"，元·李东垣云"主病为君"，明·张景岳云"主病者，对证之要药也，故谓之君，味数少而分量重，赖之为主也"。②在方中对其他药物起支配作用的药物。如《本草衍义》言"君者，主此一方"，《梦溪笔谈》"其意以谓药虽众，主病者在一物，其他则节级相为用，大略相统制，如此为宜"，说明君药在组方框架中的统帅作用。③量大者为君，如元·李东垣云"君药分量最多，臣药次之，使药又次之。不可令臣过于君，君臣有序，相与宣摄，则可以御邪除病矣"。在方剂中，君药是不可缺少的药物，如从《素问·至真要大论》"君一臣二，制之小也；君一臣三佐五，制之中也；君一臣三佐九，制之大也"的论述中，可以看出用药均不过"君一"。

臣药：用于辅助君药加强治疗作用的药物。明·张景岳曰"佐君者谓之臣，味数稍多，而分量稍轻，所以匡君之不逮也"。从方剂的整体来看，君药

63

与臣药是其主要的组成部分，君药可以发挥统帅支配作用，而臣药可匡君药，帮助君药发挥专一而主要的作用。

佐药有三种意义：①佐助药，是协助君药以治疗兼证的药物，如李东垣云"主病为君……兼见何症，以佐使药分治之"。②佐制药，是制约君药、臣药的峻烈之性，或减轻与消除君药、臣药毒性的药物。③反佐药，指与君药药性相反而又能在治疗作用中起相成作用的药物。如《医学管见》载"与君相反而相助者，佐也"；《医碥》载"也有纯寒而于热剂中少加寒品，纯热于寒剂中少加热药者，此则名为反佐"。

使药有两种意义：①引经药，是引方中诸药至病所的药物，如清·吴鞠通云"药之有引，如人之不识路径者用向导"。②调和药，是调和方中诸药物性味的药物，如清·黄宫绣云"甘草能调和诸药不争"。

（张天嵩）

用药有升降沉浮

升降浮沉，其含义有：

一是，指四种不同药性。凡升浮的药物，都能上行、向外，凡沉降的药物，都能下行、向里。确定药物的升降沉浮之性的依据主要有：①药物的性味，凡性温热、味辛甘的药品为阳性，多主升浮，如麻黄、桂枝；而性寒凉，味酸苦咸的药品为阴性，多主沉降，如大黄、芒硝。②药物的质地轻重，凡花、叶、枝、皮等质轻的药物多主升浮，如苏叶、菊花；凡种子、果实、介壳、矿石等质重的药物等多主沉降，如紫苏子、牡蛎、代赭石等；有少数药物不属此例，如"诸花皆升，旋覆独降""诸子皆降，蔓荆独升"等。③药物的气味厚薄，凡气味薄者多主升浮，如苏叶；气味厚者多主沉降，如熟地黄。④影响因素，如炮制之法，酒炒者多升，姜炒者多散，醋炙者多收敛，盐水炙者多下行；配伍法，升浮药在大堆的沉降药中，则可下降；沉降药在大堆的升浮药中，则可随之上升等。

二是，指药物的功效和作用趋势。凡升阳、发表、散寒、催吐等作用的药物主升浮；凡清热、泻下、利水、收敛、平喘、止呃等作用的药物主沉降。

三是，指临床上应用药物的原则。临床上，各种疾病的病位有上下、表里等，病势有向上、向下或向外、向内等。病势上逆者，宜降不宜升，如胃气上逆的呕吐，当用姜半夏降逆止呕，不可用涌吐药；病势下陷者，宜升不宜降，如久泻脱肛，当用黄芪、党参、升麻、柴胡等益气升提，不可用降气药。病位在表者，宜发表而不宜收敛，当用桂枝、紫苏叶等升浮药，而不能用麻黄根等收敛止汗药；病位在里者，宜用清热、泻下或温里、利水等沉降药，不宜用解表药等。如果误治则易出现不良反应，如肝阳上逆的头痛，误用升散药，则肝阳更加亢盛；脾阳下陷的泄泻，误用泄降药，则中气更为下陷而致久泻不止等。

根据药物的升降沉浮之性，相应治法亦有升降浮沉的因势利导，两者互参，则可以衍生出众多的治法，如近贤丁光迪教授在专著《中药的配伍运用》中总结出有升降气机、升降肺气（宣降法、升降法）、升降脾胃（升清降浊）、升降肠痹、升阳泻火、升阳散火、升降相因、升水降火（交通心肾）、开上通下（腑病治脏、下病上取）、提壶揭盖（以升为降）、上病下取（脏病治腑）、轻可去实、逆流挽舟、釜底抽薪、行气降气、引火归原、介类潜阳（养阴潜阳、潜阳熄风）、重镇摄纳等十八大法，比较全面，有兴趣者可阅读学习。

（张天嵩）

新邪须知可入络脉

　　络病学说《黄帝内经》发其端，汉·代张仲景《金匮要略》血痹诸方见其用，清代名医叶天士倡其法而集大成，但后世医家多重"久病入络""久痛入络"等一个"久"字，实际上临床可见有新病亦可入络者。

　　考《素问·缪刺论篇》云"夫邪之客于形也，必先舍于皮毛；留而不去，入舍于孙脉；留而不去，入舍于络脉；留而不去，入舍于经脉；内连五脏，散于肠胃，阴阳俱感，五脏乃伤"，《灵枢·脉度》曰"经脉为里，支而横出者为络，络之别者为孙"，《灵枢·经脉》曰："诸络脉皆不能经大节之间，必行绝道而出入，复合于皮中"。由经文可知，络有表里阴阳之分，分布于体表者为阳络，分布于体内者为阴络，阴络者多为"脏络、腑络"，正如《血证论》中所言"阳络者，谓躯壳之外，骨肉、皮肤之络脉""阴络者，谓躯壳之内，脏腑、油膜之脉络"。在临床上，新病入络多由风、寒、暑、湿、燥、火等新感外邪等侵犯络脉而发，多表现为咳嗽咳血，或为关节肿痛，或为风疹瘀斑等，如清·沈金鳌所说"咳血者，火乘金位，肺络受伤"；清·陈平伯"湿热证，咳嗽昼夜不安，甚至不得眠者，暑邪入于肺络"。

　　新病入络治法，首定病位，明络脉之所属；次当据审证求因的原则，根据临床表现推测络脉所犯之邪；后定治法，要旨以宣络、透络为主，多选辛凉、芳香、透达之品。例如，暑邪入于肺络，轻者有头微胀，目不了了者，可师吴鞠通所制清络饮，药选金银花、荷叶、竹叶、扁豆花等，重者有咳嗽气喘者，可师陈平伯法，药用葶苈子、枇杷叶、六一散等；邪郁孙络之风疹，可选薄荷、桑叶、荆芥、菊花、玄参等；对于热郁肌腠之痘疹瘀斑，可用金银花、连翘、竹叶、青蒿、丹参等；或因寒湿或湿热等新感之邪侵及关节致肿痛者，可禁用虫类搜剔之品。

（张天嵩）

久病毋忘通补奇经

久病是指一些慢性、反复发作的疾病，其病机转归多从"久病必虚""久病必瘀""久病及肾""久病入络"等方面认识，唯清代名医叶天士独重奇经辨证，为后世开创治疗疑难病的思路。余通过学习古代医籍有关奇经辨证的知识，并在临床运用中发现，对于一些久发、频发之病治疗多从奇经入手，收获颇佳。

奇经，指督脉、任脉、冲脉、带脉、阳蹻脉、阴蹻脉、阳维脉、阴维脉等十二正经以外的八条经脉，因这些经脉"别道而行"，不受十二经脉拘制，且无脏腑配属的关系，与正经有别，故称为奇经。奇经具有统领、联络各经，调节溢蓄正经脉气，维续、护卫、包举形体的作用；奇经与肝肾脾胃关系密切，因肝肾内藏精血，灌输奇经，奇经又依赖于脾胃运化的水谷精微以涵养，脾胃旺盛则八脉充实。若凡肝肾脾胃之病，久虚不复，必延及奇经，正如叶天士所云"下元之损，必累八脉"，从而失其收摄精气、维续、护卫、包举、调节统领联络之功，则出现久泻、久痢、久痛、脱肛、便血、遗精、月经不调、崩漏、内伤发热、失眠、虚劳、哮喘等症。

奇经辨证，须分虚实。虚者多为肝肾脾胃功能低下，累及奇经，如伴有下部清冷等阳虚症状为奇经阳虚；如伴有烦躁等阴虚症状者则为奇经阴虚。实者，大都由痰饮、伏寒、气血阻痹奇经所致。

奇经治法有通有补，正如叶天士所云"奇经之结实者，古人必用苦辛和芳香，以通脉络；其虚者，必辛甘温补，佐以流行脉络，务在气血调和，病必痊愈"。奇经用药，补益多选血肉有情之品，"五液全涸，草木药饵，总属无情，不能治精血之惫，故无效。当以血肉充养，取其通补奇经"，药如鹿角胶、鹿角霜、龟板、鳖甲、紫河车、阿胶等。通络多以芳香，如以附子、肉桂、干姜、川椒、细辛、桂枝等祛寒邪；以青皮、乌药、小茴香、香附、桃仁、当归、元胡、郁金等理气活血通络；以半夏、南星、瓜蒌、石菖蒲、白芥子等祛痰。

如治胡某，女，48岁。初诊日期：2004年7月15日。患者于半年前无明显诱因出现背部寒冷，有疼痛感，伴腰酸乏力、神疲，于某医院多方检查，未发现器质性疾病，经用补脾肾中药治疗2个月后，腰酸乏力、神疲等症消失，但仍有背部冷痛感，虽盛夏也需穿毛衣。刻下：上背部脊椎处冷痛，无其他不适症状；舌淡，苔薄白，脉缓。证属寒饮阻滞督脉，治宜通补督脉，方用阳和汤合苓桂术甘汤化裁。处方：鹿角霜30 g，熟地黄30 g，炮姜6 g，生麻黄10 g，桂枝9 g，茯苓30 g，白术15 g，白芥子12 g，当归12 g，羌活9 g，制附子12 g，乌药10 g，甘草6 g。7剂，每日1剂，水煎，分早晚两次服，前3剂每晚服时令微发其汗。二诊（7月23日）：服3剂则病去大半，可不穿毛衣。效不更方，上方去生麻黄、羌活，再服7剂以巩固疗效。后因游泳受凉而复发，仍以通补督脉法治愈。细思该患者既往治疗药证相符，腰酸及乏力神疲除，但背部冷痛不解者，未从督脉论治之故，经云督脉"挟脊抵腰中"，尤怡云"背为督脉所过之处，风冷乘之，脉不得通，则恶寒法宜固阳"，以及张仲景"夫心下有留饮，其人背寒冷如掌大"的论述，实为痰饮、伏寒、气血阻痹督脉为患，遵循叶天士所云"奇经之结实者，古人必用苦辛和芳香，以通脉络；其虚者，必辛甘温补，佐以流行脉络，务在气血调和，病必痊愈"之旨，必须以通补奇经之法治疗。故以血肉有情之鹿角霜补督脉之气，熟地黄填补肾精，两者合用以壮肾温督；以苓桂术甘汤温化饮邪，白芥子消皮里膜外之痰；炮姜、附子破阴和阳，温经通脉；乌药、当归理气活血；麻黄、羌活通阳散寒，宣鹿角霜、熟地黄之滞，并引主药直入督脉。诸药合用，通补兼施，"如日光一照，使寒凝悉解"，诸症皆除。

（张天嵩）

巅顶之上，唯风药可到

　　清·汪昂《医方集解》中论及集众多辛散疏风药于一方治疗头痛的川芎茶调散时说，"此足三阳药也。羌活治太阳头痛，白芷治阳明头痛，川芎治少阳头痛，细辛治少阴头痛，防风为风药卒徒，皆能解表散寒，以风热在上，宜于升散也。头痛必用风药者，以巅顶之上唯风药可到也。薄荷、荆芥并能消散风热，清利头目，故以为君，同诸药上行，以升清阳而散郁火。加甘草者，以缓中也。用茶调者，茶能上清头目也。"

　　风药之名或风药理论，源自金元时期的张元素及其弟子李东垣，是指在临床上使用的一类具有升发、疏散特性的药物，后世医家，历有发挥，其义渐广，但具有以下特性：一是，质地轻而气雄者，清·徐大椿《神农本草经百种录》云"凡药之质轻而气盛者，皆属风药"；二是，作用部位一般在头面清窍、皮毛卫表、四肢末节，常作为引经药；三是，主要功能具有升、散、托、发、透、化、达、窜、通、行、畅等作用。因此，在临床上应用广泛。

　　"以巅顶之上唯风药可到也"，不要仅将风药应用治疗头痛，可以"巅顶"扩展为上焦之病，风药用于治面肌痉挛、咽炎、鼻炎、酒糟鼻、口臭、口腔溃疡、痤疮、脱发等，效验甚好，但要根据不同疾病在辨证论治的基础上选择不同的风药作为主药或引经报使药。如面肌痉挛选僵蚕、全蝎、防风；咽炎选荆芥；鼻炎选白芷、辛夷（包）、细辛；酒糟鼻选白芷；口臭、口腔溃疡选白芷、防风等；痤疮选白芷、荆芥、防风、蝉蜕、僵蚕等；脱发选白芷、荆芥等。

（张天嵩）

下焦之病，宜芳香入阴

　　具有芳香气味的中药统称为芳香药，芳香类药物在中药材中占有较大比例，在临证治疗中具有不可或缺的作用。芳香类中药，主要有三大功效：一，芳香化湿，《神农本草经百种录》云"香者，气之正，正气盛则除邪辟秽也"，如藿香、佩兰、厚朴、苍术、白豆蔻等药可芳香入脾，化湿行气，悦脾醒脾；二，芳香开窍，如石菖蒲、远志、安宫牛黄丸、紫雪丹、至宝丹、苏合香丸等，芳香走窜，通畅九窍、剔除瘀浊、醒神开窍；三，芳香温通，如桂枝、荆芥、丁香、沉香、白芷、香附、小茴香、乌药、补骨脂、乳香、没药、降香等，入下焦阴络，具有温里、理气、活血、止痛等功效。

　　三焦以脏腑配之，上焦为心、肺，中焦为脾、胃，下焦为肝、肾、膀胱、大肠、小肠等。下焦之病，多表现为腹痛、带下、月经失调、遗精不育、疝气、小便淋癃、大便秘结或泄泻等，其症虽有寒热虚实，但必兼有气滞的情况，因此，必用具有温通、理气、活络、通络类芳香药物。余在临床上常根据疾病的病位和病性，选择合适的芳香类药物，如腹痛者，选桂枝、乌药、木香、厚朴等；带下选荆芥；遗精不育选乌药、小茴香、补骨脂等；小便淋癃、疝气选乌药、小茴香等；大便秘结选木香；泄泻选防风、补骨脂等。

　　如治钱某，女，72岁。2017年8月1日因"大便秘结伴腹痛2年余"初诊。患者近2年来出现大便不通，数日一行，呈羊屎状，每日午后腹部隐痛，偶有肠鸣，胃纳可，小便调。腹部闻及诊肠鸣音减弱，舌质红，苔白腻，脉滑。外院腹部X线片提示"中下腹小液平，全腹散见在肠腔内积气及肠内容物影，肠腔未见明显扩张"，处方：生黄芪30 g，生白术30 g，枳实12 g，熟地黄12 g，麦冬15 g，桃仁12 g，杏仁12 g，丹参15 g，桂枝6 g，乌药12 g，木香9 g，槟榔9 g，厚朴9 g，紫菀12 g，茯苓30 g，炒白芍15 g，炙甘草9 g。7剂。2017年8月7日二诊，大便得通，腹痛亦减，上方继续服7剂。2017年8月7日三诊，腹痛已消失，近来大便2日一行，上方加火麻仁12 g，7剂以巩固疗效。《素问》云

"大肠者，传导之官，变化出焉"，大肠的重要生理特性是通降下行，通降失常则糟粕内结，壅塞不通，故有便秘、腹痛，该患者高年之体，气虚津亏，肠动力减退，故以益气增液为主，加芳香入阴之品以理气活血止痛，全方无一味泻下通便之品，而腹痛止且便通，正如清·高士宗《医学真传》所言"古人治痛，俱用通法，然通之之法，各有不同。通气以和血，调血而和气，通也。上逆者使之下行，中结者使之旁达，亦通也。虚者助之使通，寒者温之使通，无非通之之法也。若必以下泄为通，则妄矣！"

（张天嵩）

活血，药有强弱之分别

活血化瘀药是指以通畅血行，消散瘀血为主要作用的药物。其药多味辛、苦，归肝、心经，入血分，其性善走散通行。余在临床体会到，常用的活血药按其功能强弱，大体可分为四类：力之轻者，行血兼有养血和血之功，如当归、川芎、郁金、丹参、牛膝、益母草；力之稍重者，活血散瘀兼有理气之功，如桃仁、红花、元胡、五灵脂、乳香、没药、苏木等；力之重者，活血破血，如三棱、莪术等；力之最重者，虫类搜剔，破血消癥，如水蛭、虻虫、土鳖虫、斑蝥等。

（张天嵩）

化痰，药有职司之不同

化痰药是指以能祛痰或消痰为主要作用的药物，主要用治痰症。痰按性质有寒痰、热痰、燥痰、湿痰之分，更有经络脏腑之不同。化痰药有专治之同，如《得配本草》云"川贝降肺经之火痰，杏仁行肺经之寒痰。白附子去肺经之风寒，蒌仁涤肺经之结痰。肺经之虚痰，非阿胶不能下；肺经之毒痰，非消石不除。若湿痰发于脾经，旋覆推之使不停；血痰结于脾经，冬花开之使不积。又有湿热在脾胃而成痰者，槐角理之，痰自消豁而弗生；实痰留于胃腑而致胀者，玄明荡之，痰自消归于乌有。如因痰而胃痛，嬴壳止之；宿痰而成囊，苍术除之。豁痰迷于心窍，远志为功；破心经之痰郁，赖有蕤仁。礞石滚痰之滞，肝经独爽；铁花开痰之结，肝脏自泰。肾经得青盐，痰火顿息；肾中入蛤粉，痰热皆除。至于肾经之虚痰，牡蛎逆之而见功；肾水泛为痰，熟地补之而奏绩。膈上之痰兼火者，青黛疗之；兼燥者，花粉降之。唯大黄能下顽痰于肠胃，枳实能散积痰之稠粘。更有相火逆结之痰，解之在僵蚕；胁下寒结之痰，豁之者需白芥。经络中之风痰，南星可祛；郁则荆沥导之；结则牵牛散之；热则竹沥行之。惊风而生痰饮，非攻之不退，全蝎之力也；风热多致痰壅，非吐之而不平，白矾之力也。常山逐痰积，狼独开恶痰，槟榔坠痰癖，慈姑吐痰痫。川楝子决风痰之上壅，马兜铃下梅核之痰丸。诸药各有专治，诸痰别有分消。不知痰所从来，不审药所职司，动以川、半为治痰之品，一概混施，未有能济者也。"此论治痰部位用药，颇有见地，但对于一些毒性药物如马兜铃、山慈菇、狼毒等当禁用或慎用。

（张天嵩）

医哮病可从乎肝

现代医学认为，哮喘是以慢性气道炎症为病理基础、气道高反应性为特征的疾病，属于中医"哮病"范畴。历代医家治疗哮喘，多从肺、脾、肾入手，鲜有从肝论治者。考本病的致病和诱发因素较为复杂，多数资料表明，愤怒、恐惧、抑郁、焦虑等心理障碍均可诱发或加重哮喘，与祖国医学肝的功能失调所造成的哮喘颇为相似。盖肝主疏泄，性喜条达，若忧思郁怒等精神刺激均可致肝失条达，气机不畅，机体水谷精微、津液的升降出入运动迟缓，从而湿聚成痰，如王孟英所言："怒木直升，枢机窒塞，水饮入胃，凝结为痰"，痰阻气道，发为哮喘。肝主左升，肺主右降，共同调节气机升降出入运动，若"左升太过，右降无权"则为哮喘。气滞则血行不畅，血瘀阻肺，成为哮喘加重因素；肝郁日久化火，循经上扰犯肺；下灼伤肝肾之阴，致肝阳上亢逆肺等均可致哮喘。临床上，宜治肝为主，采用疏肝、清肝、养肝等法配合宣肺、肃肺、敛肺、平喘等治肺法，并给予必要的心理疗法，可获良效。

疏肝者，针对肝气郁结，复因精神刺激，以及月经前后出现哮喘而设，症见呼吸困难，喉中痰鸣或胸胁疼痛，咽中不适，咳嗽，纳差，食后腹胀，舌淡，苔白，脉弦，治宜疏肝解郁、降肺平喘，如《辨证录·喘门》中云："盖因肝胆为阴阳之会，表里之间，解其郁气，而喘息可平也。"方用柴胡疏肝散、逍遥散加减，药如柴胡、枳壳、佛手、麻黄、苏子梗、当归、白芍、白术、细辛等。若肝郁气滞而致血瘀者，症见喘息，喉中痰鸣，胸闷或胸胁刺激，面色晦暗，口唇发绀，舌质紫暗或紫红，脉弦涩，治宜活血平喘，方用血府逐瘀汤、旋覆花汤加减，药如柴胡、枳壳、桔梗、牛膝、桃仁、红花、当归、生地黄、赤芍、旋覆花、茜草、甘草等。

清肝者，针对肝郁日久化火或肝火炽盛犯肺之哮喘而设，症见呼吸困难，胸胀气粗，面红口干，甚则痛引胸胁，急躁易怒，舌质红，苔黄，脉弦数，治宜清肝泻火、肃肺平喘，方用丹栀逍遥散、小柴胡汤加减。药如柴胡、白芍、当归、牡丹皮、栀子、瓜蒌、地龙、黄芩、半夏、茯苓、甘草等。

养肝者，针对肝火灼伤肝肾之阴或素体肝肾阴虚之哮喘而设，肝阳上逆犯肺，证见喘憋，每因劳累诱发，动则喘甚，心烦心悸，失眠多梦，口苦咽干，腰膝酸软，潮热盗汗，舌质红而瘦，少苔，脉细数，治宜滋养肝肾，降逆平喘。方用滋水清肝饮加减，药如熟地黄、山药、山茱萸、柴胡、白芍、当归、酸枣仁、山栀子、沙参、麻黄、苏子、代赭石、甘草等。

如治陈某，女，32岁，工人，1997年9月4日初诊。自诉咳喘反复发作10余年，在多家医院被诊断为"哮喘"。每次发作诱因或有或无，经用"抗炎""平喘"等治疗可获缓解。4天前因工作不顺心而诱发，自服"沙丁胺醇"等药物未见明显效果。刻下：胸闷气急，夜间尤甚，甚则不能平卧，痰少黏白，不易咯出，舌苔黄腻，脉滑，听诊：双肺满布哮鸣音。证属热哮，治宜清热宣肺、化痰平喘，方用定喘汤加减。方药：炙麻黄12 g，白果15 g，黄芩10 g，杏仁12 g，桑白皮15 g，款冬花10 g，清半夏10 g，苏子12 g，苏梗12 g，郁金12 g，甘草6 g。6剂，水煎服，每日1剂，分早晚两次服。二诊，患者言服上药6剂后，效不显。余闻言甚惊，明是热哮，用定喘汤为何不效，遂详问病由。患者言其下岗多日，终日忧愁，又得此病，花费多，望医生怜我。至此余方悟此为肝郁日久化火上逆犯肺作喘之证，改用清肝泻火、肃肺平喘，方用丹栀逍遥散加减。方药：柴胡9 g，当归15 g，赤芍15 g，白芍15 g，生白术15 g，牡丹皮12 g，栀子10 g，郁金15 g，佛手15 g，枳壳12 g，炙麻黄12 g，苏子12 g，杏仁10 g，甘草6 g，6剂。同时嘱其调畅情志，勿以病为忧，药逍遥，人不逍遥，终无益也。三诊，患者欣然告曰，病已去大半，夜间已能安睡，听诊：双肺底偶闻及哮鸣音，前方加党参12 g，麦冬15 g，继服6剂作善后之剂。四诊，服上药6剂后，症状、体征皆消失，患者询问预防之法。嘱其宜避免哮喘诱发因素，尤其是宜调畅情志，并以逍遥丸常服。常忆此案，方悟《内经》"伏其所主，必先其所因"之精深。

（张天嵩）

疗喘症宜从乎肾

哮、促、喘均属于现代医学呼吸困难的范畴，历代中医均欲将其等明确分开，但实际上很难确切分开。《医学正传》中指出"哮以声响名，喘以气息言。夫喘促喉间如水鸡声者谓之哮；气促而连续不能以息者谓之喘"；《证治汇补》"若夫少气不足以息，呼吸不相接续，出多入少，名曰气短。气短者，气微力弱，非若喘症之气粗奔迫也"；《罗氏会约医镜》"喘者，气急声高，张中抬肩，摇身撷肚，惟呼吸为快……促者，即经之所谓短气者也，呼吸虽然急，而不能接续，似喘而无声，亦不抬肩，劳动则甚，此肾经元气虚也……哮者，其病似喘，但不如喘出气之多，而有呀呷之音……"；《景岳全书》"实喘者，气长而有余；虚喘者，气短而不续。实喘者，胸胀气粗，声高息涌，膨膨然若不能容，惟呼出为快也；虚喘者，慌张气怯，声低息短，惶惶然若气欲断，提之若不能升，吞之若不相及，劳动则甚，而惟急促似喘，但得引长一息为快也"。前贤之言，虽各有见解，但前后抵牾，实则哮、促、喘三者互有包含，如哮实为实喘兼有哮鸣者，气促实则喘之虚者。

考《内经》云"帝曰：人有逆气不得卧而息有音者，有不得卧而息无音者，有起居如故而息有音者，有得卧、行而喘者，有不得卧、不能行而喘者，有不得卧、卧而喘者，皆何脏使然？"已将支气管哮喘、心功能不全、慢性阻塞性肺疾病、间质性肺病等各种疾病导致的呼吸困难的典型临床表现做了明确的表述。个人愚见，临床上结合主要表现，以现代医学诊断技术则可以较好地鉴别呼吸困难的病因不同。

支气管哮喘发作期、慢性阻塞性肺疾病加重期多为实证或虚实夹杂，可以从肺论治，仍需兼治肾，方选麻杏石甘汤、苏子降气汤、定喘汤等；心功能不全多为水气凌心，虚中夹实也，治心亦需治肾，方选真武汤、苓桂术甘汤等；间质性肺病、支气管哮喘缓解期、慢性阻塞性肺疾病稳定期多为虚证，主要治肾，兼治脾肺，方选贞元饮、金水六君煎、阳和汤、全真一气汤、六君子汤等化裁。

清·冯兆张《冯氏锦囊秘录》中所载全真一气汤一方，颇有妙义，其方组成及各味药用量及制法如下：方用熟地黄八钱（如大便不实，焙干用；如阴虚甚者，加倍用），制麦门冬（去心，恐寒胃气，拌炒米炒黄色，去米用）三钱（肺虚脾弱者少减之），鸡腿白术（炒深黄色，置地上一宿，出火气，不用土炒。如阴虚而脾不甚虚者，人乳拌透，晒干，炒黄）三钱（如脾虚甚者，用至四至五钱），牛膝（去芦）由二钱加至三钱，五味子由八分加至一钱五分，制附子由五钱加至两钱余，人参（脾虚甚者，由二、三钱加至四、五钱，虚极者一、二两，另煎、冲水煎，冲参汤服）。近贤何廉臣赞云"此为冯楚瞻《锦囊》中得意之方。功在于一派滋养阴液之中，得参、附气化，俾上能散津于肺，下能输精于肾，且附子得牛膝引火下行，不为食气之壮火，而为生气之少火，大有云腾致雨之妙，故救阴最速"。

如治郑某，男，因"咳嗽咳痰喘促反复2年余"于2009年9月17日初诊。患者时有咳嗽、咳痰、喘促，去多家医院经肺功能、肺CT检查确诊慢性阻塞性肺疾病，每次发作经治疗持续数月余才能获得好转。此次发作，经外院治疗未见明显好转，求诊于余。刻下：咳嗽、咳痰、气促，需家人轮椅推入诊室，夜间为甚，纳食一般，大小便调，双肺呼吸音低，未闻及明显干、湿性啰音，舌质淡紫有斑，苔黄腻，脉滑。虚中夹实之喘也，拟金水六君煎、苏子降气汤、双仁丸等方化裁，处方：熟地黄15g，当归12g，制半夏12g，橘络12g，薏苡仁30g，茯苓30g，桑白皮30g，地龙12g，桃仁9g，杏仁9g，白果仁15g，紫苏子12g，紫苏梗12g，枳实12g，竹茹12g，炙甘草6g。7剂。2009年9月24日咳嗽、咳痰、气促好转，已能自行前来就诊，仍继前法，前方加山药30g，14剂。2009年10月9日二诊，咳嗽、咳痰、气促减轻，但咳痰不畅，前方加天花粉12g，浙贝母12g，14剂。2009年10月22日三诊，咳嗽、咳痰基本消失，活动后气促明显好转，纳食可，大小便调，舌质淡，苔薄白，脉滑。治拟补肾健脾，处方：党参30g，炙黄芪30g，茯苓30g，薏苡仁30g，山药30g，生地黄15g，熟地黄15g，当归12g，桃仁9g，杏仁9g，白果仁15g，制半夏12g，橘络12g，天花粉12g，浙贝母12g，砂仁（后下）3g，紫苏子12g，紫苏梗12g，佩兰12g，枳实12g，竹茹12g，炙甘草6g。守法长期调治，病情稳定。

（张天嵩）

五种泄泻，本由脾胃

　　泄泻，是指排便次数增多、稀薄，甚至泻出如水样。本病在《黄帝内经》称为泄，汉唐时代称为下利，宋代后称为泄泻，泄和泻仅是程度不同，如孙文胤《丹台玉案》说："泄者，如水之泄也，势犹舒缓，泻者，势似直下，微有不同，而其病则一，故总名曰泄泻"。

　　五泄之名，有按脏腑命名者，如在《难经》中云"然泄凡有五，其名不同，有胃泄、有脾泄、有大肠泄、有小肠泄、有大瘕泄。胃泄者，饮食不化，色黄。脾泄者，腹胀满泄注，食即呕吐逆。大肠泄者，食已窘迫，大便色白，肠鸣切痛。小肠泄者，溲而便脓血，少腹痛。大瘕泄者，里急后重，数至圊而不能便，茎中痛。此五泄之要也"。有按症状、病因命名者，如《临症指南医案》中云"泄泻，注下症也。经云，湿多成五泄，曰飧，曰溏，曰鹜，曰濡，曰滑。飧泄之完谷不化，湿兼风也；溏泄之肠垢污积，湿兼热也；惊溏之澄清溺白，湿兼寒也；濡泄之身重软弱，湿自胜也；滑泄之久下，不能禁锢，湿胜气脱也"。推求病机，历代医家均认为泄泻发生的重要因素是脾虚湿盛，如《景岳全书》云"泄泻之本，无不由于脾胃"，考本病治法，明代医家李中梓《医宗必读》提出"泄泻治法有九：曰淡渗、升提、清凉、疏利、甘缓、酸收、燥脾、温肾、固涩"，颇有临床价值；张介宾《景岳全书》对泄泻的理法方药详细论述，提出"治泻不利小水，非其治也。然小水不利，其因非一，而有可利者，有不可利者，宜详辨之"，亦符合辩证法；《类证治裁》"凡泄皆兼湿，初宜分理中焦、渗利下焦，久则升举；必脱滑不禁，然后以涩药固之"；《医学入门》指出"凡泻皆兼湿，初值分理中焦、渗利下焦，久则升提；必滑脱不禁，然后用药涩之，其间有风胜兼以解表，寒胜兼以温中，滑脱涩住，虚弱补益，食积消导，湿则淡渗，陷则升举，随证变用，又不拘于次序，与痢大同。且补虚不可纯用甘温，太甘则生湿，清热亦不可太苦，苦则伤脾。每兼淡剂利窍为妙"，前贤高见，无不顾护脾胃，健脾利湿为主，均可师法，但不拘泥。

对于泄泻，可以选用胃苓汤、参苓白术散等为基本方，但在具体应用中要分清寒、热、虚、实等加减化裁治之，虚加黄芪、山药等；寒甚加附子、干姜；湿热合葛根芩连汤；风邪加防风等。如治张某，男，72岁。因"腹泻1月余"于2015年10月7日就诊。患者1个月前因饮食不慎出现发热、腹泻，经用抗菌药物治疗2天后热退，但一直留有腹泻，每天数次，呈水泻样，肠鸣，腹胀，医嘱食粥，体重减轻，小便调。舌质淡，苔薄黄腻，脉滑。治拟健脾利湿，祛风止泻。方拟：茯苓30 g，炒白术15 g，薏苡仁30 g，泽泻15 g，葛根12 g，黄芩6 g，黄连3 g，吴茱萸3 g，补骨脂12 g，制半夏12 g，山药15 g，党参15 g，白扁豆12 g，炙甘草6 g。7剂。后患者来诊，云服药一剂而泻止。

再如晨泄者，又名五更泄、肾泄，多以四神丸治之，然有晨泄者阳虚症状不明显，而肝郁气滞，或清阳不升下陷所致，多表现有过敏征象，宜补脾疏肝、祛风胜湿法，痛泻要方化裁有效，而用四神丸则效不佳，总之以辨证施治为要。

（张天嵩）

七般疝气，总属厥阴

古书云疝气有七种：寒疝，阴囊冷结硬如石，睾丸冷硬而痛；水疝，阴囊肿出水，亦名癀疝；气疝，阴囊肿而痛，睾丸坠胀，或左或右，愤怒劳碌则甚，气平则安；血疝，俗名鱼口毒，证属于外科；筋疝，阴茎肿大，或溃或痛，或流脓水，亦名下疳；狐疝，卧则入少腹部，行立则出少腹而入囊；㿉疝，阴囊肿硬，如升如斗，不痛不痒。

观七疝之病，多属于现代医学阴囊、睾丸、阴茎之病。《黄帝内经》云任脉结七疝，而后世医家认为七疝主于肝，多属于肝经为病。因为肝经"过腹里，环阴器也"。辨治之法，尤重湿邪，并分寒热、分气血、分虚实。肿而坠胀者多为湿邪为患，寒湿则痛甚，湿热则纵而痛微；古人虽有根据睾丸疼痛在左、在右而辨属血分、属气分，但不可胶执，活血、理气两法均需要配合为用；虚实之分，一般要从病程和全身症状及舌脉来辨析。

寒湿者，宜温通，可选用张仲景当归四逆加吴茱萸生姜汤化裁，湿热者可选龙胆泻肝汤。加减法：水湿重者，酌加萆薢、茯苓、半夏、陈皮、薏苡仁等；寒甚者，加肉桂、附子；气滞甚者，加橘核、荔枝核、乌药、木香、小茴香；血瘀甚者，加桃仁、丹参等；血热重者，加赤芍、牡丹皮、栀子等。通则不痛，余遵张景岳"故治疝者，必于诸证之中，俱当兼用气药"之旨，在临床上，橘核、荔枝核、乌药、小茴香等芳香入阴之药必用。

如治一农村中年男性，左侧阴囊内坠胀疼痛反复发作5年余，每因劳累或受寒则加重，经适当休息、热敷、自服诺氟沙星可有好转，一直未能痊愈。左侧阴囊内坠胀、冷痛，痛牵少腹，得寒则剧，得温则减，形寒肢冷，耳鸣，睾丸略肿大，表面光滑，不硬，有压痛，附睾增大，触诊有硬结，稍有压痛，双侧腹股沟可扪及淋巴结，如豆大，表面光滑，质地较硬，有弹性，无压痛，活动如常，舌质紫暗，苔白，脉沉迟。病属寒凝肝脉、气血壅滞之气疝。治宜通阳散寒，益血活血行气。方用当归四逆加吴茱萸生姜汤加味：当归18 g，桂枝12 g，赤芍15 g，白芍15 g，通草12 g，细辛3 g，吴茱萸9 g，槟榔12 g，小茴香9 g，荔枝核12 g，薏苡仁30 g，炙黄芪30 g，生姜3片，炙甘草6 g。3剂后显效，6剂后除耳鸣外诸症悉除。

（张天嵩）

耳鸣有虚实之分

耳鸣是指患者自觉耳内鸣响，鸣声多样，如闻潮声，或如汽笛声，或如蝉鸣声，或如水沸声，或如风吹声，或如飞机轰鸣声，或如钟鼓声，甚至则数种鸣声杂凑；有的呈阵发性，有的呈持续性，等等。凡治耳鸣，首定脏腑，主要为肾、肝胆，旁及心肺，前贤云"耳者，肾之窍也……然而心窍寄于耳，胆脉阻截于耳"；次分虚实，虚实不分，动手便错；次选治法，一般实证治肝胆、肺，虚证治肾、心；后断疗效，实证取效较易，虚症取效较难。

本病难在辨虚实，多数患者无全身症状，只能从耳鸣、舌脉来判断。近贤干祖望教授从鸣声来分虚实，可资师法。其一，用能不能接受外来噪声来辨证，耳鸣得外来噪声后减轻甚至消失，为虚证；得外来噪声，耳鸣反而加剧，甚则心烦神躁，为实；若对外来噪声无反应，无参考价值。其二，以耳鸣声的音调来辨证，调高者为实，调低者为虚。余根据此经验，耳鸣暴发属实证者，多为痰火或气滞，以疏利肝胆为治，小柴胡汤、磁朱丸等化裁；久病属虚证者，多以肾精不足，宜补肾开窍为主，参芪地黄汤、菖蒲郁金汤、磁朱丸等化裁。"鸣者，聋之渐也"，耳聋治同耳鸣。略举两例：

邱某，女，68岁，因"耳鸣反复发作数年余，加重4天"于2008年2月14日初诊，耳鸣呈吱吱声则心烦难忍，嗡嗡声尚可耐受，伴有口苦、咽干咽痛、纳食可、大小便调，舌质淡，苔薄黄腻，脉滑数，处方：柴胡12g，黄芩12g，制半夏12g，磁石30g，神曲12g，石菖蒲12g，茯苓30g，泽泻15g，薏苡仁30g，夏枯草15g，蒲公英30g，炙甘草6g，7剂。2008年2月19日二诊，吱吱声已消失，耳鸣、口苦、咽干较前减轻，前方加郁金12g，黄连3g，10剂，巩固疗效。

孙某，女，60岁，因"耳鸣6年"于2015年7月20日初诊，耳鸣静卧时明显，得噪声则减，伴有睡眠欠佳，腰酸不适，纳食可，大小便调，舌质淡，苔薄白，脉沉。处方：生黄芪30 g，茯苓30 g，薏苡仁30 g，山药30 g，熟地黄12 g，当归12 g，石菖蒲12 g，郁金12 g，磁石30 g，神曲12 g，百合15 g，丹参15 g，枸杞子12 g，女贞子12 g，牡丹皮9 g，炙甘草6 g。7剂。2011年7月27日二诊，耳鸣减轻，前方加白芷3 g。7剂。后以此方加减化裁治疗数月余，耳鸣基本消失。

（张天嵩）

水肿有阴阳之异

水肿指体内水液潴留，泛滥肌肤，引起眼睑、头面、四肢、腹背甚至全身浮肿，严重者还可伴有胸水、腹水等。《丹溪心法》将水肿分为阴水、阳水两大类，指出"若遍身肿，烦渴，小便赤涩，大便闭，此属阳水""若遍身肿，不烦渴，大便溏，小便少，不赤涩，此属阴水"；《医宗必读》则按虚实分辨水肿，并探讨了与阴证、阳证之间的关系，指出"阳证必热，热者多实；阴证必寒，寒者多虚"。阳水者，多先从眼睑头面开始，继则四肢，以及全身，证见表、热、实证者；阴水者，多从下肢开始，然后及全身，多因正气损伤，证见里、虚、寒者。水肿，现代医学可以分为心源性水肿、肾源性水肿、肝源性水肿、营养不良性水肿等，可以按上述中医分类进行辨证论治。

临床上，有一种特发性水肿，无明确原因可查，确切发病原因也不十分清楚。其发生与体位有着密切的关系，在长时间站立或活动、摄入食盐后出现或加重，平卧位休息后又逐渐减轻至消失，如以下午下肢和足部显著，晨起可减轻；常见于青春后期的女性，但临床上男性患者也不少见。余在临床上将其归为阴水类，多以温阳益气，利水活血法治之，收效颇佳。

如治魏某，男，64岁，因"双下肢水肿4个月"于2010年12月30初诊。4个月前无明显诱因出现双下肢水肿，于多家医院查血常规、尿常规、肝肾功能、电解质、心肌酶谱、心脏彩超等未见明显异常，心电图提示有"房颤"，双下肢动脉超声检查示"动脉斑块形成"，予以"呋塞米20 mg，每日1次口服"，双下肢水肿有所减退，但停药后又加重。既往有高血压病、糖尿病病史。刻下：无明显胸闷气急，无腰酸不适，纳食可，大小便调，双下肢指压性水肿，舌质淡，苔薄白，脉滑。处方：熟附片9 g，茯苓30 g，炒白术15 g，泽泻30 g，防风9 g，白芍15 g，赤芍15 g，丹参15 g，郁金12 g，紫苏梗12 g，生黄芪30 g，炙甘草6 g。7剂。2011年1月6日二诊，双下肢水肿消失，自觉口干、头晕，纳食可，大小便调。处方：生黄芪30 g，天花粉12 g，知母12 g，葛根15 g，熟附片9 g，茯苓30 g，生白术15 g，丹参15 g，防风9 g，郁金12 g，泽泻15 g，炙甘草6 g。7剂。2011年1月13日三诊，无双下肢水肿，偶有口干头晕，纳食可，大小便调，前方加菊花9 g，7剂。后因它病来诊，水肿未再复发。

（张天嵩）

失眠治从肝，疏肝清肝可安神

　　失眠，故称"不得卧""目不瞑""卧不安"，与心、脾、肝、肾等脏腑功能失调有关，考古人治法，张仲景之酸枣仁汤、许学士之珍珠母丸等均为从肝论治失眠，为肝虚不能藏魂而致不寐。而余在临床上观察到，因工作节奏快、心理压力大，故肝郁、肝火所致失眠者众多，此肝实证，遵"木郁达之""火郁发之"，以疏肝、清肝法治之，方选四逆散、丹栀逍遥散等化裁；酌加清心火、安心神之药如黄连、珍珠母、百合、石菖蒲、郁金等。

　　如治杨某，女，35岁。因"睡眠欠佳数年余"于2007年8月16日初诊。主要表现为入睡困难、睡后易醒，平素心烦易怒，纳食欠佳，食后有饱胀感，大小便调，舌质淡，苔薄黄，脉滑。治拟疏肝清肝，镇静安神，处方：柴胡12 g，炒白芍30 g，枳实12 g，牡丹皮9 g，栀子9 g，石菖蒲12 g，郁金12 g，茯苓30 g，薏苡仁30 g，夏枯草12 g，制半夏12 g，黄连3 g，百合30 g，炙甘草6 g。7剂。2007年8月23二诊：患者言服药2剂即可安睡，真神医也。余曰世上无神医，效不更方，再服14剂巩固疗效。

（张天嵩）

多寐治从脾，健脾运脾可醒神

　　多寐又称嗜睡、多睡、多卧、多寐、善眠，是指昼夜不分，时时欲睡，呼之能醒，随醒随寐的病证，本病的发生主要与心、脾、肾、髓海等脏腑有密切关系。

　　在临床上可见睡眠呼吸暂停综合征患者，主要表现有白天嗜睡，不分时间、地点不可抑制地打瞌睡，甚至在开会、听课、看书时也会不由自主地进入梦乡，严重者在与别人谈话时都会不自觉地酣然入睡，伴有疲劳困倦、记忆力减退、学习成绩下降；夜间打鼾、失眠、多梦、噩梦、多尿、遗尿等，肥胖者为多，舌质淡，舌体胖大，苔白腻，脉滑。除了现代医学的呼吸机、手术等治疗手段外，中医可从脾虚湿胜，痰湿蒙蔽清窍所致，余多以六君子汤、菖蒲郁金汤、胃苓汤等化痰，立方名减寐醒神汤，取其健脾化湿，醒神开窍之功，处方：党参15~30 g，茯苓30 g，白术15 g，制半夏12 g，橘络9 g，石菖蒲12 g，郁金12 g，丹参15 g，厚朴6~9 g，薏苡仁30 g，豆蔻6~9 g，紫苏梗12 g，佩兰9 g，甘草9 g。加减法：气滞明显，加陈皮9 g，木香6~9 g，砂仁3~6 g；血瘀者，加当归12 g；食滞者，加生麦芽30 g，神曲12 g；湿重者，加苍术6~9 g，藿香12 g；饮重者，加桂枝6~9 g。久服，一般以2个月为一疗程，多有效者。

（张天嵩）

小柴胡白虎合用，退实热神效

世医习用银翘散、桑菊饮作为辛凉解表之方，然以余验之，对于风温初起，发热无汗、微恶风寒、咽痛等症属轻浅者，尚可为功；但对于恶寒、身痛、无汗等表证明显，解表之力不足；对于高热、汗出、心烦、咽痛等里热明显者，清热之力欠缺，临床应用效果欠佳。遂考前贤所论及方书，《伤寒论》中云"伤寒，脉弦细，头痛发热者，属少阳"，伤寒大家李克绍教授认为"这已把少阳伤寒的主脉主症简单扼要地点了出来。根据这一原则来运用小柴胡汤，就不必口苦、咽干、目眩，不必寒热往来，不必具有所谓柴胡四大主症，只要发热却脉不浮紧、浮缓而弦细，就属于少阳的范畴，就应以小柴胡汤主治"，而所载白虎汤亦为辛寒清热之良方；再考唐宋方书所载治热病之防风通圣散、柴葛解肌汤、九味羌活汤等，多为辛温药（如麻黄、羌活、防风等）配合苦寒药（黄芩等），余师其意，对于病毒或细菌导致高热恶寒、身痛头痛、咽痛口渴者，常将小柴胡汤与白虎汤合用，再酌加羌活、蒲公英、茯苓、薏苡仁等。主要组成及用量：柴胡18~24 g，黄芩12 g，制半夏12 g，生石膏（先）30 g，知母12 g，蒲公英30 g，羌活9~12 g，茯苓30 g，薏苡仁30 g，生甘草9 g；一般开处3~4剂，如高热明显者，则首日将2剂合煎，每6小时服用一次，一般情况下可在1~2天内使热退，屡经试验，收效颇佳。

（张天嵩）

柴前梅连散加减，清虚热有功

　　柴前梅连散方出宋·杨倓（子靖）著《杨氏家藏方卷第六》，原名前胡散。治童男、室女骨蒸潮热，及热有肌肉，及吐血等疾。柴胡，前胡，胡黄连，乌梅肉。上件各等分咀，每服五钱，水酒、童子小便共一盏半，猪胆一枚取汁，猪脊髓一条，葱、薤白各三寸，同煎至八分去滓，冷服，食前。元·萨谦斋《瑞竹堂经验方》、明·龚居中《痰火点雪·卷二，痰火诸方补遗》所载，方名为柴胡梅连散，用治骨蒸劳热，久而不痊，三服除根，其效如神；及五劳七伤、虚弱，并皆治之。明·吴昆《医方考》所载，方名为柴前梅连散。柴胡、前胡、乌梅、胡黄连各三钱，猪胆一枚，猪髓一条，韭白五分，童便二盏。治风劳骨蒸，久而不痊，咳嗽吐血，盗汗遗精，脉来弦数者，此方主之。清·尤怡《金匮翼》中化裁本方与柴胡饮子，名柴胡梅连散，"治骨蒸劳热，久而不愈，三服除根，其效如神。柴胡，人参，黄芩，甘草，胡黄连，当归，芍药"，加减化裁之法，均可效仿。

　　本方主要用于治疗骨蒸劳热之证，所谓骨蒸劳热者，为热伏于内，而气蒸于外也。用柴胡、前胡辛散祛风，乌梅酸收反佐，胡黄连、猪胆、猪脊髓等清虚热、降虚火、养精髓；全方辛、苦、咸同用，清火与补虚并投。余在临床上对于支气管扩张症、恶性肿瘤等所致骨蒸劳热、咳嗽、咳吐黄绿痰者，用本方化裁治疗有验。

（张天嵩）

自拟定咳汤疗感染后咳嗽

感染后咳嗽是指呼吸道病毒等呼吸道感染导致的迁延不愈的咳嗽，其主要症状为刺激性干咳或咳少量白色黏液痰，据余临床观察，大多数患者还伴有咽痒、咽干，特别是受到异味刺激甚至说话时会诱发咳嗽，究其病机，为风、燥、火相兼为患。感染后咳嗽起于外感之后，风为六淫之首，故《诸病源候论·咳嗽候》所述，"风咳，欲语因咳，言不得竟是也"，《治法汇》"咳嗽连声痰便不出者属肺燥"，《素问·阴阳应象大论》"燥胜则干"，且燥生风、风生痒，燥生火、火生痒，故干咳、无痰或少痰、咽痒、咽干之症毕现。因"咳证虽多，无非肺病"，其治应以辛凉甘润，清金保肺为主。余化裁桑杏汤、麦门冬汤、双仁丸、神效散等古方而拟定定咳汤：桑叶30 g，麦冬30 g，制半夏12 g，海蛤壳24 g，海浮石24 g，桃仁12 g，杏仁12 g，防风12 g，神曲12 g，炙甘草6 g。方中桑叶质轻性寒，清透肺中燥热之邪，并能去未尽之风邪，一物而兼三功，故重用以为君；"燥胜则干"宜润，麦冬甘寒"滋燥金而清水源"助桑叶以润燥，以咸寒之海浮石、海蛤壳清肺化痰，助桑叶以清肺热，且《本经》明言海蛤壳"治咳逆上气"，防风"治周身之风，乃风药之统领也"，助桑叶祛风邪，皆为臣药；"肺苦气上逆，急食苦以泄之"，以味苦之桃仁、杏仁一气一血，降泄肺气，"气降则痰消嗽止"，半夏"下肺气……止咳嗽上气"，均为佐药；神曲化贝石类药以防伤胃，甘草和诸药，均为使药。全方合用，共奏祛风润燥、清金保肺、降气止咳之效。

（张天嵩）

验方三两半治原发性痛经

　　痛经验方三两半是云南来春茂老中医家传验方，由其子来圣吉医生整理发表于《云南中医杂志》1985年第5期，具有温经活血、通络止痛的功能，药物组成及用法：紫丹参30 g，当归30 g，生山楂30 g，威灵仙15 g，先煎服3~5剂；疼痛缓解后研为散剂，每次吞服3~5 g，早晚各服一次，温开水送下，每7天为一疗程，可以继续服3~4个疗程。余认为本方中威灵仙一味颇有深义，考《本草衍义补遗》云"属木，治痛之要药"；《本草备要》"其性善走，能宣疏五脏，通行十二经络"；《得配本草》云"宣五脏，通经脉，去腹中冷滞，行胸中痰水"；《本草分经》云"宣疏五脏，通行十二经，行气祛风，破积，治风湿痰饮诸病。性极快利，积疴不痊者服之有效。然大走真气耗血，用宜详慎"，可知威灵仙为止痛之要药，但因其耗散真气之虑，故"用之于补气补血之中，自得祛痛祛寒之效"，因此本方配伍当归、丹参等，较为稳当。

　　余直接应用本方或遵循铁瓮先生交感丸（元·萨谦斋《瑞竹堂经验方》）方意，再加香附12 g，茯苓30 g，治疗青春期女性原发性痛经，症见经行腹痛，伴有恶心、呕吐等，在每个周期月经来潮前一天开始用药，连服3~5剂即可，一般连服3个周期痛经可愈。

（张天嵩）

治身痒用荆、防，当分深浅

中医论痒，多责之于风、燥、火，如"诸痛痒疮，皆属于火""热盛则痛，热微则痒""风胜则痒"等。祛外风以治身痒，多以荆芥、防风相伍而用，然细考则两者各善专长：荆芥辛苦温，入肝经气分兼入血分，有祛风邪，通利血脉之功，擅长治疗皮里膜外、血脉之风邪；而防风辛甘温，为治风祛湿之要药，风中之润剂，擅长治疗骨肉之风邪，从《得配本草》"风在皮里膜外者，荆芥主之；风在骨肉者，防风主之"所言，可知荆芥、防风祛风有浅深之别。考古方治咽喉之病多用荆芥，如《三因极一病证方论》荆芥汤、《医学心悟》止嗽散，余推而广之，于咽痛、咽痒、喑哑等咽喉之病均可加用荆芥；而胸中痒而作咳，则习用"主大风"之防风，深入肺系以搜风止痒，风去痒止而咳定。

如治徐某，女，51岁。因"咳嗽咳痰2周"于2010年1月9日就诊。刻时有低热37.2 ℃~38 ℃，咽痒，胸骨后不适、痒，咳嗽有气上冲感，咳白色黏痰，纳食可，大小便调，舌质紫，苔薄黄腻，脉滑。处方：麦冬30 g，制半夏12 g，橘络12 g，天花粉12 g，桃仁9 g，杏仁9 g，白果仁15 g，防风12 g，白蒺藜12 g，浙贝母12 g，僵蚕12 g，石菖蒲12 g，郁金12 g，茯苓30 g，薏苡仁30 g，炙甘草6 g。7剂。2010年1月16日二诊，无胸中痒，咳嗽咳痰大减，偶有咽痒，上方加炙黄芪30 g，玄参30 g，7剂，以固疗效。

（张天嵩）

疗体痛用羌、独，须分上下

身体痛，多为风寒湿三者为患，全身骨节疼痛，羌活、独活在所必用，而且常相须为用。细推二者之异，羌活对头、项、脊、背等上半身风寒湿痹痛，如颈项疼痛、脊背强痛、脊柱关节疼痛作用明显；而独活对腰、腿、胫、足等下半身风寒湿痹痛的作用明显。

如治张某，女，59岁。因"发热头痛1天"于2015年8月6日初诊。就诊时发热，体温38℃，伴畏寒、无汗，头痛，咽痛，纳食可，大小便调，舌质淡，苔薄黄，脉滑数。处方：柴胡15 g，制半夏12 g，黄芩9 g，石膏30 g，知母9 g，玄参15 g，赤芍15 g，蒲公英15 g，连翘12 g，羌活9 g，薏苡仁30 g，炙甘草6 g。5剂，服药1剂后汗出热退头痛止。

（张天嵩）

桑叶可止汗

桑叶为止汗出之佳品，历代本草有证可查，如《神农本草经》云其能"除寒热出汗"，《日华子本草》言其能"除风痛出汗"，《得配本草》言其"去风热，利关节，疏肝，止汗"，《本草新编》则言"桑叶之功，更佳于桑皮，最善补骨中之髓、添肾中之精，止身中之汗，填脑明目，活血生津，种子安胎，调和血脉，通利关节，止霍乱吐泻，除风湿寒痹，消水肿脚浮"，《本草崇原》引《夷坚志》云"严州山寺有一游僧，形体羸瘦，饮食甚少，每夜就枕，遍身汗出，迨旦衣皆湿透，如此二十年无药能疗，期待尽耳。监寺僧曰：吾有药绝验，为汝治之，三日宿疾顿愈，其方单用桑叶一味，乘露采摘，焙干碾末，每用二钱，空腹温米饮调服"，并明确指出"或值桑落时，干者亦堪用，但力不如新采者，桑叶是止盗汗之药，非发汗药"。余在临床上治疗汗症，不论自汗还是盗汗，常单用或在辨证基础上加用桑叶，疗效满意。忆1998年夏，曾治赵某，中年女性，患更年期综合征，汗出不止，因其为农村人，经济条件一般，余曰"待秋天霜降之后，至野外取上好之经霜桑叶，洗净水煮，不拘量不拘时，代茶饮"，遵而服用，未至冬豁然而愈。

（张天嵩）

菊花能定眩

　　菊花为定眩晕之良药，历代本草有据可考，如《神农本草》云其"主诸风头眩"、《本草经疏》云"菊花……得天地之精，独禀金精，专制风木，故为去风之要药"，《本草蒙筌》"驱头风、止头痛晕眩、清头脑第一"，《本草经解》"菊花气平……其秉秋金之气独全，故为制风木之上药也"。《金匮要略》所载侯氏黑散一方，主治大风，四肢繁重，心中恶寒不足者。虽然历代医家对本方尚有争议，然余研读《金匮要略》及查本方组成及主治，确实是一首集益气活血、祛风通络、清热化痰、潜阳息风等多种治法于一炉的良方，考其组方药味用量（菊花四十分、白术十分、细辛三分、茯苓三分、牡蛎三分、桔梗八分、防风十分、人参三分、矾石三分、黄芩五分、当归三分、干姜三分、川芎三分、桂枝三分）可知，十四味药中，菊花用量最大，白术、防风次之，必有深意焉，余直接用此三味药配伍，如对于肝木盛脾土虚所致眩晕（前贤所谓土虚风动之眩晕）、肉瞤、体胖者，常重用菊花30 g，白术30 g（便秘者生用、便稀者炒用），防风12 g，再酌加益气、活血、解肌之药，收效颇佳。

（张天嵩）

生黄芪擅长治水气

水气之名，首见于《黄帝内经》，并有风水、石水、涌水之分，而专门详细讨论水气病病因病机、治疗方法者，当推张仲景《金匮要略》，有"水气病"专章论述，分为风水、皮水、正水、石水、黄汗等。日人东洞吉人先生所著《药征》一书，专门探讨张仲景用药法，考证张仲景"黄芪主治肌表之水也，故能治黄汗、盗汗、皮水；又能治身体肿或不仁者，是肿与不仁，亦皆肌表之水也"。黄煌教授认为，张仲景用黄芪一般有3个剂量段，黄芪大量（5两）治疗水气、黄汗、浮肿；中量（3两）治疗风痹、身体不仁；小量（一两半）治疗虚劳不足，临床应用时可以参考。

《冷炉医话》中载有许珊林治王某，"夏秋间忽患肿胀，自顶至踵，大倍常时，气喘声嘶，大小便不通，危在旦夕……令生用黄芪四两，糯米一酒中，煎一大碗，用小匙逐渐呷服。服至盏许，气喘稍平，即于一时间服尽。移时小便大通，尿器更易三次，肿亦随消。惟脚面消不及半。自后仍服此方，黄芪自四两至一两，随服随减，佐以祛湿平胃之品，两月复元……盖黄芪实表，表虚则水聚皮里膜外而成肿胀，得黄芪以开通隧者，水被祛逐，胀自消矣"。余每用黄芪治水肿，一般用到30~60 g，或配茯苓增强利水效果，配伍陈皮、山楂等理气药，以防黄芪之壅滞碍胃。

（张天嵩）

熟地黄最能消虚痰

考历代医家，对熟地黄最为推崇者非明代名医张景岳莫属，他将熟地黄与人参、附子、大黄列为药中之四维，并指出"凡诸阴虚而神散者，非熟地之守不足以聚之；阴虚而火升者，非熟地之重不足以降之；阴虚而燥者，非熟地之静不足以镇之；阴虚而刚急者，非熟地之甘不足以缓之"，张景岳对熟地黄的使用可谓已达极致，故人称"张熟地"。张氏以熟地黄为主，拟新方金水六君煎，用于肺肾不足或年迈阴血不足，湿痰内盛，咳嗽呕恶，喘逆多痰，舌苔花剥者，自我疗效评价为"足称神剂"，然而后世医家看法并不统一，有持反对意见者，如陈修园《新方砭》；然而宗之者颇多，高明如叶天士、王旭高辈均用本方化裁治疗肾虚痰喘，留有大量的医案记录，可供参考。

痰喘须分虚实两途，前贤言实喘治肺，须兼脾胃；虚喘治肾，宜兼治肺，颇有见地。痰稀多沫，或痰白味咸者，为肾虚水泛为痰，宜温肾摄纳为主；痰少而黏，或色黄厚者，肺肾阴虚而肺有火，宜滋燥兼行，此两者均可应用熟地黄，盖因"熟地最能消虚痰，以其能填补肾气而化无形之痰也"。

考王旭高医案，用熟地黄颇有巧思：一是，制药法，有以砂仁拌炒者，有以海浮石拌炒者，有以麻黄煎汁炒者，有以附子煎汁炒或拌炒者，有以沉香拌炒者，从中可悟出熟地黄分别与砂仁、海浮石、麻黄、附子、沉香等组成药对使用。二是，配伍法，如对于阴虚痰饮者，常与白术、半夏、茯苓配伍，酌加麦冬、海蛤壳等；阳虚痰饮，与干姜、细辛、五味子等配伍，酌加麻黄、半夏等。此外，前贤对熟地黄的煎服法，亦有巧思者，如熟地黄后下、泡汤之类，取浊药清投之义，既可滋阴液，又可妨碍胃凝痰。

或疑熟地黄滋腻，恐有碍胃之嫌，但历代医家有不同看法。《王旭高医案》中记载，对于本虚而喘者，虽"胃泛不纳、舌苔黄浊不化"者，"亦当以摄纳为要"，重用熟地黄为君药；国医大师裘沛然教授曾介绍治一名咳痰喘甚

剧、胸脘痞闷、腹胀，纳食不香、舌苔厚腻患者，以金水六君煎，重用熟地黄
45g，7剂则咳喘减轻、痰化纳食香而痞胀消。

　　余在临床上应用熟地黄，必先问患者胃纳如何，胃纳可者，虽重用熟地黄
无碍胃之虑；胃纳不佳者，虽轻用并配以砂仁，有时还会影响胃纳，此余多年
临床观察所得，不正之处，敬请高明斧正；次必明配伍，熟地黄与砂仁为常用
药对，并酌情与茯苓、半夏、苏梗、白豆蔻等健脾醒脾之品合用。

　　　　　　　　　　　　　　　　　　　　　　　　　　　（张天嵩）

重用川芎疗头风

头痛，又称为"脑风、首风、头风"等。头痛与头风，是以按发病时间久暂来分，如《证治准绳》中云"医书多分头痛、头风二门，然一病也，但有新久去留之分耳。浅而近者名头痛，其痛猝然而至，易于解散速安也；深而久远者为头风，其痛作止不常，愈后遇触复发也。皆当验其邪所从来而治之"。

川芎作为治疗头痛的第一要药，古今医家皆有共识。如张洁古认为川芎"能散肝经之风，治少阳、厥阴头痛及血虚头痛之圣药也"，李东垣认为"头痛必用川芎"，而后世含川芎治疗头痛的方剂多而不可胜数，但在用量上却有分歧，多数医家认为以3~10 g为宜，至清·陈士铎倡重用川芎，其所著《辨证录·头痛门》中治头痛正方六首，用川芎一两者有四，为后世效仿；但在《辨证录》眉批（批者不知何人）中指出"川芎能走散人真气，久服多服能令人暴亡，若用一两而服至于十剂，恐汗出不收，似宜少用之"。余初读此书时，亦与此眉批意见相同，怀疑重用川芎之弊，但后来在临床中用其所载散偏汤及《医宗金鉴》之芎芷石膏汤化裁，重用川芎30 g，治疗偏头痛数十例，效果颇佳，一般药后则明显痛减，无明显不良反应。

余在临床上用川芎的原则有三：

一辨病情：辨西医之病对用川芎有重要参考作用，对于偏头痛、紧张性头痛、三叉神经痛、外伤后（脑水肿除外）、普通病毒性感染等所致头痛可大胆应用，正如程之田《医学心传》中所说"攻病如攻敌，用药如用兵；兵在精而不在多，药贵当而不忌峻"；对于脑出血、大面积脑栓塞、脑瘤等其他原因导致颅内高压引起的头痛则不宜应用。

二究配伍：考川芎的不良反应，多为单用久服所致，如《本草衍义》"若单服既久，则走散真气"，而陈士铎本人也认为"若单用一味以止痛，则痛止，转有暴亡之虑"，所以陈士铎用川芎多配伍白芍，余师而从之。余常用川芎30 g，白芍30 g，作为治疗偏头痛的药对，根据辨证再配伍其他药。风则加天麻、钩藤、防风等，分内外而选用；寒则加白芷、细辛等；火则加石膏、菊花、蔓荆子、龙胆草、黄芩等，分脏腑或经络而选用；湿则加羌活、防风；痰则制半夏、茯苓、僵蚕；瘀则加全蝎、蜈蚣；虚则加党参、黄芪、白术、白芍、当归、熟地黄、桑寄生，分气血阴阳而选用。

三考用量：用量当究病情之久暂、轻重而细考用量。对于颅内高压引起的头痛则不宜应用；对于发病急或头痛轻浅者如外感头痛或鼻窦炎所致的头痛，不论其风寒、风热、风湿等，用量宜小，一般6~9 g为宜，量大则有头晕不适之感；对于时作时止、发时头痛剧烈者如中重度偏头痛，则宜重用，一般用量在30 g以上，疼痛明显减轻或消失后，迅速减量，既巩固疗效，又不致不良反应出现，所谓"中病即止"。

如治朱某，女，51岁，2007年8月23日初诊，患偏头痛10余年，常因受凉风而诱发，以颞侧、前额为主，发时自觉血管跳痛，无鼻塞流涕，每发则间断持续2~3个月，经多方治疗方可获缓解，近来又出现头痛发作，症状同前，纳食可，大小便调，舌质淡，苔薄白，脉弦。处方：川芎30 g，炒白芍30 g，当归15 g，丹参15 g，石膏30 g，白芷3 g，三棱9 g，莪术9 g，柴胡9 g，枳实12 g，茯苓30 g，薏苡仁30 g，炙甘草9 g。14剂。2007年9月6日二诊，头痛明显好转，纳食可，大小便调，舌质淡，苔薄白，脉弦，上方改川芎15 g，继服14剂。2007年9月17三诊，无明显头痛，纳食可，大小便调，舌质淡，苔薄白，脉弦，处方：柴胡9 g，炒白芍30 g，枳实9 g，丹参15 g，三棱9 g，莪术9 g，当归15 g，茯苓30 g，薏苡仁30 g，生白术15 g，菊花12 g，炙甘草9 g。14剂。巩固疗效。

（张天嵩）

轻用麻黄解寒凝

麻黄，历代作为发汗解表、宣肺平喘、利水消肿之要药，如《本草通玄》云"麻黄轻可去实，为发表第一药"；《本草正义》云"麻黄轻清上浮，专疏肺郁，宣泄气机，是为治感第一要药，虽曰解表，实为开肺，虽曰散寒，实为泄邪，风寒固得之而外散，即温热亦无不赖之以宣通"；《医学衷中参西录》云"受风水肿之症，《金匮要略》治以越婢汤，其方以麻黄为主，取其能祛风兼能利小便也"，上述功效，麻黄可生用可炙用，用量在9~12 g，并根据寒热虚实，与其他药物配合使用，如寒则配伍附子、细辛等，热则配石膏等。

麻黄作为发汗重剂，历代医家应用时比较慎重，而张景岳则认为不然，如果合理配伍，寒热虚实者皆可用之。如《景岳全书》云"若寒邪深入少阴、厥阴筋骨之间，非用麻黄、官桂不能逐也。但用此之法，自有微妙，则在佐使之间，或兼气药以助力，可得卫中之汗；或兼血药以助液，可得营中之汗；或兼温药以助阳，可逐阴凝之寒毒；或兼寒药以助阴，可解炎热之瘟邪。此实伤寒阴疟家第一要药，故仲景诸方以此为首，实千古之独得也。此外如手太阴之风寒咳嗽，手少阴之风热斑疹，足少阴之风水水肿，足厥阴之风痛目痛，凡宜用散者，惟斯为最。然柴胡、麻黄俱为散邪要药，但阳邪宜柴胡，阴邪宜麻黄，不可不察也"。

考《神农本草经》云麻黄"除寒热，破症坚积聚"；《日华子本草》"通九窍，调血脉，开毛孔皮肤，逐风，破症癖积聚，逐五藏邪气，退热，御山岚瘴气"；《神农本草经百种录》"麻黄，轻扬上达，无气无味，乃气味之最清者，故能透出皮肤毛孔之外，又能深入积痰凝血之中。凡药力所不到之处，此能无微不至，较之气雄力厚者，其力更大。盖出入于空虚之地，则有形之气血，不得而御之也"，皆取其解寒凝之功也。

如治沈某，女，63岁。因"咳嗽、胸闷、咽痛反复发作10余年"于2010年5月25日初诊。患者近10年来反复咽痛发作，受凉风刺激而诱发，常需自服抗菌药物治疗可获缓解，若不服药则易发展为胸闷胸骨后不适、喉中痰鸣，则需要进一步采用静脉用药，平素畏寒肢冷，手足冰凉，受冷风则出现汗毛竖立，虽盛夏亦需要戴口罩、穿毛衣出行，纳食可，睡眠一般，大小便调，舌质淡，苔薄白腻，脉滑。治拟通补肾督、温阳散寒，方用麻黄附子细辛汤加味：炙麻黄6 g，制附子9 g，细辛3 g，茯苓30 g，薏苡仁30 g，熟地黄12 g，鹿角霜12 g，当归12 g，石菖蒲12 g，郁金12 g，补骨脂12 g，紫苏子12 g，紫苏梗12 g，甘草6 g。7剂。2010年6月1日二诊，诸症明显好转，服药后身热、咽痛消失，睡眠转佳，上方加炙黄芪30 g，党参15 g。7剂。2010年6月8日三诊，患者仍感手足冷，上方加白芥子12 g，炮姜6 g。7剂。守法长服，以麻黄附子细辛汤、阳和汤化裁调治半年余，诸寒证消失。

（张天嵩）

真石斛能除痹

石斛，甘寒，归胃、肾经，具有益胃生津、滋阴清热之功，目前一般作为补阴药使用，主要用于热病津伤或病后虚热不退、阴虚火旺等证。但历代本草多载其有"除痹"之功，如《神农本草经》云其"味甘，平。主治伤中，除痹"；《名医别录》云其治"脚膝疼冷痹弱"；《本草蒙筌》云其"却惊定志，益精强阴。壮筋骨，补虚羸，健脚膝，驱冷痹"；《药性解》云其"补虚羸，暖水脏，填精髓，强筋骨，平胃气，逐皮肤邪热，疗脚膝冷痹"；清·沈萍如《鲶残篇》中云"石斛……入心肾脾胃四经，能强阴益精，除热疗痹，气薄味厚，阳中之阴也"。《本草求真》进一步说明适应证"凡骨痿痹弱，囊湿精少，小便余沥者最宜"；《得配本草》则说明了配伍规律"配菟丝，除冷痹，精气足也"。据现代药理研究证实其所含石斛碱有镇痛作用。

然必得真者乃可用，即所谓金钗石斛者，如《神农本草经百种录》云"石斛其说不一，出庐江六安者色青，长三二寸，如钗股，世谓之金钗石斛，折之肉而实，咀之有腻涎黏齿，味甘淡，此为最佳"，《本草新编》云"金钗石斛，味甘、微苦，性微寒，无毒。不可用竹斛、木斛，用之无功"。

清·鲍相璈《验方新编》在"腿部·两膝疼痛"条目下云"名鹤膝风。风胜则走注作痛，寒胜则如锥刺痛，湿胜则肿屈无力；病在筋则伸不能屈，在骨则移动维艰，外则日肿日粗，大腿日细，痛而无脓，颜色不变，成败症矣"，所载四神煎一方，"生黄芪半斤，远志肉、牛膝各三两，石斛四两，用水十碗，煎二碗。再入金银花一两，煎一碗。一气服之，服后觉两腿如火之热，即盖暖睡，汗出如雨。待汗散后，缓缓去被，忌风。一服病去大半，再服除根。不论久近皆效。"书中描述本方用药剂量、服用方法及效果看似有些夸张，仔细分析本方组成却非常符合古法。余在临床上，一般将本方小其制，合三妙散等化裁，用于治老年性膝骨关节炎，肿胀疼痛、行走不利，一般7剂后有明显效果。基本方：黄芪30~60 g，牛膝12 g，石斛12 g，金银花30 g，苍术6 g，薏苡仁30 g，黄柏6 g，当归12 g，丹参15~30 g，炙甘草9 g。寒胜加附子、麻黄、细辛，热胜加牡丹皮、栀子，湿胜加茯苓、泽泻等。

（张天嵩）

枸杞子可补心

枸杞子甘平，归肝、肾经，具有滋补肝肾、益精明目之功，用于治疗虚劳精亏，腰膝酸痛、眩晕耳鸣、阳痿遗精、内热消渴、血虚萎黄、目昏不明等症。枸杞子为滋补肝肾最良之药，然亦有医家认为其有补心之功，如《药性论》"坚筋骨，益精髓，壮心气"，《本草经解》"久服苦益心，寒益肾，心肾交，则水火宁而筋骨坚"，而清·王学权《重庆堂随笔》中"谓其专补心血，非他药所能及也。与元参、甘草同用，名坎离丹，可以交通心肾"，可为临床治心病者开一思路。

考玄参味甘苦咸、性寒，归肺、胃、肾经，历代本草认为其为肾经君药，《药类法象》言"足少阴肾经之君药也，治本经须用"；《本草经解》谓其"味苦无毒，得地南方之火味，入于少阴心经；手厥心包络经……心为君火，心不下交于肾，则火积于上而热聚；肾为寒水，肾不上交于心，则水积于下而寒聚矣。元参气寒益肾，味苦清心，心火下降，而肾水上升，升者升而降者降，寒热积聚自散矣"；《本草新编》云其"乃枢机之剂，领诸气上下，肃清而不致浊，治空中氤氲之气，散无根浮游之火，惟此为最"；《本草分经》云其"纯阴入肾，泻无根浮游之火。凡相火上炎之症，用此壮水以制之"。浮游之火，看似是上焦之火，实际上是下焦之火，而火在下焦者则不易息。故以元参配伍枸杞子泻中有补，启肾水上腾，引心火归敛于下焦，可用于治疗心烦失眠、心悸怔忡等，正所谓交通心肾，成既济之功。

（张天嵩）

介石重镇治齘齿

　　齘齿又名"齿齘""咬牙"等，属于现代医学磨牙症范畴，《说文》曰"齘，齿相切也"，《兰台轨范》云"齿齘者，睡眠而齿相磨切也"。考前贤论本病机，均十分中鹄，如《诸病源候论》"齘齿者……由血气虚，风邪客于牙车筋脉之间，故因睡眠气息喘而邪动，引其筋脉，故上下齿相磨切有声，谓之齘齿"；《幼幼集成》云"梦中咬牙者，风热也……致令相击而有声也"。

　　通过临床观察，分析本病机如下：从病位看，本病位主要在肝，依据其一，主要临床表现为"牙齿紧咬或磨动、局部骨肉紧张或牵张感"等"风动"之象，《内经》明言"诸风掉眩，皆属于肝"。依据其二，"肝足厥阴之脉……其支者，从目系下颊里，环唇内"，循行部位正是颌骨肌肉所属，则本病的病位在肝而无疑；而本病患者多有情绪紧张、心烦易怒、失眠等肝脏（经）、心脏（经）症状，因此本病的病位以肝为主，兼及心。从病性上看，多由肝阳上冒或由肝火而发，盖因夜间阳气入阴，阴阳平秘则无病，若阴不敛阳，肝阳循经上冒而内动则病发。

　　在治法上，镇潜熄风为要。其一，镇肝潜阳熄风为主。要突出一个"镇"字，一个"潜"字，一取石类药物，镇肝熄风；一取介类药物，咸寒沉降，收敛阴气，潜阳熄风，正如《临证指南》云"凡肝阳有余，必须介类以潜之，柔静以摄之，味取酸收，或主咸降，务清其营络之热，则升者伏矣"。重用石类药龙骨、介类药牡蛎、珍珠母三者相伍。本病在治风之余，仍需兼顾气、火，正如《西溪书屋夜话录》所云"肝气肝风与肝火，三者同出而异名……气有多余便是火，内风多从火发生"。肝气宜疏、宜柔、宜缓，常用药物有香附伍郁金，柴胡伍白芍，柴胡伍枳实等。肝火当辨其虚实，实者宜清宜泄，常用药物有牡丹皮伍栀子，菊花伍夏枯草等；虚者宜补，补法有二，一为补其本脏，补肝之法又可分为补肝阴、补肝阳、补肝血等，多用生地黄、白芍、枸杞、菟丝子、桂枝、牛膝、白术、当归等；二则取"虚则补其母"之法，滋阴壮水，药用地黄、山萸肉、女贞子、龟板等。其二，镇心清火宁神为辅。肝与心为母子关系，在生理病理上相互影响，治疗上两脏可以同治，清代名医明确提出肝火证治"如肝火实者，宜泻心"。而且夜磨牙患者多伴有心烦失眠者，因此在清肝火的基础上，亦需要辅以镇心、清心、宁神之药。余常用的药物有：镇心者，取介石类药物，药用龙骨伍珍珠母；清心者，取导赤散之意，药用黄连伍淡竹叶；宁神者，取菖蒲郁金汤、百合汤之意，药用石菖蒲伍郁金、百合伍生地黄；有痰火者，制半夏伍夏枯草，等等。

如治周某，女，28岁。因"夜间磨牙1年余"于2009年9月17日初诊。1年多来工作压力较大，夜间均有磨牙，睡眠欠佳，入睡困难，纳食可，大小便调。舌质淡，苔薄白，脉滑。处方：柴胡12 g，炒白芍24 g，枳实12 g，茯苓30 g，制半夏12 g，橘络12 g，石菖蒲12 g，郁金12 g，生龙骨30 g，生牡蛎30 g，珍珠母30 g，神曲12 g，炙甘草6 g。7剂。2009年9月24日二诊，夜间磨牙基本消失，睡眠转佳，上方加百合30 g，14剂。再如治郭某，男，18岁。因"夜间磨牙10余年"于2012年8月30日初诊。患者有夜间磨牙10余年，平素易急躁，纳食可，大小便调。舌质淡，苔薄黄，脉滑。处方：生龙骨30 g，生牡蛎30 g，珍珠母30 g，神曲12 g，石菖蒲12 g，郁金12 g，牡丹皮9 g，栀子9 g，黄连3 g，生地黄12 g，熟地黄12 g，百合15 g，玄参15 g，淮小麦30 g，甘草6 g。14剂。2012年9月13日二诊，夜间磨牙明显减轻，纳食可，大小便调。舌质淡，苔薄黄，脉滑。上方加菊花9 g，经服7剂。后因他病来诊，随访夜间磨牙消失。

（张天嵩）

木瓜缓急疗转筋

转筋，古病名，在中医古籍早有记载，如《韩非子》中记载"叔向御坐平公请事，公腓痛足痹转筋而不敢坏坐"。转筋俗称"抽筋"，指肢体筋脉牵掣拘挛，痛如扭转。临床上以"足挛急"多见，即腓肠肌痉挛，一般发于小腿肚，甚则牵连腹部拘急，如《金匮要略》云"转筋之为病，其人臂脚直，脉上下行，微弦，转筋入腹者，鸡屎白散主之"表述了本病的典型表现。

关于本病的病机，多认为是气血亏虚所致，如《灵枢》中说"血气皆少则善转筋，踵下痛"，《诸病源候论·转筋候》云"转筋者，由荣卫气虚，风冷气搏于筋故也"；而刘元素则主热邪，《素问玄机原病式》云"外冒于寒而腠理闭密，阳气郁拂，热内作，热燥于筋，则转筋也"。后世则多为霍乱吐下之后，津液暴失，血气亏损，筋脉失养则成，称为霍乱转筋，而明·孙一奎论述则与目前临床较为符合，他在《赤水玄珠》说"寻常转筋，四时皆有，不因霍乱而发者，其发多于睡中，或伸欠而作。丹溪谓此多属血热，以四物汤加苍术、红花、酒芩、南星，水煎服"。

对于本病的治疗，张仲景芍药甘草汤、《三因方》木瓜汤、《霍乱论》蚕矢汤等均可参考。芍药甘草汤作为缓急止痛的专方，为大家熟知，此处不作探讨；值得探讨的是后两张方子中的木瓜。考《本草衍义》认为木瓜"得木之正，故入筋。此物入肝，故益筋与血。病腰肾脚膝无力，此物不可阙也"，《本草正》云"木瓜，用此者用其酸敛，酸能走筋，敛能固脱，得木味之正，故尤专入肝，益筋走血"，木瓜酸温，归肝、脾经，具有舒筋活络，除湿和胃之功，可以作为治疗转筋的主药。

中医认为肝主筋，脾主肌肉，余在临床上体会到，入肝、脾经的木瓜确是一味治疗肌肉、肌腱痉挛性疾病的特效药，常单用水泡代茶饮或在辨证论治基础上加木瓜9~15 g，效果均佳。如可配伍白芍（此即是芍药甘草汤也）、或配伍吴茱萸治疗老年人夜间腓肠肌痉挛，从《验方新编》"腿转筋上入腹，木瓜二钱、吴茱萸一钱,食盐五分,水煎服""筋缩不舒、疼痛不止,当归一两,白芍、薏苡仁、生地黄、元参各五钱,柴胡一钱,水煎服,神效。如脚膝转筋,加木瓜五钱,极妙"悟出;也可以配伍葛根治疗颈椎病,从许叔微以木瓜治项强筋急及张仲景葛根汤悟出。

如治郑某,女,68岁,支气管扩张症患者,经余调治数年余,病情稳定,咳痰及咯血发作次数及程度较治疗明显减少。2017年8月7日来诊时,有低热,咳嗽、晨起咳黄痰,头晕,行走欠稳,纳食可,大小便调。舌质淡,苔薄黄腻,脉滑,以柴前连梅煎合神效散等化裁,处方:柴胡12 g,前胡12 g,黄连6 g,薤白12 g,天花粉12 g,知母12 g,牡丹皮12 g,生栀子9 g,海蛤壳24 g,海浮石12 g,生白术18 g,玄参18 g,赤芍18 g,茜草12 g,仙鹤草12 g,茯苓30 g,薏苡仁130 g,蜜麸炒枳实9 g,姜汁炒竹茹12 g,蜜炙甘草6 g。7剂。2017年8月14日来诊时,诸症明显好转,患者云每夜"抽筋"发作数次,疼痛难忍,请医生治之,余曰,此事易尔,只增一味药即可。仍守上方,加木瓜12 g。7剂。后复诊时,患者反馈服药4剂后"抽筋"不再发作。

(张天嵩)

白术生用可治大便秘结

便秘指大便次数减少和/或粪便干燥难解，按有无器质性病变分为器质性便秘或功能性便秘。功能性便秘由于进食过少或食品过于精细、排便习惯受到干扰、滥用强泻药而致肠道敏感性减弱，或由于胃肠道平滑肌运动障碍所致。

余初学《伤寒论》时，见第174条"伤寒八九日风湿相搏，身体疼痛，不能自转侧，不呕，不渴，脉虚而涩者，桂枝附子汤主之。若大便坚，小便自利者，去桂加白术汤主之"，窃疑白术为治便秘之专药；后读魏龙骧老中医在《中医杂志》发表的"生白术通便秘"医话一则，则知前贤已先得我心矣。清代名医张志聪更早地阐明了白术治大便难之理，"太阴湿土而属脾，为阴中之至阴，喜燥而恶湿，喜温而恶寒，然土有湿气，始能灌溉四旁，如地得雨露能发生万物，若过于炎燥，则止而不行，为便难脾约之征。白术作煎饵，则燥而能润，湿而能和"，现代药理研究表明，白术可"使胃肠分泌旺盛，蠕动增加"，且生白术较炒白术作用强。

余以生白术主要用来治疗虚性便秘如功能性便秘、老年性便秘、术后便秘等，一般用30 g，配伍枳实、升麻，并根据辨证适当配合其他药物。气虚者，大便初头硬，虽有便意而临厕努挣乏力，难于排出，伍黄芪等；血虚者伍当归、生地黄、麻仁等；阴虚者，伍玄参、生地黄、麦冬，合"增水行舟"之意；阳虚者，伍肉苁蓉、当归等；一般药后1~2天可有肠鸣矢气，3天后可有排便，并且作用持久，并无腹痛、腹泻的不良反应。

如治姜某，女，70岁。因"大便干结、排便困难反复发作5年，加重3天"于2002年2月12日初诊。患者有便秘史5年，经大便常规、直肠指检、胃肠X钡餐摄片等检查，未发现器质性病变，经常服用"三黄片"，维持大便通畅，不用药则难于排出。3天前因停用三黄片，未再有大便。刻下：纳食不佳、小便调、睡眠可，左下腹可扪及粪块，舌质淡，苔薄白，脉迟，考虑为脾胃虚弱，腑气不通所致，处方：生白术30 g，枳实12 g，火麻仁12 g，升麻3 g，黄芪15 g。服药至2剂时肠鸣矢气，患者不敢再服，嘱以勿忧，服至3剂大便得通，服至7剂停用，至今仍保持大便每天1次，且便出较易。

（张天嵩，韩镭）

瞿麦生用可治小便淋癃

淋者，指小便频数短涩，滴沥刺痛，欲出未尽，小腹拘急，或痛引腰腹的病证，类似于现代医学的尿路感染、尿路结石等。《诸病源候论》将淋证分为石、劳、气、血、膏、寒、热七种，名之为诸淋；《外台秘要》则分为石淋、气淋、膏淋、劳淋、热淋，名之为五淋，目前教材多以气淋、血淋、热淋、石淋、膏淋、劳淋等六种来论治。不论淋有多种，主要病位在肾与膀胱，涉及肝脾；病性以虚实概括，实者，膀胱湿热也；虚者脾肾亏虚（气阴两虚为主），膀胱气化失权。《本草求真》辨淋证之虚实，偏有见地，云"淋症有虚有实，如淋果属热致，其茎痛不可忍，手按热如火烁，血出鲜红不黯，淋出如沙如石，下妨闷，烦躁热渴，六脉沉数有力，洵为属热。如其茎中不痛，痛喜手按，或于溺后才痛，稍久则止，或登厕小便涩痛，大便牵痛，面色萎黄，饮食少思，语言懒怯，六脉虚浮无力，是为属虚"，可作为辨证参考。考历代治淋之方药，非常重视使用瞿麦。瞿麦为石竹科草本植物和石竹的带花全草，夏秋季花果期采割，干燥，生用。苦寒，归心、小肠、膀胱经。《本草备要》云其"苦寒，降心火，利小肠，逐膀胱邪热，为治淋要药"，《本草分经》云其"苦寒而性善下。降心火，利小肠，逐膀胱邪热，破血利窍，决痈明目，通经治淋"。

癃者，指小便不利，点滴而短少，病势较缓者；若小便闭塞，点滴不通，病势较急者，则称为闭。两者均指排尿困难，区别在于病性的轻重程度，一般合称为癃闭，属于现代医学前列腺增生症、肿瘤、炎症等疾病范畴。癃闭辨治以虚实为纲。《神农本草经》言瞿麦"味苦，寒。主治关格诸癃结，小便不通"，《本草经疏》云"瞿麦禀阴寒之气而生，故味苦寒。《别录》兼辛无毒。苦辛能破血，阴寒而降，能通利下窍而行小便，故主关格诸癃结小便不通"，《本草蒙筌》"利小便君主可用"，《本经逢原》"瞿麦利小便，为君主之用，故《本经》专主关格诸癃结，小便不通"，均明言瞿麦为治癃闭之主药。

《金匮要略》治小便不利根据不同的病因及证型有五苓散、猪苓散、蒲灰散、滑石白鱼散、瓜蒌瞿麦丸等方。其中瓜蒌瞿麦丸一方立法甚好，其文云"小便不利者，有水气，其人若渴，瓜蒌瞿麦丸主之"，并在方后注中提出疗效评价标准为"以小便利，腹中温为知"。瓜蒌瞿麦丸证实为水气病小便不利，证属上燥下寒，下寒则由肾阳不足，失气化于膀胱，则小便不利；而上燥则因水不化气，津液不能上承，故有口渴，是以温润并用，清·尤怡《金匮要略心典》很好地诠释了张仲景心法，指出"夫上浮之焰，非滋不熄；下积之阴，非暖不消，而寒润辛温，并行不悖，此方为良法矣。欲求变通者，须于此三复焉"。多数医家将附子视为本方主药，如清·陈修园认为"……各药中加附子一味，振作肾气，以为诸药之先锋"，而《本草思辨录》则认为"瞿麦本淋药，而栝蒌瞿麦丸之小便不利，与淋证有间，何以用瞿麦，乃是方之微旨，则有可窥见者在焉。小便不利而有水气，其为下焦阳虚，显然易见。阳虚于下而热浮于上，所以又渴。薯蓣、附子能温肾补虚而不能止渴导水，故辅以栝蒌根之生津，茯苓之化气。然小便不利而用薯附，岂无封蛰之虞？栝、苓又和缓有余而勇健不足。然则排决之任，自当属之瞿麦。此以淋药治小便不利而恰如其当，仲圣真神化无方矣"。

余在临床上，不论是淋证，还是癃闭，均以瞿麦为主药，随虚实而配伍其他药物，如热淋配伍扁蓄等，气淋配小茴香、乌药、青皮、陈皮等，血淋配大蓟、小蓟，石淋配金钱草、海金沙等，膏淋、劳淋配山药、熟地黄、山茱萸等；癃闭实者，配伍扁蓄、栀子、蒲公英、小茴香、乌药、青皮、陈皮等，虚者配伍附子、鹿角、山药、熟地黄、菟丝子等。

（张天嵩）

菟丝子治阳痿不育

男性不育症是指夫妇未采取避孕措施，同时有正常性生活在1年及1年以上而无法自然生育，排除女方原因者。据世界卫生组织（WHO）调查数据显示，世界范围内不育症发生率约占育龄夫妇的15%，其中男方因素约占50%。欧洲泌尿外科学会在新版男性不育症指南中，将其分为遗传性疾病（如性染色体异常、常染色体异常、精子染色体异常、基因缺失、Y染色体异常、囊性纤维化等）、梗阻性无精子症、精索静脉曲张、性腺功能减退（低促性腺激素性性腺功能减退、高促性腺激素性性腺功能减退）、隐睾症、特发性男性不育症、男性附属性腺感染、生殖细胞恶性肿瘤与睾丸微结石、射精障碍（不射精、逆行射精、射精延迟、射精无力、早泄、射精痛）等。流行病学显示，我国男性的精液整体质量正以每年1%的速度下降，精子活力低下（弱精子症）是男性不育症的主要原因，历来中医多从肾入手而采用补肾方法治疗。补肾药物众多，各有擅长，菟丝子一味值得关注。

菟丝子，辛甘平，归肝、肾、脾经，具有补益肝肾、固精缩尿、安胎明目止泻之功，考治不育症。古方如五子衍宗丸、毓麟珠，补肾名方左归丸、右归丸、固本丸、无比山药丸、还少丹均用菟丝子，说明其在治疗男性不育症方面占有重要地位，如《竹林女科证治》中记载治男子精冷艰嗣，因阳痿精冷，不能直射子宫，则单用一味菟丝子为丸；而清·陈士铎则极为推崇菟丝子，称之为"神药"，其所著《本草新编》云"夫菟丝子，实不止治梦遗也，更能强阳不倒。用一味至二两，煎汤服，则阳坚而不泄矣……菟丝子，能安心君之神，更能补益心包络之气，是君火与相火同补，阳安有不强者乎？况菟丝子更善补精髓，助阳之旺，又不损阴之衰，此强阳不倒之可以无虞，而不至有阴虚火动

115

之失也"。

在临床上，对于男子精少精弱不育、勃起功能障碍或射精无力等所致不育症，常参上述补肾古方，常重用菟丝子30~45 g补肾填精为君，配合补肾活血、疏肝理气、健脾化湿、清热散结等诸法，收效颇佳。

（张天嵩）

大瓜蒌疗带状疱疹

带状疱疹属中医学的"缠腰火丹""蛇窠疮""蛇串疮""火带疮""蛇丹""大带""甑带疮""蜘蛛疮"等范畴，西医认为属于病毒性感染。带状疱疹多见于胁、肋，乃足厥阴肝经部位，患处欣红灼热发水泡，痛如针刺刀割，显是肝经实火兼湿为患，中医多以内外法兼治之，内服方多倡用龙胆泻肝汤之类的处方来治疗，但有特效者也并不多见。《医旨绪余》记载了孙一奎之师黄古潭先生重用瓜蒌治疗本病的个案，颇有意思："余弟于六月赴邑，途行受热，且过劳，性多躁暴，忽左胁痛，皮肤上一片红如碗大，发水泡疮三五点，脉七至而弦，夜重于昼。医作肝经郁火治之，以黄连、青皮、香附、川芎、柴胡之类，进一服，其夜痛极，且增热。次早看之，其皮肤上红大如盘，水泡疮又加至三十余粒。医教以白矾研末，井水调敷，仍于前药加青黛、龙胆草进之。其夜痛苦不已，叫号之声，彻于四邻，胁中痛如钩摘之状。次早观之，其红已及半身矣，水泡疮又增至百数。予心甚不怿，乃载归以询先师黄古潭先生，先生观脉案药方，哂曰：切脉认病则审矣，制药订方则未也。夫用药如用兵，知己知彼，百战百胜，今病势有烧眉之急，迭卵之危，岂可执寻常泻肝之剂正治耶？是谓驱羊搏虎矣！且苦寒之药，愈资其燥，以故病转增剧。水泡疮发于外者，肝郁既久，不得发越，乃侮其所不胜，故皮腠为之溃也，至于自焚则死矣，可惧之甚！为订一方，以大瓜蒌一枚，重一二两者，连皮捣烂，加粉草二钱，红花五分。戌时进药，少顷就得睡，至子丑时方醒，问之，已不痛矣。乃索食，予禁止之，恐邪火未尽退也。急煎药渣与之，又睡至天明时，微利一度，复睡至辰时。起视皮肤之红，皆已冰释，而水泡疮亦尽敛矣，后亦不服他药。夫病重三日，饮食不进，呻吟不辍口，一剂而愈，真可谓之神矣。夫瓜蒌味甘寒，《经》云'泄其肝者，缓其中'，且其为物，柔而滑润，于郁不逆，甘缓润下，又如油之洗物，未尝不洁。考之本草，瓜蒌能治插胁之痛，盖为其缓中润燥，以致于流通，故痛自然止也"。本方仅用药三味，立意脱却苦寒，以瓜蒌甘寒润燥，配伍甘草缓急止痛、红花入络行瘀止痛立法，用意周到，取效甚捷。明清两代医家对此方颇为推崇，如《金匮翼》在"肝火胁痛"条下直接摘录本案例；《医学心悟》则名其为瓜蒌散，云"瓜蒌散治肝气燥急而胁痛，或发水疱。大瓜蒌1枚，粉甘草二钱，红花七分，水煎服"。

考瓜蒌性味归经及功效，一般认为甘、微苦寒，归肺、胃、大肠经，具有清热涤痰、宽胸散结、润燥滑肠之功，而清·王学权则对该药的见解独树一帜，在其所著《重庆堂随笔》中云"瓜蒌实润燥开结、荡热涤痰，天人知之，而不知其疏肝郁、润肝燥、平肝逆、缓肝急之功，有独擅也"，可谓慧眼独具，可作为黄古潭治案的注脚。

以余临床验之，本方对于带状疱疹发病早期，收效较好，若是对后遗症神经痛甚者则力不逮，需再配合其他通络止痛之药。因瓜蒌用大量易滑肠而引起腹泻，临床上需要根据病情之轻重、患者体质之强弱，在12~30 g范围调整其用量，达到微泻或便软程度，达到"痛随利减"，不宜泄多以防伤正，故乃重用甘草。

（张天嵩）

生龙骨配生牡蛎，医神志病，且能消痰

　　龙骨、牡蛎同用，张仲景方中屡见，多用于治疗"烦、惊、狂"等神志之病，如桂枝甘草龙骨牡蛎汤治烦躁，被莫枚士称为治"诸虚惊方之祖"，柴胡加龙骨牡蛎汤治烦惊，桂枝加龙骨牡蛎救逆汤治惊狂，桂枝加龙骨牡蛎汤治失精、梦交等，皆取其镇静安神之功。余在临床上常将龙骨、牡蛎生用配伍，用量各30g，治疗失眠、心悸、汗症等病。

　　牡蛎咸寒，具有软结散结之效，龙骨配牡蛎，则有化痰之功。清代医家陈修园谓"龙骨能敛火安神，逐痰降逆，故为惊痫颠痉之圣药……若与牡蛎同用，为治痰之神品"；近代名医张锡纯先生对龙骨与牡蛎的使用独具匠心，用治脱证、中风、惊悸、咳血、咳痰喘、带下、遗尿遗精等，尤其是用于咳喘较为灵活，如肾不纳气而喘者、胃气上逆迫肺而咳喘者、痰浊壅盛而咳痰喘者，甚至是外邪袭肺服用解表、清火、理痰之品无效者，均可两者配伍使用。

　　在临床上，两者配伍，一则用于消瘰疬、痰核等皮里膜外之痰，此莫枚士"龙骨善入，牡蛎善软，欲搜剔其半里之邪也"所言之义也；二则用于化肾虚水泛之痰，或阴虚火炎之黏痰、燥痰，如近贤岳美中教授认为，"龙骨能引逆上之火，泛滥之水，下归其宅，若与牡蛎同用，为治痰之神品"，可谓先得我心也。

（张天嵩）

海蛤壳伍海浮石，治消渴病，又能止咳

消渴之病，早在《内经》就有记载，如《素问·奇病论》"此人必数食甘美而多肥也，肥者令人内热，甘者令人中满，故其气上溢，转为消渴"，《灵枢·五变》说"五脏皆柔弱者，善病消瘅"，说明本病发生与体质和饮食密切相关。历经后世医家，多认为本病病机主要在于阴津亏损，燥热偏盛，以阴虚为本，燥热为标，两者互为因果，多以苦寒法、甘寒法治之，方如人参白虎汤、麦冬饮子等。读《金匮要略》可知，张仲景以咸寒之文蛤用治渴不止贪饮者，取其咸软坚，寒除热也；宋·许叔微《普济本事方》中所载神效散一方，云其治消渴神效，乃仲景咸寒法的扩展，方取海浮石、蛤粉、蝉蜕为细末，用大鲫鱼胆七个，调三钱服，不拘时。

清·缪遵义，字松心，吴县人，是乾隆年间与叶天士、薛生白齐名的医学家，余观其所著《缪松心医案》中所载治疗咳痰喘医案，使用神效散者颇多，遂留心是方焉。考《本草经》云"海蛤，主咳逆上气，喘息烦满，胸痛寒热"；《本草汇言》云"文蛤粉……凡病水湿痰饮，胶结不化，致成中宫否隔，升降失调，滞于气而为咳逆，滞于血而为胸痹者，以此咸寒润下软坚之物，如气之逆而不下，痹而不通者，可迎刃而解矣"；《药品化义》云"海石，味咸能降火，又能软坚，故力降热痰、软结痰、消顽痰；因其体浮，专主上焦心肺之分。咽喉之间消化凝结，化痰丸中必用之药也"。可知，海蛤壳和海浮石均为咸寒之品，两者相伍可以化胶结难咳之老痰、燥痰、热痰，再与热药相伍亦可治寒痰肺饮。1980年版《上海市药品标准》中载有海蛤散一方：海浮石100 g，海蛤壳200 g，以上二味，共研细粉，过60目筛，混匀，即得。本品为灰白色的粉末，味淡。功能：顺气化痰，清肺平肝。用于肺虚咳嗽，气急痰多。口服，每次9 g，每日1~2次，布袋包煎。

本人在临床上对于不明原因的慢性咳嗽，不论寒热虚实，常以海蛤壳、海浮石为对药，再酌加其他药物治疗，收效颇佳。如咳嗽变异性哮喘证属肺饮者，可配伍麻黄、附子、细辛、桃仁、杏仁等；胃食管反流性咳嗽证属胃热者，可配伍半夏、黄芩、黄连、枳实、豆蔻等；上气咳嗽综合征证属卫气不固者，可配伍黄芪、白术、防风、石菖蒲、郁金、黄芩等；感染后咳嗽证属肺燥者，可配伍桑叶、麦冬、蝉蜕、僵蚕、防风等，多获效验。

（张天嵩）

黄连、紫苏叶配伍治呕吐

清·薛生白《湿热病篇》第十七云"湿热证，呕恶不止，昼夜不差，欲死者，肺胃不和，胃热移肺，肺不受邪也，宜用川连三四分，苏叶二三分，两味煎汤，呷下即止"，薛生白自注云"肺胃之气，非苏叶不能通也"。王孟英盛赞其妙，称"川连不但治湿热，乃苦以降胃火之上冲，苏叶味甘辛而气芳香，通降顺气，独擅其专，然性温散，故虽与黄连并驾，尚减用分许而节制之，可谓方成知约矣……余用以治胎前恶阻甚妙"。

观本方，与半夏泻心汤方义相同，辛开苦降法也，用于胃热或中焦湿热之呕吐，原方剂量很小，临床应用时，如有明显的呕吐、吞酸或呕出酸苦黏液，舌苔黄腻者，可加大剂量，如紫苏叶9~12 g，黄连6~9 g；若仅有呕吐，则可直接用原方剂量即可。

（张天嵩）

半夏、夏枯草合用疗失眠

中医学认为，正常的睡眠与阴阳动态平衡有密切关系，如《灵枢·口问篇》云"阳气尽，阴气盛，则寐""阴气尽，而阳气盛，则寤"，《类证治裁·不寐》云"阳气自动则至静，则寐；阴气自静而之动，则寤。不寐者，病在阳不交阴也"。受此启发，余在临床上诊治失眠，必问患者入睡困难，还是睡后易醒。入睡困难者，阳不入阴也，多由痰火所致，为实证，治从肝、心入手；睡后易醒，阴不敛阳也，为虚证，治从肝、肾入手；两者均有，虚实夹杂，治从心、肝、肾。

曾见《医学秘旨》中载"尝治一人患不睡，心肾兼补之药，遍尝不效，诊其脉，知为阴阳违和，二气不交，以半夏三钱，夏枯草三钱，浓煎服之，即得安睡，仍投补心等药而愈。盖半夏得阴而生，夏枯草得至阳而长，则阴阳配合之妙也"。

清·顾金寿在《重订灵兰要览》载"从来不寐之证，前人皆以心肾不交治也，投剂无效。窃思阴阳违和，二气亦不交。椿田每用制半夏、夏枯草各五钱，取阴阳相配之义，浓煎长流水，竟覆杯而卧"。《灵枢》早就有以半夏治疗"目不瞑"的记载，《本经疏证》云"半夏味辛气平，体滑性燥，故其为用，辛取其开结，平取其止逆，滑取其入阴，燥取其助阳。而生于阳长之会，成于阴生之交，故其为功，能使人身正气自阳入阴，能不使人身邪气自阳入阴。使正气自阳入阴，则内经所谓卫气行于阳，不得入于阴，为不寐，饮以半夏汤，阴阳既通，其卧立至"，而现代药理研究证明半夏确实有镇静催眠作用；《重庆堂随笔》"夏枯草，微辛而甘，故散结之中，兼有和阳养阴之功，失血后不寐者服之即寐，其性可见矣。陈久者尤甘，入药为胜"。因此，对于入睡困难或睡后易醒之失眠，在辨证论治基础上，均可将两者配伍加入方中。

（张天嵩）

123

方有进退加减

黄连汤出自《伤寒论》，由黄连、桂枝、干姜、人参、半夏、甘草、大枣等七味药组成，全方温清并用、补泻兼施，具有寒热并调、和胃降逆的功效，用于治疗上热下寒之证。上热者则胸中有热、恶心欲吐，下寒者则腹中痛。

清·喻嘉言对本方研究较为透彻，他认为，"黄连汤者，仲景治伤寒之方也。伤寒胸中有热，胃中有邪气，腹中痛欲呕吐者，黄连汤主之。以其胃中有邪气，阻遏阴阳升降之机，而不交于中土，于是阴不得升，而独治于下，为下寒，腹中痛，阳不得降，而独治于上，为胸中热、欲呕吐，与此汤以升降阴阳固然矣"。并创进退加减法，移治于关格，颇有深意。

关格，格者，格拒也，上为吐逆，食不得入，治取进法，用原方，俱不制炒，其以取桂枝通太阳之化，太阳主开，太阳开则营卫行，胸阳开，食即能入；关者，关闭也，下见二便不通，或不得小便，是关门不开，用退法，从胃气以下透阴分，不用桂枝，黄连减半，或加肉桂，空心朝服肾气丸，肾为胃之关，肾主开合，肾气上交于胃，则关门开，肾水上交于心，则上逆之心火下降，关开火降，小便得通。黄连汤具有和中以交通上下，用进退者，进以上开太阳以通格，退以下转少阴之枢以开关。

（张天嵩）

药有颠倒配伍

颠倒配伍又称为倒换法，比较奇特的中药配伍法之一，是指配伍的两种药物根据病情不同采用不同的剂量转换。

《金匮要略》中"心下坚，大如盘，边如旋盘，水饮所作，枳术汤主之"，原方用枳实七枚，白术二两，按汉代度量衡与现代重量大体换算关系，枳实大者七枚相当于70 g左右，白术二两相当于30 g左右，因此枳实与白术用量比大约为2:1，重在破积滞，消痞气，逐停水，散滞血，参以健脾胃。而《全生指迷方》所载枳术汤，主治"心下盘旋，欲吐不吐，由饮癖停留不散者"，枳实与白术用量比为1:2，重在健脾化饮；《内外伤辨惑论》所载枳术丸，则枳实与白术用量之比为1:1，研成极细末，并以"荷叶"裹烧饭为丸，为缓治之法，具有健脾消食，消胀散痞之功，用于治疗饮食停滞，脘腹痞胀。此三者，药味虽同，但治疗重点不同，可视为颠倒法之先斛。

《宣明论方》载有倒换散一方，用治癃闭不通，小腹急痛，无问久新。其方用荆芥配伍大黄，等分研末，每服温水调下三钱。如小便不通，大黄减半；大便不通，荆芥减半。荆芥"浮而升，阳也"，大黄"沉而降，阴也"，两者相伍，可以升降气机，通利三焦，重荆芥轻大黄，以升为主，升中有降，开上焦以通下焦，故功在通小便；重大黄轻荆芥，以降为主，降中有升，能开肠痹，故功在通大便。此颠倒法是针对主要症状不同而化裁。

《医宗金鉴·杂病心法要诀》载颠倒木金散一方，即木香、郁金也，用治胸痛之证。胸痛属气郁者，倍木香君之，属血郁者，倍郁金君之。为末，每服二钱，老酒调下。虚者，可加人参。此颠倒法是针对胸痛偏气、偏血之证不同而化裁。

（张天嵩）

125

越鞠丸解

越鞠丸出自《丹溪心法》，又名六郁丸、芎术丸等，为治诸郁之名方。由香附、川芎、苍术、神曲、栀子组成。对于本方中各味药物的作用，历代医家基本上无异议，如《医宗金鉴·删补名医方论》中指出"故用香附以开气郁，苍术以除湿郁，川芎以行血郁，山栀以清火郁，神曲以消食郁……然当问何郁病甚，便当以何药为主。若气虚加人参，气痛加木香，郁甚至加郁金，懒食加谷蘖，胀加厚朴，痞加枳实，呕痰加姜、夏，火盛加萸、连，则又存乎证者之详审也"，该方解和加减法颇有见地。

但对于本方的方名，有不同见解，主要有两种观点。一是，明·吴昆《医方考》云"越鞠者，发越鞠郁之谓也"；二是，明·李时珍《本草纲目》云"越鞠丸中用越桃、鞠穷，故以命名"，因栀子别名越桃，芎穷又名山鞠穷，以产地不同而名异，产于四川者称为川芎，产于江南者称为抚芎，产于天台者称为台芎，产于关中者称为京芎等；清·莫枚士《研经言》中说"丹溪治六郁越鞠丸方，以川芎、山栀为主，缘川芎即《左传》鞠穷，山栀《本草》一名越桃，故各摘取一字以名之，以见能治郁者之全在乎此。若不用芎、栀，用余四味，尚能再称越鞠乎？"孰是孰非要从古人对方剂命名的规律和朱丹溪的学术思想来判断。古人对方剂的命名有一定的规律，有以功效为命名者如泻白散，有以主药（君药或君、臣药）为方名者如麻黄汤等，似乎上述两种观点均有道理。然考朱丹溪在《丹溪心法》中明确指出，"苍术、抚芎总解诸郁，随证加入诸药"，而其所列气、血、痰、湿诸郁用药中皆有川（抚）芎，食郁加减法中有"春加芎"，提示川芎为治诸郁之药，应列为越鞠丸的主药，后世认为香附是主药，则不符合丹溪用药心法。从六郁丸又名芎术丸等来看，本方可能是根据君臣主药来命名的，越鞠丸中主要药物是川芎，比较重要的药物是苍术或栀子，这样理解则对于临床使用本方更有参考价值。

（张天嵩）

阳和汤解

清·王洪绪《外科证治全生集》载阳和汤一方：治鹤膝风，贴骨疽，及一切阴疽。如治乳癖乳岩，加土贝五钱，熟地一两，肉桂一钱，去皮、研粉，麻黄五分，鹿角胶三钱，白芥子二钱，姜炭五分，生甘草一钱。

本方对阴疽疗效确切，王洪绪自云"学者照方依治，自无不愈，倘有加减，定难奏效"；同是清代外科名医马培之力赞本方"此方治阴症，无出其右，用之得当，应手而愈"，并提出不同意见"乳岩万不可用。阴虚有热及破溃日久者外不可沾唇"；由外科转习内科的清代名医王旭高云"《外科证治全生集》阳和汤，治一切阴寒外疡，真好方也"。

对于本方中药物配伍和作用，如麻黄的功效有不同认识，《外科证治全生集》不同版本如槐荫山房本、校经山房本中有云"麻黄得熟地不发表，熟地得麻黄不凝滞"，而据王洪绪论阴疽治法"夫色之不明而散漫者，乃气血两虚也；患之不痛而平塌者，毒痰凝结也。治之之法，非麻黄不能开其腠理，非肉桂、炮姜不能解其寒凝。此三味虽酷暑不可缺一也。腠理一开，寒凝一解，气血乃行，毒亦随之消矣"，似乎有矛盾，据推测槐荫山房本、校经山房本中所言似是后人所加批注。王旭高对阳和汤所治之病的辨治要点、各药发挥作用作了精辟的论述，颇有见地："凡阴邪凝结，自经入骨而发外疡，皮色不变，漫肿酸痛，身无寒热，或微有热，但口不渴，疡处喜暖恶冷者，服之必效。其方用肉桂暖下焦，去筋骨之沉寒；炮姜暖中焦，去脾胃之寒湿；白芥子通经络，消皮里膜外之寒痰；熟地补益精血，鹿角胶温养精髓；再复麻黄一味，妙不可言！夫麻黄中空外直，气香于味，辛温散寒，无微不入，既能透出肌肤毛窍之外，又能深入积痰凝血之中，凡药力所不到之处，惟此能达之。擎领桂、姜、芥、地、鹿角，温之、化之、通之。譬若阳春一至，寒威转为温和，此和之义也"。我意方中妙在使用鹿角胶血肉有情之品，补肾通督，督脉主一身之阳也，协补肾益精血之熟地黄，阴阳双补，是治病求本的体现。

余体会到，临床上阳和汤可以内、外科通用，如阳虚寒凝之哮喘、慢性淋巴结炎（颈部、腹股沟）、肺结节、甲状腺结节、慢性关节炎、腰腿痛，阳虚寒凝之冻疮、慢性溃疡等病。一般情况下，麻黄3~6 g，取其发越阳气、解寒凝之功，如果寒胜者，也可用至9~12 g。如治杨某，男，72岁，因"左下肢红肿伴疼痛半月余"于2001年11月7日初诊。患者2周前出现左下肢红肿疼痛，于外院予以"青霉素"治疗5天，局部红肿好转，后出现足踝部皮肤溃破，有渗液，收住上海市静安区中心医院皮肤科住院治疗，当时神志清，全身皮肤黏膜无黄染，右侧腹股沟局部淋巴结肿大、压痛，专科检查发现左小腿下2/3处、内踝上方溃破，皮损特点为皮肤呈紫暗红色、肿胀、浸润，伴脱屑；足踝内侧上方局部皮肤溃破，形成浅表溃疡，有结血痂及褐色分泌物，局部有触压痛。辅助检查：血常规示"白细胞$9.2×10^9$/L，中性粒细胞75%"，肝肾功能正常、X线及心电图正常，给予抗感染、止痛、外敷换药等处理后，左下肢肿胀好转，皮肤有暗褐色色素沉着，内踝上方溃疡面有黄脓分泌物，下有新生肉芽组织。遂于2001年11月21日邀余会诊，患者诉溃疡处疼痛剧烈，夜间为甚，自觉溃疡处发凉，观溃疡处红肿不明显，其色白，纳食可，大小便调，舌质淡，苔薄黄，脉细。治拟温阳活血，托毒排脓，阳和汤合四妙勇安汤化裁，处方：鹿角霜12 g，熟地黄30 g，炮姜6 g，肉桂3 g，白芥子10 g，炙麻黄9 g，当归15 g，玄参15 g，金银花30 g，赤芍15 g，生黄芪30 g，路路通12 g，牛膝12 g，薏苡仁30 g，枳实12 g，炙甘草6 g。7剂。加用中药后，皮肤肿胀消退明显，溃疡创面有新鲜肉芽肿组织形成加快，后病情稳定，门诊随访。

（张天嵩）

浅谈医籍之看法

中医古代文献汗牛充栋，如何选择合适的书籍、如何阅读是一个重要问题。

选书法：

1. 经典类：《黄帝内经》《伤寒论》《金匮要略》《难经》等四大经典（必须读、重复读）；王孟英《温热经纬》作为温病学专著来学习。

2. 方书类：唐宋以前的方书较好，如《外台秘要》《千金要方》《普济本事方》等。

3. 本草类：本草类书籍众多，如《本草求真》《本草备要》《本草新编》等皆可为入门书。清·凌奂所著《本草害利》一书与众不同，强调药害，临床应用要趋利避害；清·周岩所著《本草思辨录》专讲张仲景用药法，可作为学习《伤寒论》《金匮要略》的参考用书；清·严洁、施雯、洪炜三人共同编纂的《得配本草》则专讲药物配伍使用；凡此种种，均值得一读。

4. 医案类：明清的最好，推荐先从《柳选四家医案》等入手，再看其他，如《孙文垣医案》《徐批临证指南医案》等。

5. 综合类书籍，如《医宗金鉴》《景岳全书》《张氏医通》《杂病源流犀烛》《类证治裁》等选一两本，或放在案头做资料查询用。小册子多读读，如中医药出版社出版的明清中医临证小丛书不错，因为每本小册子都是每位作者一生的精研之所得，从中学到一两个闪光点，积少成多，自己的阅历也就随之增加了。

看书法：

1. 先从序、例开始读，不可忽之，因为可以从中明确作者的写作意图、学识源流（师承）。

2. 书中内容要细看，作者的主要师承、学术主张，然后将其不同时代的师承一条线穿上去，可以了解每一学派的学术源流、发展、扬弃等（这就是我为什么强调一定要博的原因），则自己心中有数。比如说余读了王旭高先生的医书六种，可以知其虽学得其舅高锦庭，但从其所著之书，私淑于徐大椿、王子接等，然后再比较其学术异同，基本上就掌握了三个人的经验了。

（张天嵩）

略论医案之读法

医案在中医学术传承过程中具有重要地位，正如清代名医王旭高高徒方仁渊为《王旭高医案》序云"然余谓医家之有方案，犹名法家之有例案，文章家之有试牍。对病书方，因题立义，相对斯须，人之性命系焉，己之得失亦系焉。虽不足为根柢之学，而病者之情形，医者之学识心思，尽在于是。苟能溯其脉症，观其变化，奚啻与病者医者一堂共语，不大可触发手眼哉！"

选案法：

1. 多选明清代医家所记医案，正如清代医家周学海所言"宋后医书，惟案好看，不似注释古书，多穿凿也"。

2. 多选多诊次、理法方药及疗效记录相对完整、正确者。

如举清代医家张仲华《爱庐医案》一则为例："病经匝月，表热解后，杳不思纳，脉静舌净，神倦言懒，既无外感留恋，又非老景颓唐，睛光流动，面色开旷，问所服之药，苦寒沉降者多矣，谅系胃气为药所困，非病也，亦非衰也，且进和中醒中，以悦脾胃，令其纳谷者乃昌。

人参须五分，炒麦冬一钱，炒橘白五分，北沙参三钱，甘草三分，霍石斛三钱，生谷芽一两煎汤代水，野蔷薇露一两冲服。

服药后，令煮糜粥，以备半夜患者思纳。切嘱不可多与。

再诊。胃气乍醒，脉形软弱，久饥之后，藏府之气尚微，纳谷以匀为稳，至于用药，尚利轻灵，须俟胃气日隆，方可峻补。盖凡投补剂，必藉胃气敷布故也，经云百病以胃气为本，又云安谷则昌，其斯之谓与。

人参须一钱，益智仁四分，炙甘草三分，石斛三钱，茯神三钱，南枣两面三枚，北沙参三钱，炒麦冬一钱五分，橘白七分，香谷芽一两。"

从该案中要学的不仅是用药法，更要学古人临证思维，试论之：

"病经匝月，表热解后，杳不思纳，脉静舌净，神倦言懒，既无外感留恋，又非老景颓唐"，提出鉴别诊断：排除外感和年老。"睛光流动，面色开旷"，中医谓之有神，病不危也。再进一步"问所服之药，苦寒沉降者多矣"，故得出"谅系胃气为药所困，非病也，亦非衰也"的结论。"且进和中醒中，以悦脾胃，令其纳谷者乃昌"，是拟定相应治法。而所制之方，用药轻灵，对于脾气不醒，胃纳不佳者尤为合适，余尊本方意，以清养胃阴法治疗胃阴不足之慢性胃炎、贫血等，收效颇佳。

（张天嵩）

医案篇

慢性咳嗽

咳嗽变异性哮喘

病例1

徐某，女，47岁。因"反复咳嗽5年，加重1个月余"于2010年8月3日初诊。患者有咳嗽病史5年余，每次发作常因凉风、空调环境或刺激性气味而诱发，经治疗可在2~3个月内好转，外院多次胸片或肺CT、肺功能检查未见明显异常，支气管激发试验阳性。刻下：仍有咳嗽无痰，伴咽痒、痒甚则咳嗽，可因凉风和油烟等刺激性气味而诱发，咳嗽夜间为甚，伴口干、黏腻感，但不喜多饮，无胸闷胸痛、无反酸、无明显鼻后滴流，纳食可，大小便调，舌质淡，苔薄白而水滑，脉沉。肺饮也，治拟温肺化饮为主，兼以利咽祛风。处方：炙麻黄9g，桃仁9g，杏仁9g，桑白皮15g，麦冬30g，沙参30g，五味子9g，细辛3g，紫菀12g，百部30g，海蛤壳24g，海浮石24g，蝉蜕12g，防风12g，茯苓30g，橘络12g，炙甘草6g。7剂。

二诊（2010年8月10日）：咳嗽基本消失，无明显咽痒，上腹部偶觉不适，舌质淡，苔薄白而水滑，脉沉。前方加紫苏梗12g，佩兰12g。7剂。

三诊（2010年8月17日）：无明显咳嗽，近日因进食海鲜加之受凉，又出现咽痒，自觉背部畏寒，关节疼痛，舌质淡，苔薄白，脉沉。治拟温阳化饮法，处方：鹿角霜12g，炙麻黄9g，桃仁9g，杏仁9g，五味子12g，细辛3g，蝉蜕12g，防风9g，麦冬30g，制半夏12g，白芥子12g，当归12g，橘络12g，紫苏梗12g，甘草6g。7剂。

四诊（2010年8月24日）：无咳嗽，咽痒好转，仍背部畏寒、关节疼痛，舌质淡，苔薄白，脉沉。治拟温阳化饮，散寒止痛，处方：鹿角霜12g，当归

12 g，熟地黄12 g，独活3 g，炮姜6 g，白芥子12 g，制半夏12 g，桔梗9 g，玄参15 g，沙参15 g，防风9 g，茯苓30 g，炙甘草6 g。7剂。

五诊（2010年9月1日）：诸症基本消失。治拟温阳化饮，处方：炙麻黄9 g，制附子9 g，细辛3 g，桃仁9 g，杏仁9 g，白果仁15 g，蝉蜕12 g，防风9 g，海蛤壳24 g，海浮石24 g，石菖蒲12 g，郁金12 g，橘络12 g，炙甘草6 g。7剂。以巩固疗效。

[按]

咳嗽通常按时间可以分为急性咳嗽、亚急性咳嗽和慢性咳嗽三类：急性咳嗽<3周；亚急性咳嗽为3~8周；慢性咳嗽>8周。咳嗽变异性哮喘是哮喘的一种特殊类型，是慢性咳嗽的最常见病因，据国内调查资料显示约占慢性咳嗽原因的1/3。咳嗽是其唯一或主要临床表现，无明显喘息、气促等症状或体征，但存在气道高反应性，其主要临床表现为刺激性干咳，通常咳嗽比较剧烈，夜间及凌晨咳嗽为其重要特征；感冒、冷空气、灰尘及油烟等容易诱发或加重咳嗽；支气管舒张剂治疗有效。中医多认为本病与风邪犯肺、肺气失宣有关，治疗宜疏风宣肺、止咳利咽。笔者认为，本病在临床辨证时当细分肺饮、肺燥，如果辨识不清，燥证用燥药，饮证用润药，则易犯实实虚虚之戒。临证，一般先从有鉴别意义的兼症入手进行辨别；如果无明显兼症，则从口干口渴、舌象来区分，如外感燥邪或肺阴亏虚致燥者多见口干喜饮、舌红、苔少而干；而肺饮致燥者则见口不干、喜热饮或饮水不多、舌质淡而苔多见水滑，正如尤怡所云："久嗽脉不数，口不干……此为肺饮，郁伏不达故也。"细考该患者，似有咽痒口干等风燥之象，但其本在肺饮，故其治宜以温肺化饮，兼以祛风利咽止咳，方选小青龙汤、神效散等化裁。

（张天嵩）

病例2

陈某，女，61岁。因"咳嗽5个月余"于2015年10月8日初诊。患者5个多月前无明显诱因出现咳嗽，外院CT示"左肺下叶微小结节"，经用抗炎、抗过敏、止咳治疗后效果不明显。目前仍有咳嗽，白天夜间均有，无痰，偶有喷嚏、鼻后滴流，无反酸，无皮疹，纳食可，大小便调，舌质淡，苔薄白，脉滑。治拟滋阴润肺，化痰止咳。处方：制半夏12 g，麦冬18 g，沙参12 g，玄参18 g，海蛤壳24 g，海浮石12 g，桃仁12 g，杏仁9 g，白果仁18 g，蝉蜕9 g，炒蒺藜12 g，紫菀12 g，百部12 g，款冬花12 g，茯苓30 g，薏苡仁30 g，紫苏梗12 g，炙甘草9 g。7剂。

二诊（2015年10月15日）：偶有咳嗽，咳少量痰，痰咸，时有心慌，咽痒咳嗽，纳食可，大小便调，舌质淡，苔薄白，脉滑。前方加熟附片9 g，细辛3 g，熟地黄15 g。7剂。

[按]

张介宾在其《景岳全书》中指出"咳嗽之要，止惟二证。何为二证？一曰外感，一曰内伤而尽之矣"，而张师治咳，多以燥湿为纲。该患者属于燥咳，故以麦冬、北沙参、玄参、海蛤壳、海浮石等润肺燥；以制半夏、茯苓、薏苡仁健脾胃，取培土生金之意；紫菀、百部、款冬花、白果仁、桃仁、杏仁、紫苏梗理气通络、降气止咳；加入蝉蜕、炒蒺藜平肝疏风，诸药相伍以达滋阴润肺，祛风止咳之效。二诊时患者咳嗽好转，咳痰量少，痰咸，故加熟地黄治之，取《王孟英医案》"脉细痰咸，阴虚水泛，非此不为功"，此真善学古人者，而又配附子一阴一阳，则又活用权变也，固守前法治之而愈。

（陈凯）

此肺燥咳嗽，燥者润之，一定之法。古法治燥咳，喻嘉言之用阿胶，叶天士之用熟地黄，皆别具一格，惜现在医家用之者不多矣。余更倡咸寒润燥法，常用海蛤壳、海浮石、蝉蜕者，从许学士神效散悟出，用之治燥咳颇多效验。

（张天嵩）

胃食管反流性咳嗽

病例1

李某，女，67岁。因"咳嗽发作数月，加重1周"于2013年9月5日初诊。反复咳嗽，咽痒，反酸及胸部灼热感，时有鼻后滴流，平素口干、咽干，动则汗出，纳食可，大小便调，舌质淡，苔薄黄，脉滑。治拟清热化痰，安中和胃。处方：黄芪30 g，山药30 g，茯苓30 g，制半夏12 g，枳实12 g，竹茹12 g，紫苏梗12 g，佩兰12 g，桃仁9 g，杏仁9 g，白果仁15 g，玄参15 g，海浮石24 g，牡丹皮9 g，栀子9 g，炙甘草6 g。

二诊（2013年9月12日）：咳嗽好转，纳食可，大小便调，舌质淡，苔薄黄，脉滑。前方加赤芍15 g，沙参12 g，桑寄生24 g。7剂。

三诊（2013年9月19日）：咳嗽明显好转，纳食可，大小便调，舌质淡，苔薄黄，脉滑。前方加石斛12 g，菟丝子30 g。7剂。

患者2015年因感冒后咳嗽就诊，诉经之前用药后，反酸、胸部灼烧感、咳嗽近两年未再发作。

病例2

朱某，女，65岁。因"干咳嗽4个月余"于2009年7月7日初诊。患者4个多月前无明显诱因出现咳嗽，无痰，外院胸部X线片检查无明显异常，经治无功。既往有胃食管反流病史，建议复查胃镜提示"反流性食管炎B级"。刻下：咽痒，痒甚则咳嗽连声，无痰，伴口干、口苦，偶有反酸，无上腹部疼痛，纳食可，大小便调，体检，咽暗红，双肺听诊无异常，舌质红，苔黄厚腻，脉滑。治拟和胃降逆、祛风润燥，处方：柴胡12 g，黄芩12 g，制半夏12 g，橘络12 g，桃仁9 g，杏仁9 g，白果仁15 g，玄参30 g，麦冬30 g，海蛤壳24 g，海浮石24 g，蝉蜕12 g，防风12 g，神曲12 g，炙甘草6 g，7剂。

二诊（2009年7月14日）：咳嗽及咽干明显好转，仍有口干口苦，舌质红，苔黄腻，脉滑。治守前法，加重健脾和胃、芳香化湿之品，前方减玄参、蝉蜕、防风，加薏苡仁30 g，枳实12 g，竹茹12 g，紫苏梗12 g，佩兰12 g。7剂。

三诊（2009年7月21日）：无明显咳嗽，口干消失，口苦仅在夜间出现，舌质淡，苔薄黄腻，脉滑。前方减麦冬、枳实、竹茹，加郁金12 g，鸡内金12 g。7剂以巩固疗效。嘱患者注意饮食、精神愉快，以防止或减少复发。

病例3

吴某，女，36岁。因"咳嗽1年余"于2016年12月22日初诊。患者咳嗽1年余，在日本肺CT检查未见明显异常，予以"激素""支气管吸入剂"，控制欠佳。目前仍咳嗽，咳少量白色黏痰，因痰而咳嗽，时有咽痒，无明显鼻后滴流，时有反酸，纳食可，大小便调，舌质淡，苔薄黄腻，脉滑。治拟辛开苦降，祛风润燥，处方：麦冬18 g，制半夏9 g，橘络9 g，茯苓30 g，薏苡仁30 g，黄芩9 g，黄连6 g，厚朴6 g，白豆蔻6 g，紫苏梗12 g，杏仁9 g，桃仁12 g，蝉蜕9 g，夏枯草9 g，玄参18 g，赤芍18 g，炙甘草9 g。7剂。

二诊（2016年12月29日）：无明显咽痒，每天晨起咳痰，由浓变稀，纳食可，大小变调，舌质淡，苔黄腻，脉滑。治拟健脾和胃，润燥止咳，处方：党参12 g，茯苓30 g，制半夏9 g，麦冬18 g，沙参12 g，百合18 g，海蛤壳24 g，海浮石12 g，丹参15 g，桃仁12 g，杏仁9 g，白果仁9 g，蝉蜕9 g，黄连3 g，厚朴6 g，紫苏梗12 g，炙甘草9 g。7剂。带回日本。

[按]

胃食管反流病有一种特殊类型，常因胃酸和其他胃内容物反流进入食管，导致以咳嗽为突出表现的临床综合征，是慢性咳嗽的常见原因。临床表现为咳嗽大多发生在日间和直立位以及体位变换时，干咳或咳少量白色黏痰；进食酸性、油腻食物容易诱发或加重咳嗽；有不少患者以咳嗽为唯一的表现，有些患者可伴反酸、胸骨后烧灼感及嗳气等典型反流症状，属于中医的"吞酸""嘈杂"等疾病范畴，《丹溪心法》："嘈杂，是痰因火动，治痰为先"、《张氏医通·嘈杂》"嘈杂与吞酸一类，皆由肝气不舒……中脘有饮则嘈，有宿食则酸"。张师认为除痰热内扰外，脾胃虚损亦可导致中土不耐木疏，发为本病。故治李某案中，张师以黄芪、山药、茯苓培土建中，牡丹皮、栀子、玄参清热泻火，半夏、枳实、竹茹祛痰降逆，加海浮石增强清热化痰之力，紫苏梗、佩兰行气和中，桃仁、杏仁、白果仁等合用止咳；二诊时患者咳嗽好转，加北沙参养胃育阴，取赤芍"于土中泻木"（《本草从新》）以泻火，桑寄生补益肝肾；三诊时咳嗽已明显好转，加石斛养阴生津，菟丝子滋肾涵木以防木横犯土，诸药并行以收养阴虚，清热降浊之效，而诸证得瘥。而治吴某案中，张师初诊以黄连、黄芩、半夏合用，佐杏仁、桃仁、紫苏梗，厚朴辛开苦降，升降气机。茯苓、薏苡仁、豆蔻燥湿和胃，麦冬、玄参滋养胃阴，橘络、夏枯草、赤芍、蝉蜕通络、化痰、利咽；二诊时患者已无明显咽痒，仍有晨起咳痰，痰由浓变稀，加海浮石、海蛤壳清热化痰，党参、北沙参、百合养阴润肺，佐丹参、白果以增其通络止咳之效。

（陈凯，李沁菁）

经云"五脏六腑皆令人咳，非独肺也""皆聚于胃，关于肺"，与现代医学将咳嗽按解剖学病因分类颇为契合。胃食管反流病所致慢性咳嗽，亦是临床上慢性咳嗽常见之病因，多为燥湿相兼之病，病本在中焦湿热，病标在咽喉干燥，其治宜滋燥两用，四逆散、佐金丸、麦门冬汤、神效散、半夏泻心汤等诸方化裁。余常用海浮石一味上可润燥，中可清热制酸，可与海蛤壳相伍使用，适用于各种原因引起的咳嗽。

虽云本病治肺胃为主，然所举三案，治则有所偏重，以示治则虽同，但临症治法之略异，灵活权变思路也。如李某案重在治胃、兼治肺，以降胃气为主，芳香药物颇多，酌加降肺气、润肺燥之品。朱某案中，患者虽然咽痒，痒甚则咳嗽连声等"燥"表现是表象，夫治病必求本，其咳实由胃热上逆犯咽，化燥生风而致，其病位在胃、咽，病性为燥，兼风、热两邪为患。宜标本兼治，且治胃不忘治肝，故以疏肝和胃、清热降逆以治其本，祛风润燥、利咽止咳以治其标，方用小柴胡汤、神效散、麦门冬汤等化裁，共奏其功。而吴某案中，患者为旅日华人，日医按哮喘治之，予以"激素""支气管吸入剂"而效不佳，应首先怀疑原来的咳嗽变异性哮喘诊断是否准确，要考虑到胃食管反流性咳嗽和过敏性咳嗽相兼为患，夫治病必求本，该患者以中焦湿热为病本、咽干等上焦燥候为病标，其治标本兼顾，肺胃同治，以辛开苦降为主法，可获良效。

（张天嵩）

上气道咳嗽综合征（鼻后滴流综合征）

病例1

欧某，女，37岁。因"反复咳嗽1年余"于2015年11月5日初诊。患者近1年来，反复咳嗽，白天尤甚，自觉咽部不适，时有鼻后滴流，偶有头痛，无鼻塞流涕，无明显反酸，无皮疹，时有腰酸，纳食可，大小便调，舌质淡，苔薄白，脉滑。静安区中心医院副鼻窦CT提示"双侧上颌窦及筛窦黏膜增厚，炎症多见"。治拟益气健脾、清热化湿、通鼻止咳，处方：黄芪30 g，当归12 g，丹参15 g，郁金12 g，石菖蒲12 g，桃仁12 g，杏仁9 g，白果仁15 g，海蛤壳24 g，桑白皮12 g，玄参15 g，夏枯草9 g，蒲公英15 g，薏苡仁30 g，茯苓30 g，紫苏梗12 g，桑寄生24 g，杜仲12 g，炙甘草6 g。7剂。

二诊（2015年11月12日）：咳嗽好转、午后咽部、鼻后滴流、头痛等症状缓解，纳食可，大小便调，舌质淡，苔薄白，脉滑。前方减杜仲、蒲公英、紫苏梗，加白芷3 g、细辛3 g。7剂。

病例2

龚某，女，64岁，因"咳嗽3个月余"于2017年2月22日初诊。近3个月来反复咳嗽、咳黄白痰，时有鼻后滴流，喷嚏，咳甚则小便出，无胸痛，纳食可，大小便调。舌质淡，苔黄腻，脉滑。治拟清热化痰止咳，处方：柴胡12 g，前胡12 g，薤白12 g，制半夏12 g，黄芩9 g，黄连3 g，海蛤壳24 g，海浮石12 g，桃仁12 g，光杏仁9 g，牡丹皮9 g，茯苓15 g，薏苡仁15 g，紫苏梗12 g，豆蔻6 g，六神曲12 g，蜜炙甘草6 g。7剂。

二诊（2017年3月6日）：鼻后滴流、咳嗽咳痰、小便控制不佳等均较前好转，纳食可，大小便调，舌质淡，苔黄腻，脉滑。前方加党参18 g，桑寄生18 g，杜仲12 g。7剂。

[按]

鼻后滴流综合征是由于鼻部疾病引起分泌物倒流入鼻后和咽喉等部位，直接或间接刺激咳嗽感受器，导致以咳嗽为主要表现的临床综合征，可归属于中医鼻渊病。《素问》云"鼻中常出浊涕，源源不断者，名曰鼻渊"，同时指出鼻渊病机"鼻渊初起，多由于寒，日久则寒化为热矣"，治宜"通窍清热"。张师认为肺开窍于鼻，肺卫不固，感受寒邪，肺受风寒则鼻塞流涕，邪客于内，日久则化为热浊。治当益气固表、清热通窍，故欧某案中予以黄芪扶正以固其肺卫，玄参、桑白皮、茯苓、薏苡仁、夏枯草、蒲公英、海蛤壳清化湿浊，当归、丹参、桃仁、郁金活血祛瘀，加石菖蒲相伍通络开窍，杏仁、紫苏梗、白果仁行气止咳，桑寄生、杜仲强筋健骨。二诊患者咳嗽已有所好转，头痛改善，仍以前方去苦寒之蒲公英，加细辛、白芷增强通窍之力。

（陈凯）

鼻后滴流综合征为慢性咳嗽的常见病因之一，但由于目前无法明确鼻后滴流直接刺激或是炎症刺激上呼吸道咳嗽感受器是否可以引起上呼吸道相关咳嗽，故国外提倡以上气道咳嗽综合征代之，而国内咳嗽相关指南认为部分具有典型鼻后滴流症状和体征的患者，使用鼻后滴流综合征的诊断更为直观、形象。本病主要临床特点除咳嗽、咳痰外，可有鼻塞、鼻腔分泌物增加、频繁清嗓、咽后黏液附着及鼻后滴流感等。还可以伴有基础疾病的临床表现，如变应性鼻炎还表现为鼻痒、喷嚏、水样涕及眼痒等；鼻–鼻窦炎常有鼻塞和脓涕等症状，可伴有面部疼痛/肿胀感和嗅觉异常等。中医治鼻咽之病，多从经络辨治，其要在肺脾肾三经；证属本虚标实之证，本虚为轻则脾肺亏虚、重则肺肾亏虚；实则有寒热之分，从鼻后滴流之鼻涕之色、质区分，黄浓鼻涕者属于湿热，清水鼻涕者为寒湿，热者寒之，寒者热之，然即使有热者，宜当稍佐辛温通窍之品。

（张天嵩）

变应性咳嗽

病例1

陆某，女，33岁。因"反复咳嗽5年余，加重40余天"于2011年5月19日初诊。近5年来咳嗽反复发作，常用刺激性气味而诱发，复旦大学附属中山医院支气管激发试验阴性，静安区中心医院total IgE强阳性。目前咳嗽白天为甚，伴咽痒，痒甚则咳，无痰，偶有反酸，无明显鼻后滴流，纳食可，大小便调。舌质淡，苔薄白，脉滑。治拟润燥祛风止咳，处方：玄参30 g，麦冬30 g，沙参15 g，海蛤壳24 g，海浮石24 g，蝉蜕12 g，防风12 g，桃仁9 g，杏仁9 g，白果仁15 g，五味子9 g，茯苓30 g，薏苡仁30 g，紫苏梗12 g，神曲12 g，甘草6 g。14剂。

二诊（2011年6月2日）：咽痒咳嗽明显减轻。前方继服。14剂。

三诊（2011年6月16日）：咽痒咳嗽基本消失。前方加党参15 g，山药30 g。14剂，以固疗效。

病例2

赵某，女，58岁，因"咳嗽1年"于2015年12月3日初诊。近1年来白天夜间均有咳嗽，曾于上海市肺科医院行肺CT检查提示"右肺结核治疗后改变，右肺上叶见散在结节影，形态不规则"，经多家医院治疗后仍有咳嗽，夜间为甚，无痰，咽痒，时有反酸，无明显鼻后滴流，无皮疹，纳食可，大小便调。舌质淡，苔黄腻，脉滑。治拟祛风润燥，宣肺止咳，处方：炙麻黄12 g，桃仁12 g，杏仁9 g，白果仁18 g，制半夏9 g，细辛3 g，海蛤壳24 g，蝉蜕9 g，桑叶18 g，石菖蒲12 g，郁金12 g，黄芩6 g，黄连6 g，熟地黄15 g，山药30 g，茯苓30 g，紫菀12 g，百部12 g，炙甘草6 g。7剂。服7剂而咳嗽止。

[按]

变应性咳嗽是指具有特应质患者的慢性咳嗽，主要表现为刺激性干咳，多为阵发性，白天或夜间均可发生，常因油烟、灰尘、冷空气、讲话等诱发，多伴有咽喉发痒，但痰嗜酸粒细胞正常，通气功能正常，无气道高反应性，糖皮质激素及抗组胺药物治疗有效。国内研究结果显示，变应性咳嗽是慢性咳嗽的常见原因，属于中医"风咳"范畴，多认为风邪伏肺之证，"风伏于肺，液化为痰，风痰盘踞脾肺连络之间，每遇秋冬举发"，病久则风痰相兼为患；伏邪遇新感则病易发，"肺有伏风，遇风则发""凡人必先有内风而后外风，亦有外风引动内风者"；而正气亏虚则是形成肺中伏风、伏痰的原因，盖正虚卫外功能不足，致外邪入侵伏于肺，正如清代名医王九峰所言"《经》以邪之所凑，其气必虚。肺合皮毛，风邪易袭，皮毛先受风邪，邪气以从其合。肺中津液，不归正化，凝结为痰，屡有伤风、咳嗽气促之患，喉间作痒，金水枯燥可以知而无疑"、清代名医蒋宝素所言"二天不足，脾肾双亏，驯致风伏肺经，哮喘屡发"。对于本病治法，搜风解痉之法必用，轻则荆芥、防风、白蒺藜、桑叶、菊花；次则蝉蜕、僵蚕；重则全蝎、蜈蚣，但如果咳嗽患者对鱼虾等高蛋白食品过敏时，需要小心使用虫类搜剔之药。风多兼燥、火，是以润燥、清热之药当所必用。

（张天嵩）

感染后咳嗽

病例

阮某，女，34岁。因"咳嗽2个月余"于2009年4月2日初诊。起因于上呼吸道感染后，曾使用"红霉素、复方甲氧那明、氯雷他定、异丙托溴铵、沙丁胺醇"等药物，症状未见明显好转。目前仍有咳嗽，以晨起、夜间加剧，咯痰咽痒，纳食可，大小便调。查体：神清，气平，双肺呼吸音清，未闻及明显干、湿性啰音，舌质淡，苔薄黄，脉滑。外院肺功能检查正常，支气管舒张试验阴性，静安区中心医院肺部CT检查未见明显异常。治拟疏风润燥止咳，处方：桑叶30 g，海浮石24 g，海蛤壳24 g，蝉蜕12 g，防风12 g，秦艽12 g，玄参30 g，浙贝母12 g，夏枯草12 g，桃仁9 g，杏仁9 g，白果仁15 g，百部30 g，茯苓30 g，薏苡仁30 g，神曲12 g，炙甘草6 g。7剂。

二诊（2009年4月9日）：咳嗽咽痒明显好转，舌质淡苔薄黄脉滑。前方加竹茹12 g、枳实12 g。7剂。

[按]

感染后咳嗽是指呼吸道感染导致的迁延不愈的咳嗽，其主要症状为刺激性干咳或咳少量白色黏液痰。但据笔者观察，大多数患者还伴有咽痒、咽干，特别是受到异味刺激甚至说话时会诱发咳嗽，此与变应性咳嗽颇为相似。究其病机，为风、燥、火相兼为患。感染后咳嗽病起于外感之后，风为六淫之首，故《诸病源候论·咳嗽候》所述，"风咳，欲语因咳，言不得竟是也"；《治法汇》"咳嗽连声痰便不出者属肺燥"、《素问·阴阳应象大论》"燥胜则干"，且燥生风、风生痒、燥生火、火生痒，故干咳、无痰或少痰、咽痒、咽干之症毕现。因"咳证虽多，无非肺病"，其治应以辛凉甘润，清金保肺为主，笔者化裁桑杏汤、麦门冬汤、双仁散、神效散等古方为治。方中以桑叶质轻性寒，清透肺中燥热之邪，并能去未尽之风邪，一物而兼三功，故重用以为君；"燥胜则干"宜润，麦冬甘寒，"滋燥金而清水源"助桑叶以润燥，以咸寒之海浮石、海蛤壳清肺化痰，助桑叶以清肺热，且《本经》明言蛤壳"治咳逆上气"，防风"治周身之风，乃风药之统领也"，助桑叶祛风邪，皆为臣药；"肺苦气上逆，急食苦以泄之"，以味苦之杏仁、桃仁一气一血，降泄肺气，"气降则痰消嗽止"，半夏"下肺气……止咳嗽上气"，均为佐药；神曲化贝类药以防伤胃，甘草调和诸药，均为使药。全方合用，共奏祛风润燥、清金保肺、降气止咳之效。

（张天嵩）

慢性咽炎

病例

温某，女，41岁。因"咽痛、咳嗽数月余"于2016年2月25日初诊。患者近数月来咳嗽无痰，咽痛，无咽痒，无胸闷胸痛，无鼻痒喷嚏，睡眠可，纳食可，大小便调。查体：神清，气平，舌质淡，苔薄黄，脉滑。治拟利咽止咳，处方：桑叶18g，菊花12g，连翘12g，玄参27g，赤芍18g，海蛤壳24g，海浮石12g，桃仁12g，杏仁9g，白果仁12g，茯苓30g，薏苡仁30g，紫苏梗12g，紫菀12g，百部12g，炙甘草9g。7剂。

二诊（2016年3月3日）：咽痛、咳嗽基本消失，前方继服7剂以巩固疗效。

[按]

风热犯肺，肺失清肃，而见咳嗽频剧，肺热伤津，则见咽燥咽痛，肺热内郁，蒸液成痰，则见干咳痰黏不出。故张师予桑菊饮化裁，桑叶、菊花、连翘疏风清热解表，玄参滋阴助津，桃仁、杏仁、白果仁三仁合用降气止咳，蛤壳、浮石软坚化痰，紫菀、百部温润止咳，茯苓、薏苡仁、紫苏梗健脾护胃行气，诸药合用，共奏其功。

（李沁菁）

咽喉疾病患，主要从经络和脏腑辨治。咽喉是经脉循行交会之处，十二正经均直接或间接到达咽部。其病位主要与肺、胃、肾三脏有关，"手太阴肺经，入肺脏，循经喉中""足少阴肾经，从肺上循喉咙，挟舌根""足阳明胃经，从上齿中，出挟口环唇，循下颌角前，沿咽喉入缺盆"；若论病性，则多与火相关，火分虚实，虚火与肺肾有关，实火多与肺胃有关。该病日久，显是虚火为患，必重用玄参，《本草正义》云"玄参，禀至阴之性，专主热病，味苦则泄降下行，故能治脏腑热结等证。味又辛而微咸，故直走血分而通血瘀。亦能外行于经隧，而消散热结之痈肿。寒而不峻，润而不腻，性情与知、柏、生地近似，而较为和缓，流弊差轻。"

（张天嵩）

慢性支气管炎

病例

徐某，男，59岁。因"反复咳嗽10年，加重1年"于2016年11月21日初诊。患者反复咳嗽反复发作10余年，近1年来咳嗽明显，夜间甚，咳白色黏痰，影响睡眠，需要坐起，自诉闻及痰鸣音，纳食可，大小便调；查体：神清，气平，双肺未闻及明显干湿性啰音，舌质淡，苔薄黄，脉滑。静安区中心医院肺CT检查提示"双肺透亮度增加，双肺纹理紊乱。右肺下叶见少许纤维灶条索影"，诊断为慢性支气管炎、肺气肿。治拟寒温并用、润燥并施，处方：炙麻黄9 g，熟附片9 g，细辛3 g，桃仁12 g，杏仁9 g，白果仁18 g，海蛤壳24 g，海浮石24 g，地龙12 g，丹参15 g，当归12 g，紫苏子12 g，茯苓30 g，薏苡仁30 g，紫苏梗12 g，炙甘草9 g。7剂。

二诊（2016年11月28日）晨起及夜间咳嗽明显好转，夜间无痰鸣音。前方加六神曲12 g。7剂。

[按]

患者咳嗽反复发作10余年，病程日久，寒痰可郁而化热。《景岳全书·喘促》云"扶正气者，须辨阴阳，阴虚者补其阴，阳虚者补其阳。攻邪气者，须分微甚，或散其风，或温其寒，或清其痰火。然发久者，气无不虚"，故当化痰祛湿止咳，予麻黄宣肺定喘，地龙涤痰泻壅，桃仁、白果仁、紫苏子润肺促排痰，附片、细辛温肺化饮，海蛤壳、海浮石软坚化痰，紫苏梗、茯苓、薏苡仁健脾祛湿护胃。二诊，加六神曲以加强健脾和胃祛痰湿之效。

（李沁菁）

流行病学调查显示，在社区中慢性支气管炎是常见疾病，然而在专科门诊诊治的慢性咳嗽患者中，慢性支气管炎只占少数。咳嗽、咳痰连续2年以上，每年累积或持续至少3个月，并排除其他引起慢性咳嗽的病因，可诊为慢性支气管炎。其临床表现为咳嗽、咳痰，一般晨间明显，咳白色泡沫痰或黏液痰，加重期亦有夜间咳嗽，亦可伴有喘鸣。此类咳嗽，治疗较易，要在分清寒热虚实燥湿而已，重在辨痰一法。若痰白呈泡沫状者，属虚、属寒，夜间咳嗽为肺中有饮也，是以小青龙汤为主，加炮姜温化寒饮也；若咳白色黏痰为肺燥为肺火，海蛤壳、海浮石、蝉蜕等咸寒润燥之法可选。患者发病日久，必为虚实夹杂之症，如咳白色黏痰为肺燥为肺火、为燥，夜间咳嗽甚而胸闷则为肺饮、为湿，故以咸寒之海蛤壳、海浮石、地龙，寒以清热，咸以润燥软坚化痰，紫苏子、当归以降气平喘，麻黄附子细辛汤温肾宣肺平喘，亦寒温并用、肺肾双治之法。

（张天嵩）

间质性肺炎

病例

陆某，女，82岁。因"咳嗽半年余"于2015年6月18日初诊，患者半年前无明显诱因出现咳嗽，外院肺CT检查提示"间质性肺炎"，予以抗炎化痰止咳治疗未见明显好转，仍有咳嗽，无痰，活动后气急，无明显咽痒，纳食可，大小便调，舌质淡，苔薄白，脉沉。治拟通补肺络，处方：生黄芪30 g，茯苓30 g，薏苡仁30 g，炙麻黄9 g，桃仁9 g，杏仁9 g，白果仁15 g，当归12 g，丹参15 g，紫苏子12 g，桑白皮15 g，海蛤壳24 g，玄参15 g，炙甘草6 g，7剂。

二诊（2015年6月25日），咳嗽消失，活动后气急好转，前方加桑寄生24 g，7剂。

三诊（2015年7月2日）：诸症基本消失。前方加补骨脂12 g，7剂。

[按]

流感病毒、副流感病毒、腺病毒、呼吸道合胞病毒等病毒和肺炎支原体等感染均可导致间质性肺炎，引起肺的间质组织发生炎症，主要病变部位是支气管壁、肺泡壁，特别是支气管周围、血管周围、小叶间和肺泡间隔的结缔组织等，较之于特发性间质性肺炎而言，预后较好。中医学认为，外来之毒，循鼻窍、腠理毛孔等沟通内外的网络系统侵入人体，蕴结肺部而诱生浊毒、痰毒、瘀毒等内生邪毒，正如清代名医尤在泾《金匮要略心典》所云"毒，邪气蕴结不解之谓"，内外合邪，聚于肺络，积久必损肺络而致肺络痹阻，而为咳、为气促等。故宜从毒损肺络论治，立通补肺络法，以托法祛邪毒外出，黄芪在所必用；以搜剔法除内生之瘀毒，药如当归、丹参、全蝎、蜈蚣；以清热法除内生之热毒，药如桑白皮、黄芩、蒲公英等；以软坚法化内生痰毒，如海浮石、海蛤壳、玄参等；以宣肺法引邪毒外出，药如麻黄、荆芥、防风等。

（张天嵩）

急性咳嗽

普通感冒

病例

　　康某，女，73岁。因"咳嗽5天"于2018年3月1日初诊。患者5天前无明显诱因出现咳嗽，无痰，伴咽干咽痛，头部颞侧疼痛，全身不适，易疲劳，纳食可，梦多，大小便调，舌质淡，苔薄黄，脉滑。治拟和解少阳，利咽止咳。处方：柴胡12 g，黄芩9 g，制半夏12 g，玄参27 g，赤芍9 g，海蛤壳24 g，桃仁12 g，杏仁9 g，金银花18 g，蒲公英15 g，干姜6 g，细辛3 g，五味子9 g，党参18 g，茯苓30 g，炙甘草9 g。7剂。服药7剂后，咳嗽及咽痛，颞部不适均已消失。

[按]

　　《伤寒论》云"少阳之为病，口苦，咽干，目眩也"。两颞部、口咽部乃少阳经循行之处，该患者咳嗽、颞部疼痛、咽干咽痛、全身不适，其病属少阳可知也。张师予少阳病之小柴胡汤加减治之，佐以玄参、赤芍、金银花、蒲公英清热利咽，细辛、干姜、五味子止咳。其中辛姜味三药相伍出于伤寒，乃仲景止咳之要旨，其小青龙汤、射干麻黄汤、苓甘五味姜辛汤、厚朴麻黄汤均用之，陈修园《金匮要略·痰饮咳嗽病脉证并治》篇"水饮二字，为咳嗽之根"，小青龙汤方中干姜、细辛、五味子三味药是治疗饮咳之核心药物。此三药联用，散中有收，收中有散，彼此协同，互相制约，体现了"温药和之"之义。患者服药后诸证皆除，可见经方"一剂知、二剂已"，拊鼓之效也。

（陈凯）

急性咳嗽的常见病因主要有普通感冒和急性气管-支气管炎，病毒感染是感冒的主要病因，对其治疗乃中医药之所长。《傅青主女科》将小柴胡汤作为治疗感冒之主方，颇有见地，然必遵张仲景应用小柴胡汤之法。在临证时牢记小柴胡证的几个提纲症，如"少阳之为病，口苦，咽干，目眩也""伤寒，脉弦细，头痛发热者，属少阳"。然小柴胡汤世人多视其为和解少阳之方，机械地围绕所谓"往来寒热、胸胁苦满、默默不欲食、心烦喜呕"四大症来使用，限制了本方的使用，惜乎哉。

（张天嵩）

急性气管-支气管炎

病例

郑某，男，42岁。因"咳嗽1周"于2017年1月13日初诊。患者近1周来出现鼻塞流涕，咽痒，咳嗽咳黄痰，纳食可，大小便调，双肺未闻及干湿啰音，舌质淡，苔薄白，脉滑。患者既往有哮喘病史。治拟宣肺清热，化痰止咳，处方：炙麻黄9g，桃仁12g，苦杏仁9g，白果仁12g，石膏30g，地龙9g，桑白皮18g，地骨皮12g，石菖蒲12g，郁金12g，熟地黄9g，茯苓30g，薏苡仁30g，紫苏子9g，炙甘草9g。7剂。

二诊（2017年1月20日）：无明显咳嗽咳痰，纳食可，大小便调。舌质淡苔薄白脉滑。前方加桑寄生18g，杜仲12g，山药15g，紫苏梗12g，菟丝子30g，女贞子12g，墨旱莲15g。7剂。

[按]

患者此次虽无哮喘发作，但要考虑防止感染诱发哮喘。该患者表有寒、里有热也，故张师予麻黄杏仁甘草石膏汤、泻白散等加减。麻黄与杏仁相伍，宣肺降气，麻黄与石膏同用，清宣肺热，甘草益气缓中、调和诸药；再加地龙、桑白皮、地骨皮、白果仁、苏子等清肺降气化痰，肺热除而肺气畅，则咳痰自止，熟地黄、地骨皮滋阴清热；复诊患者肺热已清，无咳嗽咳痰，张师则去石膏，予桑寄生、杜仲、山药、菟丝子等补益肺肾，以固本培元。

（陈凯）

急性气管-支气管炎起病初期常有上呼吸道感染症状，随后咳嗽可渐加剧，伴或不伴咳痰，伴细菌感染者常咳黄脓痰。本病多为自限性，全身症状可在数日内消失，但咳嗽、咳痰一般持续2~3周。本病辨治大要在分寒热燥湿，以辨痰为主。一般而言，痰白黏腻或稠厚或稀薄、少痰或无痰者多为病毒感染，其中痰多稀薄多为痰湿，射干麻黄汤、二陈汤等化裁；痰白黏腻或稠厚为燥痰或热痰，麦门冬汤、神效散等化裁；黄脓痰者多为细菌感染，多属热痰，泻白散、芩半丸、桑白皮汤、清金化痰汤、麻杏石甘汤等化裁。

另，考麻黄杏仁甘草石膏汤，用治"汗出而喘，无大热者"，清代名医柯韵伯认为有汗不得用麻黄，"汗出"应改为"无汗"，无大热不得用石膏，"无大热"应改为"大热"，貌似有理，实则谬误，纯为纸上谈兵之论，临床上所见哮喘患者"汗出而喘，无大热者"颇多，仲景之言不虚也。

（张天嵩）

肺部感染

病例

薛某，女，72岁。因"咳嗽1周"于2018年3月1日初诊。患者1周前无明显原因出现咳嗽，无发热，静安区中心医院肺CT提示"右肺中叶及两肺下叶少许炎症"，予"莫西沙星"静滴5天，目前仍有咳嗽，咽痒，无痰，无胸闷胸痛，纳食可，大小便调，舌质淡，苔薄黄，脉滑。证属燥邪犯肺，治拟清肺润燥止咳，处方：桑白皮27 g，金银花18 g，蒲公英15 g，海蛤壳24 g，海浮石12 g，玄参27 g，赤芍27 g，北沙参18 g，麦冬27 g，制半夏12 g，炙麻黄9 g，桃仁12 g，杏仁9 g，石菖蒲12 g，郁金12 g，紫菀12 g，款冬花12 g，党参18 g，炙甘草9 g。7剂。

二诊（2018年3月8日）：患者诉服药3剂咳嗽症状已消失；7剂服完，诸证皆安。

[按]

此患者咳嗽起因于肺部感染，张师认为，感染后咳嗽无论初期或寒或热，多从机体而化成燥邪，引发咳嗽加剧，故治疗当注重清燥润肺为主，故方用北沙参、麦冬、玄参、海蛤壳、海浮石养肺阴、润肺燥，桃仁、杏仁行气活血润肠燥，取"肺与大肠相表里"之义；以桑白皮、金银花、蒲公英清肺火，以杜绝燥邪互结之患；赤芍、玄参清上焦之浮火、利咽止咳，以炙麻黄、制半夏、紫菀、石菖蒲、郁金、宣肃肺气，党参益气保肺，诸药合用，使燥邪得清，咳嗽自止。

（潘宝峰，陈凯）

呼吸道感染所致急性咳嗽，首辨有无燥邪，但要注意燥邪并不一定为原发致病因素，而是六淫外邪侵入机体后，因不同个体脏腑功能之差异，或从寒化，或从热化，或从燥化，或从湿化，或从实化，或从虚化，正如《医宗金鉴》所言"推其形藏原非一，因从类化故多端"，此乃审证求因之原则，故治疗时要抓住燥热、寒热、虚实等辨证要点；次辨燥有无风、寒、热之合邪。总之，要分风燥、温燥、凉燥之别，辨寒痰、热痰、燥痰之异，治如疏风、散寒、清热、润燥、化痰之法，临证所施；桑杏汤、杏苏散、清燥救肺汤、清金化痰汤、泻白散、神效散、麦门冬汤等，临证可选。

（张天嵩）

支气管哮喘

支气管哮喘急性发作

病例1

邱某，女，55岁。因"反复咳喘5年，加重1周"于2016年3月17日初诊。患者有明确的哮喘病史5年余。咳嗽、喘鸣多在每年春季发作，平素以"孟鲁司特钠"等控制。近1周来出现晨起有黄白痰，夜间哮鸣音，爬两层楼可有胸闷，纳食可，大小便调；查体：神清，气平，双肺可闻及哮鸣音，舌质淡，苔黄腻，脉滑。治拟清热宣肺，化痰定喘，处方：炙麻黄9g，桃仁12g，杏仁9g，白果仁12g，地龙9g，海蛤壳24g，海浮石12g，石菖蒲12g，郁金12g，当归15g，紫苏子12g，丹参15g，熟附片9g，细辛3g，紫苏梗12g，炙甘草9g。7剂。

二诊（2016年3月24日）：咳嗽咳痰喘息明显好转，睡眠欠佳，双肺未闻及哮喘音。前方加桑寄生18g。7剂。

[按]

《景岳全书·喘促》云"扶正气者，须辨阴阳，阴虚者补其阴，阳虚者补其阳。攻邪气者，须分微甚，或散其风，或温其寒，或清其痰火。然发久者，气无不虚"。患者哮喘病史5年，反复发作，症见晨起有黄白痰，夜间哮鸣音，舌质淡苔黄腻脉滑，寒热相兼也；爬两层楼可有胸闷，虚实夹杂也。故当温清并用，攻补兼施，以麻黄宣肺定喘，地龙涤痰泻壅，桃仁、杏仁、白果仁三仁合用降气平喘，熟附片、细辛温肺化饮，石菖蒲、郁金理气活血宽胸。二诊，加桑寄生以加强补肾纳气之效。

（李沁菁）

155

病例2

莫某，女，38岁，因"反复咳、喘10余年，加重1周"于2015年3月30日初诊。患者有明确的哮喘病史10余年，平素以"沙美特罗替卡松、复方甲氧那明、长效茶碱"等药物控制，近1周来加重，咳嗽咳黄白黏痰，夜间胸闷喘鸣，纳食可，大小便调，双肺可闻及哮鸣音，舌质淡，苔薄白，脉滑。治拟清热宣肺，化痰平喘，处方：炙麻黄9g，桃仁12g，杏仁9g，白果仁18g，桑白皮18g，蒲公英15g，金银花18g，海蛤壳24g，熟地黄15g，当归12g，丹参15g，熟附片9g，细辛3g，茯苓30g，薏苡仁30g，炙甘草9g。7剂。

二诊（2015年4月13日）：服药后症状明显减轻，停药1周后，又出现咽痛咳嗽、咳痰，夜间胸闷，纳食可，大小便调，双肺可闻及哮鸣音，舌质淡，苔薄白，脉滑。前方加白花蛇舌草15g，海浮石12g，六神曲12g。7剂。

三诊（2015年4月20日）：无夜间胸闷，仍有咳白色黏痰，时流黄白脓涕，纳食可，大小便调，双肺未闻及明显干湿啰音，舌质淡，苔薄白，脉滑。前方加生白术18g。7剂。

四诊（2015年4月27日）：无夜间胸闷，咳白色黏痰较前减少，时有咽痛，纳食可，大小便调，双肺未闻及明显干湿啰音，舌质淡，苔薄白，脉滑。前方加赤芍15g，玄参18g。7剂。

[按]

本患者哮病日久，元代名医朱丹溪提出"哮主于痰"，明确提出痰阻气机、肺气不降是哮喘的主要病机，明代名医张景岳则提出"喘有宿根"的观点。张师认为，哮病多与痰、瘀相关，阳虚寒湿为本，急性发作期可由外感之邪引动，正如《证治汇补》所言"内有壅塞之气，外有非时之感，膈有胶固之痰"，在治疗上多从肺脾肾同治入手居多。本案以炙麻黄、桃仁、杏仁、白果仁宣肺平喘，蒲公英、金银花清散伏热，桑白皮、海蛤壳清肺化痰，茯苓、薏苡仁健脾胃，当归既能止咳逆上气，又能与丹参、熟地黄配伍共奏活血养血补肾之功，加用熟附片、细辛，取麻黄附子细辛汤"离照当空，阴霾自除"之义。麻黄得附子，温阳宜通，肺肾同治，平喘不伤正；细辛配附子，为治阳虚寒痰水饮咳喘之重要药对，正如《本草汇言》中所言，细辛佐附子能散诸痰之壅，此三药相伍，温阳、散寒、化饮、平喘以治本。复诊针对新出现的症状，在初诊治法基础上稍作调整，疗效满意。

（潘宝峰，陈凯）

　　支气管哮喘是由嗜酸性粒细胞、肥大细胞、T淋巴细胞、中性粒细胞、气道上皮细胞等多种细胞和细胞组分参与的气道慢性炎症性疾病，慢性炎症与气道高反应性相关，通常出现广泛而多变的可逆性气流受限，导致反复发作的喘息、气促、胸闷和/或咳嗽等症状，多在夜间和/或清晨发作、加剧，多数患者可自行缓解或经治疗缓解。不论西医还是中医，治哮喘都分为发作期和稳定期。中医认为发作期虽有寒、热、痰、瘀、虚哮之不同，又有"发时治肺、平时治喘"之古训，但哮喘日久，各种病理产物相兼为患，多为虚实夹杂，病位涉及多个脏腑，故临床是宜从肺肾入手，虚实共治。如邱某案所用小青龙汤、麻黄附子细辛汤、紫苏子降气汤诸方之合方也，温法为主；而莫某案则是以定喘汤、神效散合方，并加蒲公英、金银花、白花蛇舌草等，清法为主。两案虽均为寒温并用，但又有所偏重，可以相互参看。

（张天嵩）

激素依赖性哮喘

病例

李某，女，78岁，因"反复咳嗽气急、喘鸣10余年，加重3天"于2009年7月1日入院。患者有哮喘史10余年，平素自服泼尼松控制，但常因受凉或泼尼松减量而诱发加重，出现胸闷、气急、喘鸣、咳嗽咳痰等典型症状，如及时服用激素、抗生素及化痰平喘等药后可缓解。近来泼尼松自行减量，而3天前受凉后症状加剧，咳嗽，咳痰少，胸闷心慌，伴双下肢轻度水肿，应用以前的药物不能控制，遂收入静安区中心医院中医科进一步诊治。刻下：患者胸闷气急，咳嗽少痰，心慌，乏力，纳可，夜寐安，大小便调；查体：神志清楚，呼吸略促，形体肥胖，自主体位，双肺呼吸音粗，双肺满布哮鸣音，未闻及明显湿啰音，心音遥远，心率86次/min，律齐，各瓣膜听诊区未闻及病理性杂音，舌暗，苔薄黄腻，脉弱。西药予以琥珀酸氢化可的松(后调整为泼尼松口服，再调整为布地奈德粉吸入剂吸入)、茶碱缓释片、二羟丙茶碱抗炎平喘，左氧氟沙星抗感染，盐酸氨溴索化痰；厄贝沙坦片控制血压；单硝酸异山梨酯缓释片扩冠；氢氯噻嗪利尿消肿，减轻心脏后负荷。中药予以温肾纳气、清肺降气平喘为主，方选阳和汤、紫苏子降气汤、葶苈大枣泻肺汤等化裁：鹿角霜12 g，熟地黄15 g，山药30 g，茯苓30 g，炮姜6 g，桑白皮30 g，黄芩9 g，当归12 g，紫苏子12 g，葶苈子12 g，砂仁（后）3 g，紫苏梗12 g，生谷芽30 g，生麦芽30 g，炙甘草6 g。7剂。

二诊（2009年7月8日）：气急较前略有好转，咳嗽，咳痰不爽，查体：神清，气略促，双肺呼吸音粗，双肺中上可闻及散在哮鸣音，未闻及明显湿啰音，心率80次/min，律齐，各瓣膜听诊区未闻及病理性杂音，双下肢轻度浮肿，舌暗，苔薄黄腻，脉弱。治拟温肾纳气、化痰通络，处方：阳和汤、金水六君煎等化裁：鹿角霜12 g，熟地黄30 g，当归12 g，丹参12 g，桃杏仁（各）12 g，白果仁12 g，桑白皮30 g，麦冬30 g，制半夏12 g，紫苏子12 g，茯苓30 g，薏苡仁30 g，橘络12 g，砂仁（后）3 g，紫苏梗12 g，炙甘草6 g。7剂。

三诊（2009年7月15日）：无明显气急，咳嗽咳痰好转，时有鼻痒，纳食可，大小便调，查体神清，双肺呼吸音粗，未闻及明显干湿啰音。心率82次/min，律齐，各瓣膜听诊区未闻及病理性杂音，舌暗，苔薄黄腻，脉弱。前方加枳实12 g，竹茹12 g。7剂。

四诊（2009年7月22日）：患者无咳嗽，无明显气急，时有胃脘胀满，查体：神清，气平，双肺呼吸音粗，未闻及明显干湿啰音，心率82次/min，律齐，各瓣膜听诊区未闻及病理性杂音。停用泼尼松、氢氯噻嗪等药物。前方改熟地黄12g，加神曲12g。7剂。服药7剂后无明显不适，准予出院。

[按]

激素依赖型哮喘和激素抵抗型哮喘，多为病久缠绵反复，正气溃散，精气日夺，肾阳虚水泛为痰，肾阴虚火灼津为痰，顽痰伏于肺系，结为窠臼，非一般豁痰之品可治者，治宜填补肾精、通补督脉。正如清代名医蒋宝素指出"盖伏风、痰饮凝结肺胃曲折之处，为窠为臼，必借真火以煦和，真水以濡润，方能融化。"盖肾寄元阴元阳，督脉总督一身之阳，命门之火赖其敷布，脏腑方得以温煦，痰浊饮邪得以化，所谓"离照当空，阴霾自化"。《外科证治全生集》阳和汤、《椿田医话》阳和饮等化裁，药如熟地黄、麻黄、制附子、山药、山茱萸、白芥子、人参、鹿角、肉桂、炮姜、茯苓、菟丝子等。尤重入督脉血肉有情之品如"通督脉之气舍"之鹿角霜、"温督脉之血"之鹿角胶、"通督脉之精室"之鹿茸等；入督脉草木之如附子、细辛、肉桂、藁本、鹿衔草、枸杞子等皆可随方选用。另，熟地黄"功专生精填髓，得砂仁行气"，故本案中重用熟地黄，一伍鹿角霜，通补肾督；一伍当归，取金水六君煎之意；一伍砂仁，取行气不碍胃之意。

激素依赖性哮喘治疗较为棘手，大多数患者一般需要长期服用激素药物来控制病情，如果一旦停药或减量，哮喘会发作，但长期服用激素类药物要注意不良反应对患者带来的影响，因此需要对激素的剂量、剂型等综合考虑，尽量用比较小的剂量控制哮喘。激素撤减应十分慎重，需要医生指根据哮喘控制情况决定。填补肾精、通补督脉等补肾法可以用于激素撤减，但应在阴、阳两者中求之。如开始为控制哮喘发作激素用量比较大，补肾阴药重于补肾阳药，主要用于对抗激素的不良反应；激素撤减阶段，逐渐加重补肾阳药，促使激素撤减顺利、且不易发生反跳；在较小剂量激素维持治疗阶段，可以阴阳双补、气血并调、寒热并用法长期调理。

（张天嵩）

过敏性鼻炎-哮喘综合征

病例1

沈某，女，59岁。因"反复鼻痒鼻塞、喷嚏8年余，喘息1年，加重1个月余"于2015年3月12日初诊。患者鼻痒鼻塞反复发作8年余，近1年来又出现胸闷喘息，于多家医院确诊为"过敏性鼻炎""哮喘"，虽用药仍时有鼻痒鼻塞。近1个月余来，又出现鼻痒、鼻塞、咽痒、耳痒、夜间咳嗽、胸闷喘息，纳食可，大小便调，舌质淡，苔白腻，脉弦。治拟通鼻宣肺、活血平喘，处方：炙麻黄9g，桃杏仁（各）9g，白果仁15g，淡附片9g，熟地黄12g，桑白皮15g，地龙12g，紫苏子12g，当归12g，丹参15g，石菖蒲12g，茯苓30g，紫苏梗12g，炙甘草6g。7剂。

二诊（2015年3月19日）：流涕好转，无夜间咳喘发作。仍有眼、耳痒，时有咽痒，偶有鼻涕，涕清。纳食可，大小便调，舌质淡，苔薄白，脉弦。前方加玄参12g，白芷3g。7剂。

三诊（2015年3月26日）：鼻塞流涕好转，仍有眼、耳痒。睡眠欠佳，入睡困难，纳食可，大小便调，舌质淡，苔薄白，脉滑。治拟温阳益气、活血祛风止痒，处方：黄芪30g，当归15g，丹参15g，炙麻黄9g，淡附片9g，细辛3g，蝉蜕9g，石菖蒲12g，郁金12g，桑白皮12g，百合30g，牡蛎30g，地龙12g，玄参15g，紫苏梗12g，炙甘草6g。

四诊（2015年4月2日）：鼻塞流涕好转，仍有眼、耳痒，睡眠转佳，夜间流口水，纳食可，大小便调，舌质淡苔薄白，脉滑。治拟温阳活血法为主，处方：黄芪30g，当归15g，丹参15g，炙麻黄9g，淡附片9g，细辛3g，石菖蒲12g，郁金12g，桑白皮12g，百合30g，益智仁9g，牡蛎30g，地龙12g，玄参15g，紫苏梗12g，炙甘草6g。

五诊（2015年4月9日）：晨起有鼻塞流涕，眼、耳痒消失，睡眠、夜间流口水好转，时有腰酸，纳食可，大小便调。舌质淡，苔薄白，脉滑。治拟温补肺肾为主，处方：黄芪30g，当归15g，丹参15g，炙麻黄9g，淡附片9g，细辛3g，石菖蒲12g，郁金12g，桑白皮12g，百合30g，益智仁9g，牡蛎30g，地龙12g，玄参15g，紫苏梗12g，菟丝子15g，桑寄生15g，杜仲9g，炙甘草6g。

病例2

全某，女，53岁。因"咳嗽、喘息反复发作5个月余"于2011年10月12日初诊：患者2天前无明显诱因出现呼吸困难，至上海市第十人民医院被诊断为

"哮喘"，予以"抗炎、化痰、平喘"等治疗后好转，以后反复发作，于多家医院经"抗炎、化痰、平喘"西医治疗、用"平喘化痰"等方药中医治疗，控制不佳。就诊时哮喘无明显发作，细问病史，平素有鼻痒、打喷嚏、眼痒、皮疹时有发作，纳食可，大小便调，查体：神清，气平，双肺呼吸音清，未闻及明显哮鸣音，舌质淡，苔薄白，脉滑。治拟补肺固表、健脾补肾，处方：生黄芪30g，生白术12g，防风9g，桃仁9g，杏仁9g，白果仁15g，党参15g，山药30g，熟地黄12g，当归12g，桑白皮15g，黄芩9g，白芷3g，甘草6g。7剂。

二诊（2011年10月20日）：鼻痒、眼痒时有发作，纳食可，舌质淡，苔薄白，脉滑。前方加黄精12g，细辛3g。7剂。

三诊（2011年10月28日）：鼻痒、时有眼痒好转，无明显咳、痰、喘，舌质淡苔薄白脉滑。前方加沙苑子12g。7剂。

四诊（2011年11月3日）：偶有胸闷，纳食可，大小便调。治拟补肺固表、健脾补肾，处方：生黄芪30g，生白术12g，防风9g，茯苓30g，薏苡仁30g，山药15g，熟地黄12g，当归12g，紫苏梗12g，桑白皮9g，百合15g，桃仁9g，杏仁9g，白果仁15g，辛夷（包）6g，甘草6g。7剂。

五诊（2011年11月10日）：诸症明显好转，近来头痛，纳食可，大小便调。舌质淡苔薄白脉滑。前方加川芎15g，生石膏（先）12g。7剂。

六诊（2011年11月17日）：无明显不适，前方继服。7剂。

七诊（2011年11月24日）：近来口苦，无明显胸闷，夜间皮肤瘙痒，前方加黄连3g。7剂。

八诊（2011年12月1日）：口苦、夜间皮肤瘙痒消失，偶有自觉胸闷，治补肺健脾益肾，通鼻窍，处方：生黄芪30g，生白术12g，防风9g，茯苓30g，薏仁30g，熟地黄12g，当归12g，桃仁9g，杏仁9g，白果仁15g，辛夷6g（包），川芎9g，生石膏（先）12g，甘草6g。7剂。

[按]

过敏性鼻炎和哮喘常相兼为病，张师认为两病实为同一病机，均为卫表不固，时感风寒之邪，邪伏肺经，为痰为饮为瘀，伏邪则又易感外邪而发，则肺鼻之病常发；病久伤及脾肾，虚实夹杂，《症因脉治》指出"哮病之因，痰饮留伏，结成窠臼，潜伏于内，偶有七情之犯，饮食之伤，或外有时令之风寒束其肌表，则哮喘之症作矣"。如沈某案中，初诊及二诊以喘咳、咽痒、鼻塞、流涕等症状为主诉，故发作期其治疗宜从肺鼻入手，张师仿《和剂局方》华盖散之意，以宣肺、通窍、祛痰为主，方中炙麻黄宣肺，以桃仁、杏仁、紫苏子、紫苏梗、地龙降气平喘，桑白皮、白蔻仁、茯苓清化痰湿，白芷、石菖蒲通鼻窍，当归既能止咳逆上气，又能与丹参配伍活血通络，以熟地黄、淡附片补肾，诸药配伍宣中有降，攻中有补，气血兼顾；后三诊，患者咽痒消失，鼻塞流涕改善，现有夜间流口水、腰酸等脾肾不足之象，治从肺肾入手，故以麻黄附子细辛汤温肾、散寒、化饮，黄芪、益智仁、桑寄生、菟丝子补虚获效。而全某案中，患者虽平时鼻部疾病表现明显，但诊时哮喘未见明显发作，病属稳定期，从补肺固表、健脾补肾入手，以玉屏风散、金水六君煎、三拗汤等化裁治之，收效颇佳。该患者后以突发性耳聋来诊，诉过敏性鼻炎和哮喘数年未再发作。

（潘宝峰，陈凯）

不典型哮喘

病例

胡某，男，71岁。因"反复胸闷4年余"于2011年1月13日初诊。患者胸闷反复发作，时欲叹息，叹息后则舒，无明显咳嗽，纳食可，大小便调，舌质淡，苔薄白，脉滑。外院胸部X线片正常，支气管激发试验阳性。治拟疏肝宁心，宽胸理气，处方：柴胡12 g，炒白芍30 g，枳实12 g，百合30 g，石菖蒲12 g，郁金12 g，瓜蒌皮12 g，薤白12 g，党参15 g，炙甘草6 g，7剂。

二诊（2011年1月20日），诸症好转，前方加丹参12 g，檀香3 g。7剂。

[按]

哮喘发作症状典型则比较容易诊断和治疗，而不典型者则易误诊误治。当患者出现闻及刺激性气味或情志诱发出现胸闷不适、反复夜间咳嗽或晨起咳嗽、活动后咳嗽或咳嗽加剧、季节性肺炎反复发作等情况时，考虑不典型哮喘的可能性，并应与心血管疾病相鉴别，需要进行支气管激发试验等检查以确诊。该患者从临床表现来看，似乎属于功能性躯体综合征，但支气管激发试验为阳性，故考虑诊断为哮喘。哮喘虽属于非特异性气道炎症性病变，但精神和心理因素等在哮喘发作中起重要的作用，该患者"胸闷，时欲叹息，叹息后则舒"等临床表现，与中医肝主疏泄、心主神志等功能相关，故其治当肝心同治，以疏肝宽胸为主，主选四逆散、瓜蒌薤白汤、菖蒲郁金汤等化裁治之，故获良效。

（张天嵩）

慢性阻塞性肺疾病

COPD急性加重

病例1

夏某，男，71岁。因"反复咳嗽咳痰10年余，活动后气急5年，加重1周"于2011年1月27日初诊。患者有明确的COPD病史，每年均有咳嗽、咳痰、气短等病情加重情况，需要急诊予以静脉给药治疗。近1周来又出现加重，经外院用抗菌、化痰、平喘等治疗无明显好转，仍有咳嗽、咳黄痰，活动后气急，夜间不能平卧，纳食可，大小便调，舌紫，苔薄白腻，脉滑。发则治标，以治肺为主，治肾为辅，拟温清并用、宣敛共施、气血兼调、痰瘀皆治，处方：淡附片9 g，炙麻黄9 g，桃仁9 g，杏仁9 g，白果仁15 g，桑白皮30 g，天花粉12 g，葶苈子9 g，当归12 g，郁金12 g，茯苓30 g，炙甘草6 g。7剂。

二诊（2011年2月3日）：咳嗽、咳痰、活动后气急减轻，夜间已能平卧，纳食可，大小便调，舌淡紫，苔薄白腻，脉滑。守前法，前方加蒲公英30 g，山药30 g，炙黄芪30 g。7剂。

三诊（2011年2月10日）：诸症大减，前方继服7剂。

四诊（2011年2月17日）：患者无明显咳嗽咳痰，走平路无气急，爬楼梯仍可出现气短，纳食可，大小便调，舌淡紫，苔薄白，脉滑。拟双补肺肾、纳气平喘为主，处方：党参30 g，炙黄芪30 g，熟地黄15 g，当归12 g，紫苏子12 g，淡附片9 g，葶苈子9 g，石菖蒲12 g，郁金12 g，蒲公英15 g，桑白皮15 g，桃仁9 g，杏仁9 g，白果仁15 g，补骨脂12 g，紫苏梗12 g，炙甘草6 g。7剂。

五诊（2011年2月24日）：无明显咳嗽咳痰，爬楼梯气急明显好转，舌淡，苔薄白，脉滑。仍拟肺肾共治，上方减蒲公英、附片、葶苈子，加制半夏

12 g，山药30 g。7剂。

六诊（2011年3月3日）：患者诸症消失，法以补肾为主，治肺为辅，上方加黄精12 g，鹿角霜12 g。7剂。

病例2

陈某，女，66岁。因"反复咳嗽咳痰10余年，气急1年，加重3天"于2016年11月3日初诊。患者有慢性咳嗽咳痰病史，近1年来反复发作，并伴有气急，外院肺功能提示轻度阻塞性通气功能障碍。目前仍有咳嗽，夜间为甚，咳黄白痰，活动后气急，纳食可，大小便调。舌质紫暗，苔薄黄，脉滑。治拟攻补兼施，补肺益肾，宣降肺气，化痰平喘，处方：黄芪30 g，茯苓30 g，山药30 g，薏苡仁30 g，泽泻12 g，炙麻黄9 g，桃仁12 g，杏仁9 g，地龙9 g，丹参15 g，桑白皮18 g，蒲公英15 g，海蛤壳24 g，海浮石12 g，紫苏梗9 g，炙甘草9 g。7剂。

二诊：（2016年11月10日）咳嗽、活动后气急明显好转，睡眠转佳。前方减蒲公英，加炒白术18 g，黄精12 g。7剂。

[按]

慢性阻塞性肺疾病（chronic obstructive pulmonary disease，COPD）是一种常见的、可以预防和治疗的疾病，以持续呼吸系统症状和气流受限为特征，通常是由于明显暴露于有毒颗粒或气体引起的气道和/或肺泡异常所导致。在临床上，对任何有呼吸困难、慢性咳嗽或咳痰，和/或有危险因素接触史的患者都应该考虑到慢阻肺的临床诊断。临床上一般按急性加重期和稳定期的不同而采取不同的治疗策略，虽然一般认为中医药在COPD稳定期治疗是其所长，然则在急性加重期也可采用中医药疗法，单独使用，或配合现代医学疗法。

COPD急性加重期是指患者呼吸道症状的急性恶化，导致额外治疗，可分为轻度（单独使用短效支气管扩张剂治疗）、中度（使用短效支气管扩张剂和抗生素，加用或不加用糖皮质激素）、重度（患者需要住院或急诊治疗）三类，重度急性加重可能并发急性呼吸衰竭。急性加重的主要症状是呼吸困难加重，其他症状包括咳脓痰和痰量增加，伴咳嗽和喘息加重，治疗目标是使本次急性加重的影响最小化，并预防再次急性加重的发生。根据"抓主症"的治疗原则，在急性加重期，主要解决气促、咳嗽、咳痰、喘鸣等问题。辨治要点为气促、喘息者。分虚实：《景岳全书·喘促》指出"实喘者，气长而有余；虚喘者，气短而不续。实喘者胸胀气粗，声高息涌，膨膨然若不能容，惟呼出为快也；虚喘者，慌张气怯，声低息短，惶惶然若气欲断，提之若不能升，吞之若不相及，劳动则甚，则惟急促似喘，但得引长一息为快也"，《临证指南医案》虽云"在肺为实，在肾为虚"，然其治宜从肺肾入手，因肺肾相关之故也，补肺益肾之法，也应细分气血阴阳。实则三拗汤、定喘汤化裁，虚则金水六君煎、四君子汤、都气丸、阳和汤等化裁。咳嗽者，分燥湿：一般为每天痰量在10 mL以上为湿咳；痰少或痰白黏者为燥咳。湿咳者，多痰湿为患，治以燥湿化痰为主，二陈汤可选；燥咳者，多肺燥、肺火为患，治以润肺、清肺为主，麦门冬汤、泻白散化裁。咳痰者，分寒热：寒痰多兼湿、夹饮，温化为主，苓桂术甘汤、六君子汤、二陈汤等化裁；热痰者，清化为主，瓜蒌贝母散、清金化痰汤等化裁。喘鸣者，分寒热：寒者，小青龙汤；热者，定喘汤、麻杏石甘汤等化裁。但COPD病久，虽在急性加重期也多为虚实夹杂之患，痰、热、瘀等邪入肺络，故其治宜寒温并用、攻补兼施，而通肺络之药如当归配川芎，三棱配莪术，全蝎配蜈蚣等必不可少。

（张天嵩）

病例3

潘某，男，82岁。因"反复咳、痰、喘10余年，加重10天"于2014年2月10日初诊。患者近10年来出现咳嗽、咳痰、喘息，每年均在春、秋季节发作，经治疗可获缓解。10天前无明显诱因出现咳嗽、咳白痰，伴气喘，走平路即可出现气急，纳食一般，大小便调，查体：神清，双肺未闻及明显干湿啰音，杵状指，舌质紫，苔黄腻，脉滑。肺CT检查提示"双肺轻度肺气肿"。治拟补益肺肾、化痰平喘，处方：党参30 g，黄芪30 g，山药30 g，茯苓30 g，薏苡仁30 g，桃仁9 g，杏仁9 g，白果仁15 g，石菖蒲12 g，郁金12 g，黄芩12 g，桑白皮30 g，金银花30 g，葶苈子9 g，海蛤壳24 g，炙甘草9 g。7剂。

二诊（2014年2月17日）：咳痰好转，仍有气急，纳食可，大小便调，舌质淡，苔黄腻，脉滑。治拟补肺益肾定喘，处方：党参30 g，黄芪30 g，山药30 g，补骨脂12 g，鹿角霜12 g，制半夏12 g，橘络12 g，桑白皮30 g，葶苈子12 g，桃仁9 g，杏仁9 g，白果仁15 g，当归12 g，紫苏梗12 g，五谷虫12 g，炙甘草9 g。7剂。

三诊（2014年2月24日）：仍有活动后气急，纳食一般，大小便调，双下肢水肿，舌质淡，苔薄黄腻，脉滑。治拟健脾利水、益肾定喘，处方：生黄芪30 g，党参15 g，制半夏12 g，橘络12 g，茯苓30 g，薏苡仁30 g，泽泻12 g，桑白皮30 g，桃仁9 g，杏仁9 g，白果仁15 g，紫苏梗12 g，五谷虫12 g，补骨脂12 g，山药30 g，生地黄12 g，熟地黄12 g，鹿角霜12 g，炙甘草9 g。7剂。

四诊（2014年3月3日）：诸证好转，足背仍有水肿，纳食一般，大小便调，舌质淡，苔薄黄腻，脉滑。治拟补肺益肾、醒脾和胃，处方：党参15 g，生黄芪30 g，茯苓30 g，薏苡仁30 g，制半夏12 g，橘络12 g，桃仁9 g，杏仁9 g，白果仁15 g，当归12 g，桑白皮30 g，山药30 g，补骨脂12 g，紫苏梗12 g，绿萼梅12 g，生谷芽30 g，生麦芽30 g，炙甘草6 g。7剂。

五诊（2014年3月10日）：走平地无明显气急，爬楼梯仍有气急，夜间能平卧，无明显咳嗽，纳食可，大小便调，舌质淡，苔薄白，脉滑。治拟补肺益肾，处方：生黄芪30 g，党参30 g，茯苓30 g，鹿角霜12 g，生地黄12 g，熟地黄12 g，当归12 g，半夏12 g，橘络12 g，桃仁9 g，杏仁9 g，白果仁15 g，紫苏子12 g，桑白皮30 g，紫苏梗12 g，绿萼梅12 g，炙甘草9 g。7剂。

[按]

该患者咳、痰、喘10余年，每于春、秋季节出现咳喘，其体素虚，兼感受外邪继而引发咳喘明显矣。张师治此类病症，实则先治其标，然不忘兼顾其本。实则治肺，并以健脾补中与泻肺逐水之药合用，取培土以制水之意；虚则从肾，以补肾填精之药培补摄纳。故初诊以桑白皮、葶苈子泻肺，金银花、黄芩、海蛤壳清热止咳化痰，以桃仁、杏仁、白果仁降气平喘，石菖蒲、郁金行气宽胸，加党参、黄芪、山药、茯苓、薏苡仁、炙甘草等补肺健脾培土以制水；二诊时咳嗽、咳痰已较前好转，减茯苓、薏苡仁等燥湿之品，加紫苏梗、橘络、制半夏行气通络化痰，鹿角霜、补骨脂补肾纳气，五谷虫以醒脾胃；三诊患者咳痰以明显改善，但出现双下肢肿，加茯苓、薏苡仁、泽泻健脾祛湿、利水消肿，生地黄、熟地黄填精益肾；四诊时患者诸症均有好转，双下肢水肿减至为双足背肿，舌苔仍黄腻，酌加绿萼梅、生谷芽、生麦芽醒脾和胃；五诊患者喘息亦好转，可平卧，舌苔由黄转白，下肢无水肿，实邪已去，则主治其本，予生黄芪、党参、茯苓健脾补中，鹿角霜、生地黄、熟地黄补肾填精，当归、橘络、桃仁、杏仁、紫苏子、紫苏梗行气通络散结，半夏、桑白皮、白果仁清肺化痰、止咳平喘，绿萼梅调养胃阴，护胃气，诸药合用共奏补虚平喘之效。

（陈凯）

《景岳全书·喘促》明确指出喘病的辨证纲领："实喘者有邪，邪气实也；虚喘者无邪，元气虚也。"治疗上，宜虚实分治：实喘治肺脾，治以祛邪利气；虚喘治在肺肾，以肾为主，治以培补摄纳；虚实夹杂，下虚上实者，当分清主次，权衡标本，适当处理。该案以填补肾精、补肺健脾为主，加温宣、清肃、祛痰、降气之药，一方多法而收功。

（张天嵩）

COPD稳定期

病例

王某，男，54岁，因"胸闷气喘1年余"于2015年10月8日初诊。患者有吸烟史20余年，每天1包。近1年来出现动则气喘，爬一层楼则可气急，无咳嗽咳痰，睡眠可，纳食可，大小便调，双肺呼吸音低，未闻及干、湿性啰音，舌质淡，苔黄腻，脉滑。辅助检查：肺功能示"肺通气功能重度减退"。肺CT示"两肺肺气肿，右肺中叶纤维灶"。治拟补肾纳气、健脾化湿、宣肺平喘，处方：炙麻黄9g，桃仁12g，杏仁9g，白果仁15g，黄芩9g，桑白皮15g，海蛤壳24g，蒲公英15g，紫苏子12g，紫苏梗12g，白豆蔻3g，丹参15g，藿香9g，枳实12g，竹茹12g，桑寄生24g，补骨脂12g，熟地黄9g，炙甘草9g。7剂。

二诊（2015年10月12日）：动则气喘好转，纳食可，大小便调，舌质淡，苔黄腻，脉滑。前方加黄连6g、佩兰9g。7剂。

三诊（2015年10月19日）：动则气喘好转，目前可爬两层楼，纳食可，大小便调，舌质淡，苔黄腻，脉滑。前方加百合18g。7剂。

四诊（2015年10月29日）：气喘明显好转，已停气雾剂，纳食可，大小便调，舌质淡，苔黄腻，脉滑。前方加茯苓30g、山药30g。7剂。

[按]

对于COPD缓解期治疗，张师认为应不仅仅治肺，因"脾为后天之本"，"肾主纳气"，故必须兼顾脾肾，肺脾肾三脏同治。故以桑寄生、补骨脂、熟地黄补肾纳气，麻黄宣肺，黄芩、蒲公英、桑白皮、海蛤壳清肺化痰，桃仁、杏仁、白果仁、紫苏子降气平喘，丹参活血通络，紫苏梗、藿香、白豆蔻、枳实、竹茹理气化湿、燮理中焦；二诊、三诊时患者气喘已有所改善，分别再加黄连和百合亦是燮理中焦之义；至四诊时，患者气喘症状已有明显改善，继以前法治之，加茯苓、山药以增强健脾益肾之效，徐徐调理而瘥。

（陈凯）

COPD稳定期治疗是以减轻症状（缓解症状、提高运动耐力、提高健康状况）和降低风险（预防疾病进展、预防和治疗急性加重、减少死亡率）为目的。该患者以慢性阻塞性肺疾病为主，右肺中叶纤维灶为局部性，可能为旧疾所致，不足为虑。针对喘证，前贤虽有发时治肺、平时治肾之言，宜当活看，平时治肾，亦当治脾肺，发时治肺，亦当治脾肾，权衡比重而定。该患者动则气喘，显是虚喘，当补肾纳气为主，以宣肺、降气、活血为辅。

（张天嵩）

支气管扩张症

病例1

朱某，男，59岁，退休，因"反复咳嗽咳痰3年，加剧伴低热气促1个月"于2007年12月1日由门诊拟"支气管扩张"收入院。患者5年前于某医院进行鼻息肉摘除术时突然停电，鼻腔出血流入肺中，造成吸入性肺炎。近3年来反复咳嗽，咳痰黄稠厚，痰中带有血丝，曾在多家医院诊治，诊断为"支气管扩张"，间断服用抗菌药物治疗。近1个月来咳嗽、咳痰加重，伴低热、气促、胸闷，在外院经抗菌药物及中药治疗效果不明显。入院时发热，咳嗽、咳痰量多，体位稍一变动，则咳大量痰，痰色黄绿相间，痰中偶有血丝，气促，胸闷，端坐位，不能平卧，纳可、大小便调、夜寐欠安。既往有阑尾炎手术、鼻息肉手术史。否认糖尿病、心脏病病史。有肺结核病史，否认肝炎病史。否认药物过敏史。

体格检查：体温39.2 ℃，脉搏120次/min，呼吸30次/min，血压140/70 mmHg。神志清楚，气促，营养中等，查体合作，对答切题，端坐体位，不能平卧。全身浅表淋巴结未及肿大，皮肤无黄染，无出血点，皮肤弹性可。头颅大小形态正常，无压痛，无包块，眼睑无浮肿，结膜苍白，巩膜无黄染，眼球活动灵活，无震颤，双侧瞳孔等大等圆，对光反射存在，鼻翼煽动，口唇略发绀，伸舌居中，鼻唇沟两侧对称，咽淡红，扁桃体无肿大。颈软，无抵抗，甲状腺未及肿大，颈静脉无怒张。两肺呼吸音粗，右肺可闻及湿啰音。心浊音界无扩大，心率120次/min，律齐，各瓣膜听诊区未闻及病理性杂音。腹软，未见肠型蠕动波，未及包块，无压痛及反跳痛，肝脾肋下未及，肝颈静脉反流征（－），双肾区无叩痛。杵状指，四肢肌力、肌张力正常。神经系统生理反射存在，病理征未引出。舌淡红，苔黄腻，脉滑数。

辅助检查：血常规提示"红细胞5.54×10^{12}/L；血红蛋白138 g/L；WBC 16.5×10^9/L；中性粒细胞84.5%；中性粒细胞绝对值13.9×10^9/L[正常值

（1.8~6.4）×10^9/L]"；CRP 90 mg/L；肝肾功能、血糖、血脂、电解质、心肌酶谱正常；血快速结核抗体阴性；血气分析提示"pH 7.402；PCO_2 39 mmHg；PO_2 58.3 mmHg；HCO_3^- 24.5 mmol/L；TCO_2 25.7 mmol/L；BE(b) 0.5 mmol/L；BE(ecf) 0.5 mmol/L；SBC 24.6 mmol/L；SaO_2 89.9%"；痰涂片未找到结核杆菌，痰培养未见明显致病菌。B超提示"右肾囊肿，左肾无异常，肝胆胰脾未见异常"。肺部CT提示"双下肺支气管扩张"。

入院后予以吸氧、抗感染（头孢他啶、左氧氯沙星）、祛痰（盐酸氨溴索、标准桃金娘油肠溶胶囊）、止血（肾上腺色腙片）等西医治疗外，同时加用中药汤剂，拟用清透伏邪法，方用柴前梅连散加减：柴胡12 g，前胡12 g，胡黄连12 g，薤白12 g，乌梅12 g，桑白皮15 g，黄芩12 g，石菖蒲12 g，郁金12 g，桃杏仁（各）12 g，白果仁15 g，白花蛇舌草30 g，茯苓30 g，薏苡仁30 g，神曲12 g，炙甘草6 g。5剂。

二诊（2007年12月06日）：患者无发热，咳嗽、气促较前明显好转，咳痰大减，仍有痰中带血，纳可，夜寐可，大小便调。查体：神志清楚，气略促，双肺呼吸音粗，右肺可闻及湿啰音，心率96次/min，双下肺无水肿。舌淡红，苔黄腻，脉滑数。2007年12月4日复查血常规提示"红细胞4.81×10^{12}/L，血红蛋白130 g/L；WBC 8.53×10^9/L，中性粒细胞70%，中性粒细胞绝对值5.8×10^9/L；CRP 64 mg/L。西医治疗同前，中药仍拟清透伏邪为主，柴前连梅煎、小柴胡汤、瓜蒌薤白汤、泻白散等化裁：柴胡12 g，前胡12 g，瓜蒌15 g，薤白12 g，黄芩12 g，制半夏12 g，桑白皮30 g，地骨皮15 g，桃仁12 g，杏仁12 g，白果仁15 g，白花蛇舌草30 g，薏苡仁30 g，桔梗9 g，炒莱菔子15 g，炙甘草6 g。7剂。

三诊（2007年12月13日）：患者咳嗽、咳痰好转，痰色黄白相兼，气促明显好转，可以平卧休息，纳食可，寐安，大小便调；查体：血压120/80 mmHg，神志清楚，呼吸略促，双肺呼吸音粗，右肺可闻及少量湿啰音，心率90次/min。舌淡红，苔薄黄腻，脉滑数。中药前法继用，处方：柴胡12 g，前胡12 g，桑白皮30 g，地骨皮15 g，黄芩12 g，制半夏12 g，瓜蒌15 g，薤白15 g，枳实12 g，蛇舌草30 g，桔梗9 g，薏苡仁30 g，桃仁12 g，杏仁12 g，白果仁15 g，炙甘草6 g。7剂。

四诊（2007年12月20日）：咳嗽、咳痰减轻，痰量明显减少，呈白稀痰，纳食可，寐安，大小便调。查体：血压120/85 mmHg，神志清楚，双肺呼吸音粗，右肺可闻及少量湿啰音，心率88次/min。停用抗菌药物。处方：桑白皮30 g，黄芩12 g，制半夏12 g，瓜蒌15 g，薤白12 g，桃仁12 g，杏仁12 g，白果仁15 g，海蛤壳24 g，枳实12 g，白花蛇舌草30 g，蒲公英30 g，桔梗9 g，薏苡仁30 g，茯苓30 g，地龙12 g，炙甘草6 g。7剂。

五诊（2007年12月25日）：咳嗽、痰量明显减少，无明显气促，纳可，寐安，二便调，复查血常规及CRP等正常，予以出院。

[按]

支气管扩张症是由于支气管及其周围肺组织发生慢性化脓性炎症和纤维化，使支气管壁的肌肉和弹性组织破坏，导致支气管变形及持久扩张，以局部支气管不可逆性解剖结构异常为特征。典型的症状有慢性咳嗽、咳大量脓痰和反复咯血。主要致病因素为支气管感染、阻塞和牵拉，部分有先天遗传因素。患者多有麻疹、百日咳或支气管肺炎迁延不愈等病史。

本病的治疗当分急性加重期和稳定期。急性加重期，必须处理咯血和咳痰两个最突出的临床症状。咯血量从痰中带血、满口纯血至满碗盈盆，色有鲜红、紫黑者，以血色分新久，咯血鲜红，其病新，血来自肺内动脉，咯血紫黑，其病久，或血来自肺内静脉；治咯血，首当谨防窒息，次则清金保肺、凉血止血为主，清热药可选用桑白皮、地骨皮、黄芩、白花蛇舌草、海蛤壳、海浮石、夏枯草、牡丹皮、栀子等，养阴保肺药可选用太子参、沙参、麦冬、百合、玉竹等，凉血止血药可选用赤芍、牡丹皮、仙鹤草、藕节等。支气管扩张之痰与COPD之痰不同，一般多为黄痰，或黏或稀，虽在稳定期也较为常见，不能视为急性加重，如果痰量增多、黄稠痰或脓性痰提示继发感染或急性加重。一般而言，除了使用浙贝母、天花粉、海蛤壳、海浮石等寒凉化痰药之外，还要根据痰所兼之邪来选药，若痰黄脓或痰中带血者，多为痰与热互结，宜清肺，可选桑白皮、地骨皮、黄芩、金银花、白花蛇舌草、牡丹皮等；若痰黄腥臭者，多为痰与热毒互结，宜清热解毒，可选栀子、夏枯草、连翘、蒲公英、紫花地丁、七叶一枝花等具有清热解毒、消肿散结之药；若痰黄绿者，多为痰与热、风互结，在应用清热解毒药的基础上，必选柴胡、前胡、防风、蝉蜕、僵蚕、地龙、全蝎、蜈蚣等祛风、搜风药，加选夏枯草、玄参、海蛤壳、海浮石等软坚散结药。稳定期治疗，宜分清脏腑气血阴阳不足，结合余邪之轻重而选方用药，治宜调理五脏，治本为主，兼清余邪。调理脏腑，宜以气血阴阳为纲，如气虚补肺脾，药用党参、黄芪、白术、黄精、山药等；血虚补心脾，药用当归、熟地黄、阿胶、白芍等；阴虚补肝肾，药用熟地黄、麦冬、南沙参、北沙参、山茱萸、枸杞子、女贞子、何首乌等；阳虚补脾肾，药选淫羊藿、肉苁蓉、菟丝子、补骨脂、巴戟天等；常需配伍灵动走窜之品，可选用陈皮、枳实、苏子等行气药等。清余邪，须结合痰色、痰质、细菌等情况，参以清热、化痰、祛风等法，以达到扶正祛邪之功，正气足则病不易出现疾病反复加重和进展，从而减少住院次数和静脉应用抗菌药物次数，减少医疗费用，提高患者生活质量和工作、生活能力。

在临床上，余多以伏邪理论来指导本病的治疗，通过观察发现本病反复出现急性加重，究其病机，为本虚邪实，本虚为肺脾肾不足，邪实为伏邪为患。伏邪者，为肺中伏火、伏风、伏痰为患，痰黄属热（火），青（绿）属风，正如李中梓谓："在肝经者，名曰风痰……其痰青而多泡"，虽经积极治疗可使肺内伏火、伏痰等暂时收敛，但正虚则不能鼓舞卫阳抗御外邪，若遇外感等因素，则易引动伏邪而复发出现急性加重。本例患者患支气管扩张的病因较为少见，入上海市静安区中心医院以前曾在某三甲医院住院治疗，花费2万左右，病情未见明显好转，遂入住我科治疗。此次急性加重，症见发热、咳嗽、咳青黄之痰等症，颇似祖国医学"劳风"范畴，如《内经》所云之"劳风"症为"咳出青黄涕，其状如脓，大如弹丸，从口中若鼻中出，不出则伤肺，伤肺则死也"，急则治其标，以清透伏邪为主，"清"者，清解其伏火也，"透"者有二意，一为疏散伏风、外风，一为排痰于外。方取柴前梅连散加减，该方出自宋·杨倓著《杨氏家藏方卷第六》，原名前胡散，原治"治骨蒸劳……其效如神"，至清代名医曹仁伯证见"咳吐黄绿青痰"之劳风，常用此方化裁，累见于《继志堂医案》，笔者用于治疗支气管扩张急性加重，收效较佳，方中"柴胡、前胡，均为风药，但柴胡主升，前胡主降，为不同耳"，两者一升一降，疏在表之外风、搜在内之伏风；桑白皮、白花蛇舌草、黄芩、柴胡、前胡清散伏热；全瓜蒌、薤白、海蛤壳清肺化痰，桔梗排痰，杏仁、桃仁一气一血降肺气，诸药相配，共奏其功。

（张天嵩）

病例2

朱某，男，76岁。因"反复咯血1个月余，加重2天"于2015年12月17日初诊。患者10余年前时曾有大咯血1次，当时被诊断为"支气管扩张"，经治疗后好转，后未再有类似发作。1个月前无明显诱因开始出现反复咯血，色暗红，晨起时为著，当时无发热，无胸闷、胸痛、气促，无呕血黑便，无腹痛腹泻，于外院间断予以止血、抗炎治疗，症状无明显好转，后入住上海市静安区中心医院，先后予美罗培南、左氧氟沙星、莫西沙星抗感染，卡络磺钠止血，多索茶碱、复方甲氧那明平喘，氨溴索、舍雷肽酶、厄多司坦化痰，前列地尔改善微循环，托拉塞米利尿消肿，白蛋白支持等治疗后病情好转出院；两天前无明显诱因出现反复咯血，色鲜红，量多，胸闷气促，不能平卧，疲乏无力，纳差，夜寐一般，小便少，大便秘结。查体：神清，精神可，双肺呼吸音粗，双肺满布哮鸣音，两下肺散在湿啰音，心率80次/分，心律不齐，无病理性杂音，腹软无压痛、无反跳痛，肝脾肋下未及，无肾区叩击痛，移动性浊音（+），双下肢浮肿，舌质淡，苔白，脉三五不调。肺CT检查提示"慢性支气管炎，肺气肿，支气管扩张，左肺上叶间质性肺炎，左肺上叶后段结节灶，肺癌可能"。患者有高血压病史25年、阵发性房颤病史1年余。治拟益气摄血、温阳化饮，处方：生黄芪45 g，淡附片12 g，生白术30 g，茯苓30 g，蜜炙麻黄9 g，杏仁9 g，白果仁15 g，牡丹皮9 g，薏苡仁30 g，海蛤壳24 g，知母12 g，炙甘草9 g。7剂。

二诊（2015年12月25日）：患者服药1周后，咯血明显好转，浮肿消退。前方加当归12 g，丹参12 g，一取当归补血汤之义，一取活血止血之义，因离经之血即为瘀血也。

[按]

《临证指南医案》云"喘证之因，在肺为实，在肾为虚……实而热者，不外乎蕴伏之邪，蒸痰化火"，张师认为支气管扩张乃本虚标实之证，其本虚为肺脾肾不足，邪实为伏邪为患。伏邪者，为伏火、伏风、伏痰相结于肺内，难以尽除，迁延日久则引发咳嗽、咳痰、咯血诸症。该患者虽有因支气管扩张伴咯血，但整体辨证一派气不摄血、阳虚水泛之象，张师重用黄芪为君，益气摄血，且能利水；治血"宜降气，不宜降火"，故以桃仁、杏仁、白果仁降肺气，此"治血必先理气"之义也；肺主通调水道，脾主运化水湿，肾主水，故水饮宜从肺脾肾三脏入手，当以温药和之，并配合开鬼门、洁净府、去菀陈莝之法，故以附子温阳，麻黄宣肺利水，白术、茯苓、海蛤壳健脾利水；上焦之血多属热，故加牡丹皮、知母，一则凉血止血，一则监制附子等药物之热性，全方配伍不治血而出血自减。

（陈凯，李沁菁）

《景岳全书·血证》云"凡治血证，须知其要，而血动之由，惟火惟气耳。故察火者，但察其有火无火，察气者，但察其气虚气实。知此四者而得其所以，则治血之法无余义矣"。咯血多主火，当分虚火实火治之。该案所示支气管扩张合并肺癌致咳血而采用温阳摄血者，十中无一，临床当慎用。要之在于临床辨证准确，方可大胆施药，因该患者系一派阳虚水饮之象，故重用黄芪益气摄血利水，以真武汤温阳化饮，佐以知母配牡丹皮除阴中之火以止血，但总体用药偏温，恐有耗血动血之虞，须中病即止。

（张天嵩）

特发性肺纤维化

病例

盛某，男，76岁，退休。因"动则气促2年，加重2天"于2009年1月19日初诊。患者近两年来无明显诱因出现活动后促，经CT检查提示"两肺弥漫性间质性病变"，肺功能提示"限制性通气功能障碍"。前两天因"感冒"出现咳嗽、气促加重，活动后明显，夜间尚可平卧，无明显咳痰，无咽痛，无发热，无胸痛，略感乏力，纳食欠佳，大小便调。否认有粉尘等职业接触史，否认服用"胺碘酮"等药物史，否认有"类风湿关节炎"等结缔组织病史。查体：体温36.8 ℃，脉搏96次/min，呼吸24次/min，血压120/80 mmHg。神志清楚，两肺呼吸音清，双下肺可闻及细爆裂音。心界无扩大，心率96次/min，律齐，各瓣膜听诊区未闻及病理性杂音。腹软，无压痛及反跳痛，肝脾肋下未及，杵状指。神经系统生理反射存在，病理反射未引出。舌质红，苔淡黄厚腻，脉弦。辅助检查：血常规、尿常规、大便常规正常，肝常规、肾功能、电解质、血糖、血脂、血黏度正常，乳酸脱氢酶445 μ/L，CRP 11 mg/L；吸氧下血气分析提示"pH 7.346，PCO_2 42.0 mmHg，PO_2 83.9 mmHg，HCO_3^- 23.2 mmol/L，TCO_2 24.5 mmol/L，BE(b) −1.9 mmol/L，BE(ecf) −2.7 mmol/L，SBC 22.8 mmol/L，SaO_2 95.6%"。心电图为正常范围。肺部增强CT提示两肺弥漫性网格状改变，部分呈蜂窝状改变，两肺散在片状影。

入院后，予以吸氧、抗炎、抗感染、化痰、平喘等西医治疗外，中医拟通补肺络法治疗，处方：黄芪30 g，党参30 g，茯苓30 g，桃仁12 g，杏仁12 g，白果仁15 g，丹参15 g，川芎12 g，当归12 g，补骨脂12 g，枳实12 g，竹茹12 g，桑白皮30 g，黄芩12 g，厚朴3 g，全蝎3 g，蜈蚣2条，甘草6 g。14剂。

二诊（2009年2月4日）：患者无明显胸闷，无心悸，活动后气促较前明显好转，偶有鼻塞流涕，咳嗽。查体：神清，气平，双下肺可闻及细爆裂音。

HR 90次/min，律齐，各瓣膜听诊区未闻及病理性杂音。腹软，无压痛。双下肢无浮肿。舌质红，苔薄黄腻，脉弦。复查电解质、血糖、血脂、CRP正常等均正常。前方加葶苈子15 g，7剂。

三诊（2009年2月11日）：患者无鼻塞、流涕症状，无气急，活动耐力较前明显增强，纳食可，大小便调。查体：神清，气平，两肺呼吸音粗，双下肺可闻及细爆裂音。HR 84次/min，律齐，各瓣膜听诊区未闻及病理性杂音。腹软，无压痛。双下肢无浮肿。舌质淡红，苔薄黄腻，脉弦。通补肺络法治之，处方：黄芪30 g，党参30 g，茯苓30 g，桃仁12 g，杏仁12 g，白果仁15 g，丹参15 g，川芎12 g，当归12 g，补骨脂12 g，枳实12 g，竹茹12 g，桑白皮30 g，黄芩12 g，厚朴3 g，葶苈子15 g，甘草6 g。14剂。

患者出院后以通补肺络法，以前方为基本方出入加减，长期中医药治疗，病情进展缓慢，于2015年5月因他病于家中突然离世。

[按]

间质性肺疾病（interstitial lung disease，ILD）是众多具有不同程度炎症和纤维化的急/慢性肺疾病，其病因、发病机制、病理改变、自然演变过程、治疗方法和预后均有不同，然而其临床表现却颇为相似，主要为活动性呼吸困难、胸部X线片示弥漫性浸润、限制性通气障碍、弥散功能降低和低氧血症等。肺纤维化是间质性肺疾病的最终病理结局，因缺乏有效的治疗手段而病死率高，中医虽无肺纤维化病名，但是中医呼吸专业学者根据临床表现将其归为"喘证""痰饮""咳嗽""肺痿""肺胀""肺痹""短气"等疾病范畴。

特发性肺纤维化（idiopathic pulmonary fibrosis，IPF）是间质性肺疾病的典型代表，本人与导师吴银根教授等立足于中医理论，结合现代研究成果，认为本病的病位在肺络，基本病机为肺络痹阻，拟定通补肺络法治疗本病，并通过临床和动物试验证实该法可以针对本病的多个发病环节起作用，显示本疗法功效的多价性，受到同行的肯定并得到进一步发挥。究肺络痹阻之因，不外乎虚、滞两途，通肺络法自为应对治法。具体治法及用药如下：

大凡络虚，通补最宜：对于肺络痹阻之肺纤维化，"通补为宜，守补则谬""治当通补络脉"。所谓通补，"初补气血之中，必佐宣行通络之治"，但应分阴血、阳气亏虚之不同。络虚属阴血虚者，"络虚则热"，治"宜通经络，佐清营热""甘缓理虚"，但"久病已入血络，兼之神怯瘦损，辛香刚燥，决不可用""宜通血络润补，勿投燥热劫"，遵张景岳"善补阴者，必于阳中求阴，则阴得阳助而泉源不竭"，治宜"辛甘润温之补"，药如当归、熟地黄、麦冬、北沙参、山茱萸、枸杞子、女贞子、墨旱莲等。养阴药，余常用沙参、麦冬药对，因沙参"甘淡而寒，其体轻虚，专清肺气，因而益肺与肾"，麦冬"补肺金而安肺气""定喘大有奇功""助胃补肾，故治羸瘦、短气""去瘀生新""能散热结而下逆气也"。阳虚者当以甘温益气，必"辛甘温补，佐以流行经络"，药用党参、黄芪、白术、黄精、山药、淫羊藿、肉苁蓉、菟丝子、补骨脂。补气药，余常用党参、黄芪药对，因党参"力能补脾益胃、润肺生津、鼓舞清阳、振动中气"，黄芪"补正气之虚""内资经脉，外资肌肉""逐五脏间恶血"，故常用之，并适当配伍陈皮、厚朴等行气之品。

辛以通络，破血逐痰：夫药有寒热温凉之性，酸苦辛咸甘淡之味，升降沉浮之能，厚薄轻重之用，《本草经疏》云"五味之中，惟辛通四气"，故治肺络痹阻"当辛以通之"，盖肺络痹阻因于痰瘀互结者，辛之能行气破血逐痰，若兼热毒者，辛之可润。辛以通络，虽有气血之分，但气中有血，血中有气，两者相互依存，不可分割。络病日久，多为气血瘀痹，故行气与活血不可截然分开。正如《黄帝内经》所云"疏其血气，令其条达，以致和平"。痰浊宜逐，但更应"善治者，不治痰而治气""痰兼肺脾""虚痰补肾"等不治痰而治痰之本，而化痰药半夏具有化痰散结之功，"能消痰涎，开胃健脾……下肺气，主咳结……气虚而有痰者，加而用之"，并根据痰的性质配以它药，如热痰合黄芩、桑白皮、蒲公英、金银花等，如半夏配黄芩则治"火痰、老痰"，湿痰合陈皮、厚朴、茯苓等，燥痰合沙参、麦冬、海蛤壳、海浮石、蝉蜕等，寒痰合桂枝、鹿角、熟地黄等。活血药根据病情的轻重缓急和活血化瘀药作用强弱而择优选用，轻则当归、丹参、川芎，甚则三棱、莪术。"化血之力三棱优于莪术，理气之力莪术优于三棱"，两者相伍理气破血之功增强，对于瘀血内阻之病，大有良效，但若久服，必至气短、乏力，故须与党参、黄芪、沙参、麦冬等扶正之药相伍，方无消正气之弊，正如张锡纯所言"一切血凝气滞之证，若与参、术、芪诸药并用，大能开胃进食，调血和血""若治瘀血积久过坚硬者……必以补药佐之……不但气血不受伤损，瘀血之化亦较速"，当遵而用之。

搜剔络邪，须藉虫类：宿疾久病，肺络中痰瘀沉锢，或经年累月，外邪留着，气血皆伤，其化为败血凝痰，混处经络，已不是一般草木之品所能取效，反易使正气耗散而病邪日益锢结，必以"飞者升，走者降，灵动迅速，追拔沉混气血之邪"的虫类药以"搜剔络中混处之邪"松透病根，从而达到"血无凝着，气可宣通"的目的。常用药物有蜈蚣、全蝎、地龙、僵蚕等，其中蜈蚣辛温、全蝎辛平，均具有通络散结之功，蜈蚣"走窜之力最速，内而脏腑，外而经络，凡气血凝聚之处，皆能开之"，全蝎"走脏腑，行经络""为蜈蚣之伍药，其力相得益彰也"，两者相伍，力能搜剔软化肺络中胶结之痰瘀。

IPF患者预后差，确诊后平均生存期仅2.8年，被称为"比癌症更凶险的致命性肺部疾病"。本患者明确诊断时已属晚期，但经长期通补肺络中药汤剂治疗，未出现急性加重的情况，高质量生活存活达6年之久。

（张天嵩）

弥漫性泛细支气管炎

病例

束某，女，22岁。因"反复咳嗽、咳痰多年，加重2天"于2010年9月28日初诊。患者被确诊为"弥漫性泛细支气管炎伴支气管扩张"多年，长期服用红霉素类药物。2天前因受凉后再次出现咳嗽、咳大量黄脓痰，伴气促，无咯血，外院治疗未见好转，为进一步诊治收治入我科。入院时症见：咳嗽，咯痰，痰色青黄、量多、易咯出，气促，动则尤甚；发热，无咯血、盗汗，无恶心呕吐；舌淡红，苔白腻，脉滑数。查体：体温38 ℃，脉搏108次/min，呼吸22次/min；神志清楚，精神不振，两肺呼吸音粗，可闻及痰鸣音及细爆裂音。辅助检查：血常规中WBC 17.6×10^9/L，NC 71.0%。血气分析：pH 7.45，PCO_2 39.00 mmHg，PO_2 57.00 mmHg，SaO_2 90.00%，HCO_3^- 26 mmol/L，ABE 3.0 mmol/L，SBC 27 mmol/L。痰培养示：铜绿假单胞菌。肺CT示：两肺多发小结节、颗粒状影，弥漫性支气管壁增厚伴扩张，部分呈迂曲管状、环状及囊状改变，局部病灶呈"印戒征"，肺外带呈"树牙征"。

入院后，予以吸氧、抗感染、化痰、平喘等西医常规治疗外，加用中药汤剂。拟清透伏邪法，方用柴前梅连散加减，处方：柴胡12 g，前胡12 g，全瓜蒌12 g，薤白12 g，茯苓30 g，薏苡仁30 g，蒲公英30 g，白花蛇舌草12 g，重楼12 g，浙贝母12 g，天花粉12 g，紫苏梗12 g，桔梗9 g，甘草6 g。7剂，每日1剂，水煎，早晚分服。

二诊（2010年10月5日）：无发热，咯痰畅，黄脓痰，气急较前明显好转；查体：两肺呼吸音粗，左中下肺、右下肺可及细爆裂音，偶可闻及哮鸣音；舌淡红，苔白腻，脉滑。效不更方，前方继服7剂。

三诊（2010年10月13日）：无发热，咳少量黄痰，质稀，无明显气促；查体：两肺呼吸音粗，左中下肺、右下肺可及少量细爆裂音，未闻及哮鸣音；舌淡红，苔白腻，脉滑。停用抗感染药物，继续以中药汤剂调理，治拟补肺健脾、清化伏邪法，处方：党参30 g，茯苓30 g，山药30 g，薏苡仁30 g，制半夏12 g，橘络12 g，麦冬30 g，白花蛇舌草15 g，重楼15 g，全瓜蒌15 g，薤白12 g，浙贝母12 g，紫苏梗12 g，佩兰12 g，制鳖甲12 g，甘草6 g，7剂。

患者出院后，继续中药治疗，遵循补肺健脾益肾之法以固其本，通过清热化痰祛风之法以散其邪的原则调理，病情稳定。

[按]

弥漫性泛细支气管炎(diffuse panbronchiolitis，DPB)是一种存在于两肺呼吸性细支气管的弥漫性气道慢性炎症性疾病，如果不积极治疗，可以进展为支气管扩张、呼吸衰竭，甚至死亡。西医采用长期小剂量红霉素作为基础治疗方案，预后良好；若因失治、误治则病情进展快；若病情进展至晚期，出现广泛支气管扩张，或出现铜绿假单胞菌感染，则预后不佳。近十年来，张师以中医伏邪理论为指导治疗晚期弥漫性泛细支气管炎，收到较好的疗效。

DBP发病原因不明，现代医学认为可能与感染、遗传、有害气体吸入等原因有关。张师认为，基于以下原因DBP属于伏邪为患范畴，其一，结合现代医学观点：从解剖学上看DPB患者的肺组织通常表现为过度充气及支气管扩张，具体病变部位在于细支气管和呼吸性细支气管，而其他肺组织区域可以完全正常，最重要的发病机制可能是活化的中性粒细胞蓄积最终导致细支气管、呼吸性细支气管上皮细胞损伤、氧化及其蛋白水解产物释放，导致细支气管管壁全壁炎症，并促使支气管广泛扩张；其二，从发病过程来看，DPB起病隐袭，病情进展缓慢，并且反复加重、缠绵难愈，这些特点均符合中医"伏邪"特别是"伏痰""伏火""伏风"等致病特点，因此，可以遵循伏邪理论来探索本病的致病原因、治疗方法等。所谓伏邪，是指一切伏而不即发的邪气，其理论渊薮为《黄帝内经》，经后世历代尤其是明清的医学家们发挥，基本上形成了完整的理念体系，用于指导临床特别是疑难病治疗取得了一定的成绩。张师认为伏邪盘踞为DPB发病的要因，但要弄清楚三个问题：所伏何邪？所伏之因？所伏何处？通过复习文献，结合临床观察，张主任指出，DPB中的伏邪主要是指伏痰、伏火、伏风，其来源主要有二：一是确因正气不足，未能及时清除邪气，或者邪气潜伏于正虚之所，邪正混处，不易祛除，故致邪气潜而待发；二是因医生对本病缺乏认识，加之本病起病隐匿，不能及早正确诊断，所以失治、误治，不能有效祛除病根，正如刘吉人在《伏邪新书》中所说"有已治愈，而未能除尽病根，遗邪内伏，后又复发，亦谓之曰伏邪"；风、痰、火等伏邪结成窠囊，"盘踞脾肺连络之间"，久则累及肺络。

临床上可以发现，DPB常因呼吸道感染等新感而引动伏邪，从而出现发热、脓痰、痰量增多、血沉增快、C反应蛋白阳性、血白细胞总数及中性粒细胞增多和PaO$_2$下降等，病情急性加重、进展较快，甚至恶化等，与《素问·评热病论》中对劳风的描述"咳出青黄涕，其状如脓，大如弹丸，从口中若鼻中出，不出则伤肺，伤肺则死也"颇为相似。张师通过抓主症、从辨DPB患者急性发作时常咳吐黄脓痰或黄绿色痰入手，认为痰黄属热（火），痰青（绿）属风，正如明·李中梓谓"在肝经者，名曰风痰……其痰青而多泡"、清·蒋宝素云"肺有伏风，遇风则发"之言，将伏邪定为伏火、伏风、伏痰。新感引动伏邪反复导致疾病急性加重，久则伏邪侵及肺络，导致支气管扩张等并发病，伏邪盘踞更难去除，使病情缠绵难愈。

论治疗，本病加重期，病势急，进展快，根据急则治其标的原则，治法以清透伏邪为主。张师认为，一定要抓住"清"和"透"两个主要治法，所谓清者，为清其伏火；而透者，有两层意思，一是疏散伏风、外风；二是排痰于外。常取柴前梅连散加减：方中柴胡归肝、胆经，可升举阳气，主升；前胡归肺经，降气化痰，主降；两者一升一降，既疏在外之风，又定内在之伏风；黄连、薤白清热化痰。有伏热者可加蒲公英、白花蛇舌草、重楼以清散伏热；肺热痰多者加全瓜蒌、浙贝母、天化粉、海蛤壳、海浮石等以清肺化痰，并可加茯苓、薏苡仁渗湿化痰，紫苏梗、桔梗以助排痰等。

若病情明显缓解后，应标本兼顾，攻补兼施，以巩固疗效。此时，可以继续使用清热、理气、化痰药，但同时要加党参、茯苓、山药、薏苡仁等以补肺肾之气，加麦冬、鳖甲滋肺肝肾之阴。张师倡用鳖甲，他认为鳖甲其味咸性寒，归肝、肾经，既能如《本草述》中所记载的"专补阴气"，又能如《本草汇言》中所言"除阴虚热症，解劳热骨蒸也"，还能如《温病条辨》所说"且能入阴络搜邪"，具滋阴、搜剔伏热之邪并防其伤阴之功效。

本病稳定期，正气未复，邪气未尽，应以调理五脏，治本为主，兼清余邪。张师认为长期服用小剂量红霉素的同时坚持服中药治疗可扶助正气，防邪复发，能明显减少感染次数。在选方用药时，应该辨脏腑气血、阴阳不足，结合余邪。调理脏腑宜气血阴阳为纲，结合脏腑经络，如气虚者可用党参、黄芪、白术、山药、黄精等补益肺脾，血虚者可用当归、熟地黄、阿胶、白芍等补益心脾，阴虚者可用熟地黄、麦冬、沙参、山茱萸、女贞子、墨旱莲、何首乌等补益肝肾，阳虚者可用桑寄生、肉苁蓉、菟丝子、补骨脂等补益脾肾。

张师强调，扶正气不能忘记一个"托"字、一个"动"字、一个"祛"字：托邪外出，黄芪在所必用；补不宜呆腻，需加动药，应常伍以行气药，如苏子、苏梗、枳实等，以其灵动走窜之性可防滋补碍气；治本之余不能忘清余邪，根据患者的痰色、痰质、细菌等情况，参以清热、化痰、祛风等法，以达到扶正祛邪之功。

（杨克敏，潘宝峰，张伟伟）

结缔组织病伴/继发肺部疾病

结缔组织病伴发肺炎

病例

李某，女，56岁。因"发热、咳嗽、咳痰3天"于2009年11月14日初诊。患者既往有"干燥综合征"及"类风湿关节炎"25年，平素以泼尼松5 mg，每天1次口服，3天前无明显诱因出现发热，可达38 ℃左右，上海市静安区中心医院肺CT检查提示"双下肺斑片状影"，经用头孢他啶联合阿奇霉素治疗3天后，发热逐渐加重，刻下：发热，体温38.9 ℃，咳嗽，咳少量黄痰，动则气急，纳食可，大小便调，双肺呼吸音粗，可闻及细爆裂音，舌质红，苔薄黄，脉滑数。治拟清热解毒、清肺化痰，处方：柴胡18 g，黄芩12 g，制半夏12 g，生石膏（先）30 g，知母12 g，桑白皮30 g，蒲公英30 g，天花粉12 g，浙贝母12 g，茯苓30 g，薏苡仁30 g，神曲12 g，炙甘草9 g。3剂。嘱首日2剂合煎，每6小时服用一次，反馈信息，药后当晚汗出而热解，体温降至37.6 ℃，第2天体温正常，未再反弹。后以竹叶石膏、泻白散、神效散等加减化裁。

[按]

结缔组织病是一组以全身血管和结缔组织出现慢性非感染性炎病为病理基础的自身免疫性疾病。由于本病患者免疫功能紊乱，或长期服用激素等治疗，导致呼吸道防御功能被削弱，外邪易于从口鼻、皮毛入侵，从而继发肺部感染，可遵从温病学中的风温病辨治方法，如卫气营血辨证，治疗要点是在卫分、气分阶段控制病情，截断热毒进展，防止向营分、血分阶段发展。肺炎病变多由表入里，但因起病急骤，初期卫分证如恶寒、体痛等时间较短，迅即出现高热、咳嗽咳痰等气分证表现，因此必须及早卫气同治。治卫分宜解表，治气分宜重肺胃二经，抓住热、痰主要病理变化，清热化痰为主要治则。清代名医陈平伯《外感温病篇》列举了风温证治，可资参考。笔者经验，发病期急以仲景小柴胡汤合白虎汤化裁，重剂合用辛寒、甘寒、苦寒法以解热毒之邪，选柴胡、石膏等辛寒透达之品透热于外，必要时可稍佐一味辛温药物如羌活等增加解表之力；选桑白皮、蒲公英、金银花、连翘、白花蛇舌草等苦寒直折热邪，但要注意寒凉药物易伤胃，中病即止，或必加茯苓、薏苡仁等顾护脾胃，对老年患者、儿童患者更要注意；选浙贝母、天花粉、海蛤壳、海浮石等清肺化痰等。恢复期，以竹叶石膏汤清退余热，或以益气养阴轻灵之品调理。

（张天嵩）

混合性结缔组织病继发间质性肺炎

病例

沈某，女，67岁。因"反复咳嗽、气急3年，加重1周"于2017年8月14日初诊。患有混合性结缔组织病10余年、间质性肺炎3年，时常咳嗽咳痰，长期服用强的松治疗。1周前，天气冷热变化后咳嗽咳痰加重，痰色黄质黏，外院查血常规提示"WBC $11×10^9$/L，NC 84%"，应用抗菌药物治疗后好转。目前仍有咽痛、咽痒，偶有鼻塞流涕，咳嗽，咳痰黄白色痰，尚易咳出，有晨僵感，纳食可，大小便调，舌质淡，苔薄白，脉滑。治拟清肺利咽、化痰止咳为主，处方：金银花18 g，玄参18 g，海蛤壳24 g，海浮石12 g，麦冬27 g，制半夏12 g，桃仁12 g，杏仁9 g，炙麻黄9 g，熟地黄9 g，生丹参15 g，茯苓30 g，薏苡仁30 g，紫苏梗12 g，蜜炙甘草9 g，7剂。

二诊（2017年8月21日）：低热消失，咳嗽咳痰减轻，舌质淡，苔薄白，脉滑。前方加黄芩9 g，川芎9 g。7剂。

三诊（2017年8月31日）：偶有咳嗽咳痰，活动明显后有气急，晨僵好转，舌质淡，苔薄白，脉滑。治拟双补肺肾、降气活血法，处方：生黄芪30 g，党参18 g，茯苓30 g，薏苡仁30 g，炙麻黄9 g，桃仁12 g，杏仁9 g，熟地黄15 g，当归12 g，生丹参15 g，海蛤壳24 g，海浮石12 g，槲寄生18 g，盐杜仲12 g，菟丝子15 g，炒竹茹12 g，炙紫苏子12 g，炙甘草9 g。7剂。

[按]

混合性结缔组织病是一种同时或不同时具有系统性红斑狼疮、多发性肌炎/皮肌炎、硬皮病、多关节炎等疾病特征的临床综合征，血中有高滴度效价的斑点型抗核抗体和高滴度U1RNP抗体，本病发病机制尚不清楚，可能是一种免疫紊乱性疾病。混合性结缔组织病同其他结缔组织疾病一样，可累及全身各组织器官，如果累及肺脏可出现间质性肺疾病、肺动脉高压、胸膜炎等，可表现为气短、胸痛及干咳等。如果结缔组织病继发间质性肺疾病则称为结缔组织病相关间质性肺疾病，根据原发结缔组织病的不同而表现各自的临床特点。大多数混合性结缔组织病间质性肺疾病患者没有呼吸道症状，但是肺功能及HRCT可发现异常，如2/3以上患者肺弥散功能下降，约1/2患有限制性通气功能障碍，HRCT主要表现为双肺下叶小叶间隔增厚和磨玻璃影，预后相对较好。中医治疗亦可采用通补肺络法，但要考虑原发病的针对性治疗。该患者正气素虚之体，风热邪入侵，侵犯咽喉则为咽痛，蕴结于肺而生热，热灼津液而为痰，痰热蕴结于肺则咳嗽咳痰、痰色黄质黏，急则治其标，故首诊、二诊以清肺利咽、化痰止咳为主，取热者寒之之意也，稍佐补肾健脾之药；三诊时痰热已除，缓则治其本，以补肺肾治本为主，佐以化痰活血通络之品。后在门诊以通补肺络法长期治疗，病情稳定。

（张天嵩）

胸腔积液

病例

树某，女，90岁。因"胸闷1周，加重伴发热1天"于2008年5月收住上海市静安区中心医院呼吸科监护室。患者于入院前1周始无明显诱因出现胸闷、气促，呈进行性加重，逐渐不能平卧，1天前开始出现恶寒发热，自测体温38.1 ℃，无咳嗽咳痰、无盗汗消瘦、无咯血及痰中带血，无尿频尿急，遂来我院门诊就诊，胸部X线片提示"胸腔积液"，为进一步治疗收住入院。既往有高血压病史、脑梗死病史。查体：神清，气促，端坐位，推入病房。发育正常，对答切题，全身皮肤无黄染，无出血点及瘀斑，全身浅表淋巴结未及，眼睑无浮肿，球结膜无水肿，巩膜无黄染，双瞳孔等大等圆，对光反射正常。口唇略绀，颈软，颈静脉无充盈，胸廓无畸形，肋间隙无增宽，右侧呼吸运动、语颤减弱，右肺叩诊浊音，右肺呼吸音消失，左肺呼吸音低，双肺未闻及明显干湿性啰音。心率98次/min，律齐，各瓣膜听诊区未闻及明显病理性杂音，腹部膨隆，无腹壁静脉曲张，无肠型及胃肠蠕动波，腹软，触诊不满意，无压痛及反跳痛，肝脾肋下未及，肝区、肾区无叩击痛，无双下肢水肿，四肢肌力、肌张力正常，生理反射存在，病理反射未引出。辅助检查：2008年5月21日胸部B超提示"右侧胸背部见无回声区，深110 mm，左侧未见胸腔积液"；心脏彩超提示"主动脉瓣钙化，二尖瓣钙化，左室舒张功能下降，室间隔稍增厚，主动脉根部弹性减退；EF 0.69，FS 0.38"；2008年6月24日肝功能提示"总蛋白66 g/L，白蛋白34 g/L，球蛋白32 g/L，总胆红素9 μmol/L，直接胆红素3 μmol/L，总胆汁酸26 μmol/L，谷丙转氨酶13 μ/L，谷草转氨酶21 μ/L，谷氨酰转酞酶39 μ/L，碱性磷酸酶76 μ/L"；电解质提示"钾3.7 mmol/L，钠137 mmol/L，氯104 mmol/L"；血常规提示"白细胞8.6×10⁹/L，红细胞4.05×10¹²/L，血红蛋白121 g/L，血小板231×10⁹/L，中性粒细胞70.9%，单核细胞11.6%，嗜酸性粒细胞2.1%，嗜碱性粒细胞0.3%"；肾功能提示"尿素氮3.7 mmol/L，肌酐45 μmol/L，尿酸304 μmol/L"；2008年6月26日肺CT"右肺下叶支气管远端狭窄，部分阻塞，CT值为15~39 Hu。右侧胸腔可见中等量积液，部分包裹。左下肺肺纹理增多，左侧斜裂胸膜增厚。纵隔内可见淋巴结"，提示"右肺下叶支气管部分阻塞伴右下肺段不张。右侧胸腔积液部分包裹"。

西医治疗经过：入院后予以完善入院检查，已行3次胸穿、1次胸腔闭式引流，多次胸水化验检查，查得为血性渗出液，并有胸水CA125、CYFRA21-1升高，胸水找脱落细胞多次均未及，但始终未能明确诊断。2008年5月21日至2008年6月2日予以抗感染（阿莫西林/舒巴坦钠）、改善心功能（单硝酸异山梨酯、地高辛、布美他尼、螺内酯）、控制血糖（格列吡嗪、阿卡波糖）、对症处理等治疗后，患者始终有低热。2008年6月4日~2008年6月17日，改为诊断性抗结核（异烟肼、吡嗪酰胺、利福平、乙胺丁醇）治疗，但患者仍有午后低热，多次复查B超提示胸水量未见明显减少；2008年6月19日行胸穿后胸膜粘连术（香菇多糖20 mg+0.9%氯化钠溶液20 mL），于2008年7月2日出院，出院时B超检查提示"右侧胸背部见无回声区，深93 mm，左侧未见胸腔积液"。

中医治疗经过（2008年6月4日~2008年7月2日住院会诊治疗，出院后转为门诊治疗。门诊治疗为纯中医药治疗）如下：

一诊（2008年6月4日）：仍有低热，37.5 ℃，偶有咳嗽，精神不振，气促好转，口干，纳差，大小便调，查体：神清，精神不振，气稍促，右下肺呼吸音低，舌质红，无苔而干，脉滑。治拟清透余邪，处方：太子参15 g，沙参15 g，麦冬15 g，制半夏12 g，橘络12 g，紫苏梗12 g，佩兰12 g，薏苡仁30 g，茯苓30 g，生谷芽30 g，生麦芽30 g，五谷虫12 g，绿萼梅12 g，炙甘草6 g。7剂。

二诊（2008年6月11日）：仍有低热，体温波动在36.5 ℃~37.5 ℃，纳差、口干好转，精神欠佳，大便调，夜尿多，舌质红，苔少薄白而干，脉滑。治拟益气养阴、醒脾和胃，处方：太子参15 g，沙参15 g，麦冬15 g，制半夏12 g，橘络12 g，紫苏梗12 g，佩兰12 g，薏苡仁30 g，茯苓30 g，生谷芽30 g，生麦芽30 g，神曲12 g，柴胡12 g，炒白芍30 g，五谷虫12 g，绿萼梅12 g，炙甘草6 g。7剂。

三诊（2008年6月18日）：仍有低热，无明显咳嗽咳痰，精神不振及纳食转佳，大小便调，舌质红，苔少而干，脉滑。治守前法，处方：太子参15 g，沙参15 g，麦冬15 g，制半夏12 g，橘络12 g，薏苡仁30 g，茯苓30 g，薤白12 g，天花粉12 g，葶苈子12 g，桃仁9 g，杏仁9 g，紫苏梗12 g，绿萼梅12 g，生谷芽30 g，生麦芽30 g，神曲12 g，炙甘草6 g。7剂。

四诊（2008年6月25日）：仍有低热，体温波动在36.5 ℃~38 ℃，纳差，口干，大便欠通畅，小便调，舌质红，苔少而干，脉滑。治拟益气养阴，清透余邪，醒脾和胃，处方：太子参15 g，沙参15 g，麦冬15 g，青蒿12 g，制鳖甲12 g，生地黄9 g，石斛12 g，生谷芽12 g，生麦芽12 g，神曲12 g，五谷虫12 g，绿萼梅12 g，厚朴3 g，薏苡仁30 g，茯苓30 g，生甘草6 g。7剂。

五诊（2008年7月2日）：偶有咳嗽，无痰，纳食差，口干，大便调，舌质红，苔薄白，脉滑。治拟益气养阴，健脾止咳，处方：太子参15 g，沙参15 g，麦冬15 g，制半夏12 g，橘络12 g，薏苡仁30 g，茯苓30 g，紫苏梗12 g，佩兰12 g，绿萼梅12 g，生谷芽30 g，生麦芽30 g，五谷虫12 g，海蛤壳24 g，海浮石24 g，桃仁9 g，杏仁9 g，蝉蜕12 g，炙甘草6 g。14剂。

六诊（2008年7月16日）：夜间低热、咳嗽、伴恶心，纳食一般，大小便。舌质淡，苔薄白，脉滑。治拟清透余邪，醒脾和胃，处方：青蒿12 g，制鳖甲12 g，生地黄12 g，知母9 g，牡丹皮9 g，银柴胡12 g，茯苓30，薏苡仁30 g，制半夏12 g，橘络12 g，生谷芽30 g，生麦芽30 g，神曲12 g，党参15 g，五谷虫12 g，绿萼梅12 g，炙甘草6 g。10剂。

七诊（2008年7月26日）：时有低热，恶心欲吐，纳食一般，大小便调。治拟清透余邪，醒脾和胃，处方：青蒿12 g，制鳖甲12 g，生地黄12 g，牡丹皮9 g，枳实12 g，竹茹12 g，茯苓30 g，制半夏12 g，橘络12 g，五谷虫12 g，紫苏梗12 g，佩兰12 g，炙甘草6 g。7剂。

八诊（2008年8月7日）：仍有低热，体温37.6 ℃左右，精神转佳，腰部不适，纳食可，大小便调。舌质红，苔薄白，脉滑。处方：上方加生白术30 g。7剂。

九诊（2008年8月18日）：仍有低热，稍事活动则易疲劳，纳食可，神清，气平，双肺呼吸音低，舌质淡，苔薄白，脉滑。治拟清透余邪，益气养阴，处方：青蒿12 g，制鳖甲12 g，银柴胡12 g，胡黄连12 g，薤白12 g，茯苓30 g，薏苡仁30 g，生白术30 g，太子参15 g，生地黄12 g，知母9 g，牡丹皮9 g，五谷虫12 g，生谷芽30 g，生麦芽30 g，紫苏梗12 g，炙甘草6 g。7剂。

十诊（2008年8月27日）：仍有低热，时有上腹部不适，纳食一般，大小便调，舌质淡，苔薄白，脉滑。治拟清透余邪，健脾利湿，处方：茯苓30 g，薏苡仁30 g，全瓜蒌15 g，薤白12 g，青蒿12 g，制鳖甲12 g，银柴胡12 g，胡黄连12 g，制半夏12 g，橘络12 g，生谷芽30 g，生麦芽30 g，神曲12 g，五谷虫12 g，厚朴3 g，炙甘草6 g。7剂。

十一诊（2008年9月4日）：无明显低热，期间呕吐2次，纳食一般，大小便调，舌质淡，苔薄白，脉滑。治拟健脾和胃降逆，处方：茯苓30 g，制半夏12 g，橘络12 g，枳实12 g，竹茹12 g，生谷芽30 g，生麦芽30 g，神曲12 g，制鳖甲12 g，五谷虫12 g，绿萼梅12 g，紫苏子12 g，紫苏梗12 g，炙甘草6 g。7剂。

十二诊（2008年9月18日）：双手指关节肿胀，活动不利，晨僵感，纳食可，大小便调，舌质淡，苔薄白，脉滑。治健脾胃，祛风湿，上方加桂枝

3 g，知母12 g，赤芍15 g，生白术30 g，取桂枝芍药知母汤之义。7剂。

十三诊（2008年10月6日）：仍有手指关节疼痛，纳食可，大小便调。舌质淡，苔薄白，脉滑。治拟健脾利湿，通络止痛，处方：制半夏12 g，茯苓30 g，薏苡仁30 g，橘络12 g，枳实12 g，竹茹12 g，制鳖甲12 g，生谷芽30 g，生麦芽30 g，神曲12 g，绿萼梅12 g，紫苏子12 g，紫苏梗12 g，桂枝3 g，知母12 g，赤芍15 g，白芍15 g，生白术15 g，元胡12 g，炙甘草6 g。7剂。

十四诊（2008年10月13日）：手指无明显肿胀，疼痛好转，无明显低热，纳食一般，大小便调，舌质淡，苔薄白，脉滑。治拟健脾利湿，处方：制半夏12 g，茯苓30 g，薏苡仁30 g，枳实12 g，竹茹12 g，紫苏子12 g，紫苏梗12 g，生谷芽30 g，生麦芽30 g，神曲12 g，绿萼梅12 g，元胡12 g，丹参12 g，葶苈子12 g，炙甘草6 g。7剂。

十五诊（2008年11月7日）：近来咳嗽，纳食可，大小便调，舌质淡，苔薄白，脉滑。神清，气平，双肺呼吸清，未闻及明显干、湿性啰音。治拟健脾利湿，化痰止咳，处方：桃仁9 g，杏仁9 g，白果仁15 g，当归12 g，紫苏子12 g，紫苏梗12 g，生谷芽30 g，生麦芽30 g，海浮石12 g，海蛤壳g12 g，神曲12 g，沙参12 g，麦冬12 g，防风12 g，茯苓30 g，泽泻12 g，炙甘草6 g。7剂。

十六诊（2008年11月24日）：咳嗽减轻，呈阵发性，纳食可，大小便调。舌质淡，苔薄白，脉滑。治拟益气养阴，健脾利湿，化痰止咳，处方：党参15 g，茯苓30 g，生白术15 g，薏苡仁30 g，制半夏12 g，桃仁12 g，杏仁12 g，白果仁15 g，沙参15 g，麦冬15 g，紫苏梗12 g，生谷芽30 g，生麦芽30 g，海浮石24 g，海蛤壳24 g，炙甘草6 g。7帖。

十七诊（2008年12月3日）：自觉口干，纳食一般，大小便调，舌质淡，苔白，脉滑。上方加五谷虫12 g，神曲12 g。7剂。

十八诊（2008年12月12日）：自觉口苦，伴恶心，纳食可，大小便调，舌质淡，苔薄白，脉滑。上方加柴胡12 g，鸡内金12 g。7帖。

十九诊（2008年12月22日）：仍有口苦，纳食可，大小便调，舌质淡，苔薄白，脉滑。上方加郁金12 g，黄连3 g。7剂。

二十诊（2008年12月29日）：口干，口苦，口腔溃疡，纳食一般，大小便调。舌质淡，苔薄白，脉滑。治拟和解少阳，益气养阴，处方：柴胡12 g，黄芩12 g，制半夏12 g，橘络12 g，鸡内金12 g，郁金12 g，石菖蒲12 g，茯苓30 g，薏苡仁30 g，党参15 g，沙参12 g，麦冬15 g，生谷芽30 g，生麦芽30 g，黄连3 g，五谷虫12 g，炙甘草6 g。7剂。

二十一诊（2009年1月8日）：进食后易恶心，纳食一般，大小便调。治拟健脾和胃降逆，上方减柴胡、黄芩；加枳实12 g，竹茹12 g，紫苏梗12 g。7剂。

二十二诊（2009年1月15日）：仍有口干口苦，纳食可，大小便调，舌质淡，苔薄白，脉滑。上方加绿萼梅12 g。14剂。

二十三诊（2009年2月20日）：夜间小便次数多，口苦，纳食可，大便调，舌质淡，苔薄白，脉滑。治拟温补脾肾，益气养阴，处方：山药15 g，益智仁15 g，乌药15 g，党参15 g，炙黄芪15 g，沙参15 g，麦冬15 g，生谷芽30 g，生麦芽30 g，葶苈子12 g，薏苡仁30 g，石菖蒲12 g，郁金12 g，茯苓30 g，紫苏梗12 g，炙甘草6 g。14剂。

二十四诊（2009年2月23日）：夜尿次数多，尿急，纳食可，大便调，舌质淡，苔薄白，脉滑。上方加防风12 g，枳实12 g，竹茹12 g。14剂。

二十五诊（2009年3月23日）：自觉全身不适，睡眠欠佳，纳食可，大小便调，舌质淡，苔薄白，脉滑。治拟温肾健脾、镇静安神，处方：茯苓30 g，薏苡仁30 g，白豆蔻（后下）3 g，石菖蒲12 g，百合30 g，郁金12 g，珍珠母30 g，神曲12 g，桑白皮30 g，党参15 g，葶苈子15 g，山药15 g，益智仁15 g，乌药9 g，炙黄芪15 g，炙甘草6 g。7剂。

二十六诊（2009年3月30日）：纳差，双下肢发凉，纳食可，大小便调，舌质淡，苔薄白，脉滑。上方加生谷芽30 g，生麦芽30 g，神曲12 g，五谷虫12 g，7剂。

二十七诊（2009年4月8日）：自觉双足发冷，无明显胸闷，纳食可，大小便调，舌质淡，苔薄白，脉滑。治拟温阳化饮，处方：茯苓30 g，薏苡仁30 g，橘络12 g，生白术30 g，泽泻15 g，制附子9 g，桂枝3 g，炙黄芪30 g，党参15 g，天花粉12 g，知母9 g，紫苏梗12 g，生谷芽30 g，生麦芽30 g，神曲12 g，炙甘草6 g，7剂。

二十八诊（2009年4月15日）：无明显不适，纳食可，大小便调。舌质淡，苔薄白，脉滑。上方改党参30 g，加桃仁9 g，杏仁9 g。7剂。

二十九诊（2009年4月27日）：纳食可，诉双下肢疼痛，大小便调，舌质淡，苔薄白，脉滑。治拟健脾胃，强筋骨，处方：党参15 g，茯苓30 g，薏苡仁30 g，丹参15 g，制半夏12 g，橘络12 g，桃杏仁各9 g，五谷虫12 g，白豆蔻（后下）3 g，葶苈子12 g，桑寄生24 g，绿萼梅12 g，杜仲12 g，续断12 g，当归12 g，神曲12 g，炙甘草6 g。14剂。

三十诊（2009年5月11日）：纳食可，自觉腹胀，大小便调，舌质淡，苔薄白，脉滑。治拟健脾理气和中，处方：茯苓30 g，薏苡仁30 g，制半夏12 g，橘络12 g，桃仁9 g，杏仁9 g，白果仁15 g，五谷虫12 g，葶苈子12 g，百合30 g，厚朴3 g，紫苏梗12 g，当归12 g，生谷芽30 g，生麦芽30 g，桑寄生24 g，元胡12 g，炙甘草6 g。14剂。

三十一诊（2009年5月25日）：活动后气急，舌质淡，苔薄白，脉滑。治拟健脾补气，降肺平喘，处方：茯苓30 g，薏苡仁30 g，制半夏12 g，橘络12 g，葶苈子12 g，桃仁9 g，杏仁9 g，白果仁15 g，党参15 g，当归12 g，紫苏梗12 g，黄连3 g，厚朴3 g，生谷芽30 g，生麦芽30 g，百合30 g，五谷虫12 g，炙甘草6g。14剂。

三十二诊（2009年6月8日）：上腹部胀闷不适，双下肢酸软，纳食可，大小便调，舌质淡，苔薄白，脉滑。处方：茯苓30g，薏苡仁30g，制半夏12g，橘络12g，桃仁9g，杏仁9g，白果仁15g，葶苈子12g，桑寄生24g，川牛膝12g，怀牛膝12g，百合30g，乌药12g，五谷虫12g，生谷芽30g，生麦芽30g，炙甘草6g。14剂。

三十三诊（2009年6月23日）：口干，口苦，夜间睡眠欠佳，双下肢腓肠肌痉挛，无明显呼吸困难，舌质淡，苔薄黄腻，脉滑。治拟健脾和胃，处方：茯苓30g，薏苡仁30g，制半夏12g，山药30g，百合30g，麦冬30g，沙参15g，柴胡12g，黄芩12g，石菖蒲12g，郁金12g，桑寄生24g，党参12g，夏枯草12g，木瓜12g，炒白芍60g，炙甘草6g。14剂。

三十四诊（2009年7月10日）：时有嗳气，恶心无呕吐，无腹泻，纳食可，小便调，舌质淡，苔薄黄腻，脉滑。治拟疏肝健脾和胃，处方：柴胡12g，制半夏12g，黄芩12g，茯苓30g，薏苡仁30g，枳实12g，竹茹12g，郁金12g，木瓜12g，紫苏梗12g，鸡内金12g，砂仁（后下）3g，神曲12g，生谷芽30g，生麦芽30g，炒白芍30g，炙甘草6g。14剂。

三十五诊（2009年7月27日）：近来纳食不佳，偶有咳嗽，无痰，舌质淡，苔薄黄腻，脉滑。治拟健脾和胃，敛肺止咳，处方：茯苓30g，薏苡仁30g，制半夏12g，枳实12g，竹茹12g，紫苏梗12g，佩兰12g，黄连3g，厚朴3g，桃仁9g，杏仁9g，白果仁15g，白豆蔻3g，五谷虫12g，炙甘草6g。14剂。

三十六诊（2009年8月4日）：上腹部胀闷不适，纳食可，大小便调，舌质淡，苔薄白，脉滑。治拟益气健脾和胃，处方：党参15g，茯苓30g，薏苡仁30g，紫苏梗12g，佩兰12g，桃仁9g，杏仁9g，白果仁15g，橘络12g，制半夏12g，桑白皮15g，厚朴3g，绿萼梅12g，五谷虫12g，生谷芽30g，生麦芽30g，炙甘草6g。14剂。

三十七诊（2009年8月17日）：昨天无明显诱因突然出现恶心呕吐，无腹泻，无发热，纳食可，小便调。神清，气平，舌质淡，苔白，脉滑。治拟和胃降逆，处方：茯苓30g，薏苡仁30g，杏仁9g，枳实12g，竹茹12g，紫苏梗12g，佩兰12g，制半夏12g，橘络12g，黄连3g，炙甘草6g。7剂。

三十八诊（2009年8月25日）：恶心呕吐消失，仍有口苦，偶有咳嗽、胸闷，纳食可，大小便调，舌质淡，苔薄白，脉滑。治疏肝健脾，和胃止咳，处方：柴胡12g，黄芩12g，制半夏12g，茯苓30g，薏苡仁30g，橘络12g，枳实12g，竹茹12g，紫苏梗12g，佩兰12g，桃仁9g，杏仁9g，白果仁15g，百部15g，生谷芽30g，生麦芽30g，炙甘草6g。7剂。

三十九诊（2009年9月2日）：诸症好转，但仍有精神不佳，纳食可，舌质淡，苔薄白，脉滑。前方减百部，加石菖蒲12 g，郁金12 g。7剂。

四十诊（2009年9月8日）：时有上腹部不适，纳食可，大小便调，舌质淡，苔薄白，脉滑。治拟健脾和胃，处方：茯苓30 g，制半夏12 g，橘络12 g，桃仁9 g，杏仁9 g，白豆蔻（后下）3 g，枳实12 g，竹茹12 g，厚朴3 g，紫苏梗12 g，佩兰12 g，五谷虫12 g，炙甘草6 g。7剂。

四十一诊（2009年9月17日）：诸症好转，纳食不佳，大小便调，舌质淡，苔薄白，脉滑。前方加生谷芽30 g，生麦芽30 g，神曲12 g，五谷虫12 g。7剂。

四十二诊（2009年9月27日）：口苦，手麻，纳食可，大小便调，舌质淡，苔薄白，脉滑。治拟健脾和胃，处方：茯苓30 g，薏苡仁30 g，制半夏12 g，橘络12 g，桃仁9 g，杏仁9 g，白果仁15 g，五谷虫12 g，生谷芽30 g，生麦芽30 g，枳实12 g，竹茹12 g，紫苏梗12 g，佩兰12 g，炙甘草6 g。14剂。

四十三诊（2009年10月21日）：口干、口苦，时有胸闷、手麻，纳食可，大小便调，舌质淡，苔薄白，脉滑。治拟和解少阳，处方：柴胡12 g，黄芩12 g，制半夏12 g，天花粉12 g，知母12 g，葶苈子12 g，浙贝母12 g，橘络12 g，麦冬30 g，桑寄生24 g，五谷虫12 g，紫苏梗12 g，佩兰12 g，生谷芽30 g，生麦芽30 g，炙甘草6 g。7剂。

四十四诊（2009年10月29日）：时有上腹部不适，偶有咳痰，纳食可，大小便调，舌质淡，苔薄白，脉滑。治拟健脾和胃，化痰止咳，处方：制半夏12 g，橘络12 g，茯苓30 g，薏苡仁30 g，葶苈子12 g，麦冬30 g，党参15 g，紫苏梗12 g，佩兰12 g，浙贝母12 g，天花粉12 g，桑寄生24 g，生谷芽30 g，生麦芽30 g，神曲12 g，炙甘草6 g。7剂。

四十五诊（2009年11月9日）：胃纳不佳，仍有咳嗽，大小便调，舌质淡，苔薄白，脉滑。治拟健脾和胃，敛肺止咳，处方：茯苓30 g，薏苡仁30 g，制半夏12 g，紫苏梗12 g，佩兰12 g，桃仁9 g，杏仁9 g，白果仁15 g，生谷芽30 g，生麦芽30 g，五谷虫12 g，神曲12 g，橘络12 g，葶苈子12 g，炙甘草6 g。7剂。

四十六诊（2009年11月16日）：仍有咳嗽，偶有心悸，纳食可，大小便调，舌质淡，苔薄白，脉滑。治拟通阳宽胸，理气活血，化痰止咳，处方：全瓜蒌15 g，薤白12 g，丹参12 g，檀香6 g，紫苏梗12 g，佩兰12 g，桃仁9 g，杏仁9 g，白果仁15 g，神曲12 g，五谷虫12 g，橘络12 g，葶苈子12 g，生地黄15 g，百合30 g，炙甘草6 g。7剂。

四十七诊（2009年11月25日）：时有心悸，纳食可，大小便调，舌质淡，苔薄白，脉滑。前方加炙黄芪30 g，党参30 g。7剂。

四十八诊（2009年12月3日）：时有胸闷，心悸，纳食可，大小便调，舌质淡，苔薄白，脉滑。治拟益气活血，养心定悸，处方：炙黄芪30 g，党参

30 g，茯苓30 g，薏苡仁30 g，百合30 g，制半夏12 g，橘络12 g，葶苈子12 g，石菖蒲12 g，郁金12 g，当归12 g，丹参15 g，桃仁9 g，杏仁9 g，白果仁15 g，五谷虫12 g，炙甘草12 g。7剂。

四十九诊（2009年12月10日）：时有胸闷心悸，纳食可，大小便调，舌质淡，苔薄白，脉滑。前方加生龙骨30 g，牡蛎30 g，神曲12 g。7剂。

五十诊（2009年12月16日）：时有胸闷气急，纳食可，大小便调。舌质淡，苔薄白，脉滑。治拟通阳豁痰，理气活血，处方：全瓜蒌30 g，薤白12 g，石菖蒲12 g，郁金12 g，丹参15 g，檀香3 g，制半夏12 g，橘络12 g，茯苓30 g，薏苡仁30 g，党参15 g，紫苏子12 g，紫苏梗12 g，葶苈子12 g，生谷芽30 g，生麦芽30 g，炙甘草12 g。14剂。

五十一诊（2010年1月4日）：胸闷，偶有咳嗽，纳食可，大小便调，舌质淡，苔薄白，脉滑。前方加桃仁9 g，杏仁9 g，白果仁15 g。14剂。

五十二诊（2010年1月21日）：时有气急，时欲叹息，嗳气，双足发凉，纳食可，大小便调，舌质淡，苔薄白，脉滑。胸部B超提示"无明显胸腔积液，双侧胸膜增厚"。肺CT提示"两肺纹理增多，左上肺叶尖后段见小斑片状影，右下肺胸膜增厚粘连。支气管通畅，纵隔内未见异常肿大的淋巴结"。治拟疏肝柔肝，益气活血，处方：柴胡12 g，炒白芍30 g，枳实12 g，茯苓30 g，薏苡仁30 g，石菖蒲12 g，郁金12 g，全瓜蒌15 g，薤白12 g，党参15 g，炙黄芪15 g，生谷芽30 g，生麦芽30 g，神曲12 g，五谷虫12 g，炙甘草12 g。7剂。

[按]

该患者为本院职工之母，检查得血性渗出性胸腔积液，西医同仁经用抗感染、抗结核治疗等诊断性治疗，以及胸腔闭式引流等未获明显效果，患者家属要求尝试用中医治疗，以尽人事而已。余最初会诊时，告知家属，患者以90岁高年之体，全身情况较差，虽未明确诊断，但检得血性渗出性胸腔积液，且已形成包裹，总属预后不佳，目前因西医无有效治疗手段才求治于中医治疗，中医也不能保证有效。家属言"请按中医方法放手治疗，不问效果如何"，遂大胆治之。

胸腔积液，总属饮邪，属于中医"悬饮"范畴，虽有"病痰饮者，当以温药和之"之训，但在本例患者非尽合宜，当以健脾化饮王道之法缓以图之，不可急功近利，治疗大体分为两个阶段：第一阶段（2008年6月4日~2008年8月27日），患者温病后余热未清、胃阴不足，故见低热，口干纳差，舌质红，苔少，方选沙参麦冬汤、麦门冬汤、二陈汤等化裁，加紫苏梗、佩兰芳香化湿药等，加五谷虫、绿萼梅醒脾药，达到清退余热、醒脾和胃、健脾利水的效果；胃阴得复后，仍有低热，以青蒿鳖甲汤、柴前连梅煎清透余邪，合四君子汤健脾利水，低热消失。第二阶段（2008年9月4日以后），以四君子汤、二陈汤、小半夏加茯苓汤、泽泻饮等方加减化裁，仍以健脾化饮为主，并针对兼症予以处理：如手指疼者，合桂枝芍药知母汤；咳嗽合神效散、双仁丸等；口苦、口干合小柴胡汤；胸闷心悸则合瓜蒌薤白汤；活动后气急则合苏子降气汤；夜间小便次数多则合补肾药；下肢冷痛则合补肾强筋骨药。因患者不愿再做检查，治疗期间未进行复查，调治1年余，请患者复查B超及肺CT提示胸腔积液已完全被吸收。其后一直用中药调理，未再患其他大病，已成为百岁老人，获政府奖励。后于2018年无疾而终。

　　本例获效的主要原因，一是患者及家属对于中医的信任；二是以健脾化饮王道之法缓以图之，非以攻逐之法求近功。

（张天嵩）

慢性肺源性心脏病

病例

朱某，女，85岁。因"反复咳嗽、咳痰数10年，加重伴双下肢水肿10天"于2005年4月14日初诊。患者咳嗽、咳痰每年均有发作，10天前因受凉后出现加重，咳嗽、咳痰，量不多，白色黏痰，活动后气急，夜间不能平卧，纳食不佳，大便欠通畅，小便调。体检：血压170/60 mmHg，神清，由家属推至诊室。贫血貌。颈静脉怒张，左肺呼吸音低，右肺呼吸音粗，双肺可闻及痰鸣音，心率100次/min，房颤律，心音遥远，剑突下心音亢进。腹软无压痛，双下肢指压性水肿，肝颈静脉回流征阳性。舌质紫暗，苔薄白腻脉滑而三五不调。拟诊COPD加重期，肺源性心脏病，心功能失代偿期；心律失常，心房颤动；高血压病。治拟温阳利水，泻肺平喘，处方：制附子9 g，茯苓30 g，生白术30 g，薏苡仁30 g，泽泻15 g，桃仁9 g，杏仁9 g，白果仁15 g，麦冬30 g，葶苈子15 g，防风9 g，枳实12 g，神曲12 g，炙甘草12 g。7剂。

二诊（2005年4月20日）：咳嗽、咳痰减轻，活动气急好转，夜间已能平卧，纳食可，大小便调，双下肢水肿明显消退。治守前法，处方：制附子12 g，茯苓30 g，生白术30 g，泽泻15 g，薏苡仁30 g，桑白皮15 g，地骨皮15 g，桃杏仁（各）9 g，白果仁15 g，海蛤壳24 g，海浮石24 g，蝉蜕12 g，葶苈子15 g，防风12 g，枳实12 g，神曲12 g，炙甘草12 g。7剂。

三诊（2005年4月29日）：无明显咳嗽、咳痰及喘急，无双下肢水肿，仍有神疲乏力，纳食不佳，大便数日一行。治拟益气温阳，降气平喘，处方：制附子12 g，生黄芪15 g，党参15 g，生白术15 g，茯苓30 g，薏苡仁30 g，白果仁15 g，桃仁9 g，杏仁9 g，防风9 g，陈皮9 g，枳实12 g，神曲12 g，炒谷麦芽（各）30 g，炙甘草12 g。7剂。

四诊（2005年5月5日）：偶有咳嗽、咳白色痰，活动后气急，纳差，肠鸣，大小便调，舌质淡，苔白腻，脉滑。治拟益气健脾，芳香化湿，处方：党参30 g，茯苓30 g，制半夏12 g，薏苡仁30 g，苍术3 g，苏梗12 g，佩兰12 g，厚朴9 g，陈皮9 g，通草12 g，神曲12 g，炙甘草12 g。7剂。

[按]

COPD至右心衰竭，可出现气急、甚则不得卧、心悸、口唇发绀、颈静脉怒张、肝肿大、足跗肿胀等，多属于本虚标实，本虚为心肾阳虚；标实为饮停、瘀血，而且形成了虚、水、瘀相互影响。余初治本病时，多从咳嗽或喘症门求之，并遵西医"抗感染、化痰，不必专事利小便"之说，生脉饮合凉膈散、泻白散等化裁，虽有效果，但总不尽如人意，后伯父患此病，余从咳嗽门治之，咳喘虽减，但水肿不除，谓余曰"不必治余咳痰喘，只求水肿消则可"，余曰"消水肿，是中医擅长"，遂以真武汤加葶苈子、桑白皮、桃仁、杏仁、防风治之，3剂后吐痰甚多，每天可咳黄白痰数百毫升，7剂后咳痰止而水肿消，乃悟中医治病必要遵循中医理论，可以参阅现代医学知识，但不能受其限制。

后经临床观察，发现此类患者，心衰加重时，多无感染征象，治疗时应通过"抓主症"来选方用药，有助于肺心病急性加重的改善，以后求以纯中医治疗者十数人，皆以此法治愈。以气促和水肿为主症者，治疗宜从水肿门探求，以温阳利水为主法，并配以"开鬼门、洁净府、去菀陈莝"等，一般可在数剂内使患者临床症状明显改善。可选真武汤、苓桂术甘汤化裁，药如制附子、白术、白芍、茯苓、桂枝等，其中附子用量宜10~30 g，桂枝6~15 g；开鬼门者，宣肺法也，药如麻黄配杏仁，若有高血压者用荆芥、防风配杏仁等；洁净府者，利水法也，药如茯苓、泽泻、薏苡仁、海蛤壳、海浮石等；去菀陈莝者，活血法也，药如益母草、苏木、丹参、当归等。随症加减：若气短、气喘加五味子、细辛；心悸加龟甲、鳖甲，重用茯苓；腹胀加槟榔或大腹皮或厚朴；汗多加龙骨、牡蛎等。以肝大、口唇指趾发绀、颈静脉怒张、舌质紫暗或青紫为主症者，乃系心肾阳虚的基础上，瘀血与水饮并存，或以瘀血为主要病邪，非大剂温阳散结治本不能为功，并以活血利水治其标，可选用桂枝去芍药加麻黄附子细辛附子汤，可再加黄芪、丹参、赤芍等益气化活血之品，或可再加知母，即陈修园"消水圣愈汤"之意也。

（张天嵩）

心律失常

病例1

　　高某，女，62岁。2015年11月26日因"胸闷心慌反复发作7年余"初诊。曾经多家医院检查检获"心律失常、高脂血症"，常无明显诱因出现心慌胸闷，无汗出，无明显黑矇，入睡困难，睡后易醒，平素心烦易怒，纳食可，大小便调，舌质淡，苔薄黄，脉滑。治拟益气活血，安神定悸，处方：黄芪30g，生龙骨30g，生牡蛎30g，桂枝6g，赤芍15g，白芍15g，茯苓30g，当归15g，丹参15g，石菖蒲12g，郁金12g，牡丹皮9g，栀子9g，玄参15g，熟地黄15g，百合18g，神曲12g，炙甘草12g。7剂。

　　二诊（2015年12月3日）：心慌、胸闷明显好转，仍有睡眠欠佳，时有颈部不适，纳食可，大小便调，舌质淡，苔薄黄，脉滑。前方加葛根12g，合欢皮15g，首乌藤15g。7剂。

[按]

　　孙思邈认为"虚则惊，掣心悸"，张景岳认为惊悸"虚微动亦微，虚甚动亦甚"，治宜"安养心神，滋培肝胆，当以扶元气为主"，提出"养气养精，滋培根本"，唐容川《血证论·怔忡》云"心中有痰者，痰入心中，阻其心气，是以跳动不安。"该患者心悸兼有不寐、心烦易怒，显是心肝二经之病，张师投之桂枝甘草龙骨牡蛎汤加减，桂枝合甘草温补心阳，龙骨合牡蛎安神定悸、祛心经之痰，石菖蒲、郁金、丹参、百合、玄参宁心安神，赤芍、牡丹皮、栀子清心肝之火，熟地黄、当归、白芍养血柔肝，黄芪补益元气，神曲以防金石贝类药物损伤肠胃，全方配伍，共奏安心神、定心悸、清肝火之功；二诊时患者心慌胸闷好转，睡眠欠佳，颈部不适。再以原方加合欢皮、首乌藤解郁和血、宁心安神，葛根解肌，以疗颈项不适。

（陈凯，李沁菁）

心律失常，属于中医"心悸""怔忡"范畴。病机分虚实两端：虚者为气血阴阳亏损、心神失养而致；实者多由痰火扰心、水饮凌心及瘀血阻脉而引起。心悸之病，张仲景在《伤寒论》及《金匮要略》中多以惊悸、心动悸、心下悸等为病症名加以论述，其法备，名方如炙甘草汤、桂枝甘草汤、桂枝甘草龙骨牡蛎汤、桂枝去芍药加蜀漆牡蛎龙骨救逆汤、黄芪桂枝五物汤、小建中汤、真武汤、苓桂术甘汤、四逆散、小柴胡汤、麻黄附子细辛汤诸方用之对症，无不应手而效。要之，气阴两虚所致心悸者如心房颤动，炙甘草汤化裁；营卫不足而致心悸者，黄芪桂枝五物汤化裁；心阳不足所致心悸者，桂枝甘草汤、桂枝甘草龙骨牡蛎汤等化裁，水气凌心所致心悸者，真武汤、苓桂术甘汤等化裁；中阳不足所致心悸者小建中汤化裁；肾阳不足所致心悸者如病态窦房结综合征，麻黄附子细辛汤化裁；肝郁气滞所致心悸者，四逆散、小柴胡汤等化裁。后世归脾汤亦用于心脾两虚之心悸亦当所知。

（张天嵩）

病例2

薛某，女，56岁，因于"夜间心慌心悸1周"于2018年3月15日初诊。患者近1周来出现夜间惊悸感，心电图提示"室性早搏"。夜间心慌心悸，伴有汗多，口中无味，睡眠欠佳，纳食可，大小便调，舌质淡，苔薄黄，脉滑，治拟调和营卫，安神定悸，处方：桂枝6 g，龙骨30 g，牡蛎30 g，桑白皮18 g，地骨皮12 g，牡丹皮9 g，石菖蒲12 g，郁金12 g，黄连6 g，枳实12 g，竹茹12 g，党参18 g，炙甘草9 g，7剂。后患者因他病来诊，7剂药服完，夜间无惊悸感，汗出基本消失。

[按]

惊悸之感，乃气上冲心也，同时患者平素夜间汗多，其阴液亏虚之证易见也，故张师治之以桂枝甘草龙骨牡蛎汤、泻白散、黄连温胆汤加减合用。用桂枝、甘草以疏太阳之郁，加龙骨、牡蛎以镇浮阳则惊悸可除，同时加桑白皮、地骨皮、黄连、枳实、竹茹等清心泻热、化湿除烦，石菖蒲、郁金安心神，因多汗之后，损伤阳气，加党参补中益气，诸药合用，共奏益气潜阳，清心镇惊之功效。

（陈凯，李沁菁）

悸为心病，汗为心液，故本案从心经论治，张仲景的桂枝甘草龙骨牡蛎汤颇为合拍；肺主皮毛，且汗之出由玄府开阖调控，是以桑白皮、地骨皮、牡丹皮以皮治皮者也，且能泻肺热，止汗出。夜间盗汗非尽阴虚者，不可不知。

（张天嵩）

冠心病，冠状动脉支架植入术后

病例

范某，男，88岁，因"胸闷不适10年余"于2015年11月30日初诊。患者近10余年来反复胸闷不适，于上海市两家三级医院先后分别放置7个冠状动脉支架。目前时有胸闷不适，每周发作3~4次，偶有疼痛、无明显规律，无明显动则气急，易醒梦多，纳食可，大便每日2次、尚成形，小便调。舌质淡，苔薄白，脉滑。有高血压病、糖尿病病史。治拟益气养血、理气活血、通阳化浊等法，处方：黄芪30g，茯苓30g，石菖蒲12g，郁金12g，瓜蒌皮18g，薤白12g，当归15g，生丹参15g，川芎9g，赤芍15g，枳实12g，竹茹12g，紫苏梗12g，北沙参18g，麦冬18g，槲寄生18g，杜仲9g，蜜炙甘草9g，7剂。

二诊（2015年12月7日）：胸闷好转，仍时有发作，无明显汗出，纳食可，大便每日2次，小便调，舌质淡，苔薄白，脉滑。效不更方，再酌加理气活血之药，前方加赤芍18g，乌药9g。7剂。

三诊（2015年12月14日）：复诊，胸闷好转，发作次数减为每周1次，无胸痛，无明显汗出，睡眠转佳，纳食可，大便每日2次，小便调，舌质淡，苔薄白，脉滑。前方继服4剂。

四诊（2016年1月4日）：偶有胸闷，仍时有发作，无明显汗出，纳食可，小便调，大便每日2次，舌质淡，苔薄白，脉滑。治同前法，酌加健脾利湿之药，前方加泽泻9g，蜜麸炒白术15g，陈皮6g，黄连3g。14剂。

五诊（2016年1月18日）：复诊，胸闷好转，仍时有发作，无明显汗出，纳食可，晨起大便不成形，每日1次，小便调。舌质淡，苔薄白，脉滑。治守前法，并合健脾燥湿法，处方：黄芪30g，茯苓30g，石菖蒲12g，郁金12g，瓜蒌皮18g，薤白12g，当归15g，生丹参15g，川芎9g，赤芍15g，紫苏梗12g，竹茹12g，北沙参18g，麦冬18g，制半夏12g，炒白术15g，炒山药27g，泽泻12g，陈皮6g，防风6g，炒白芍30g，槲寄生18g，杜仲9g，蜜炙甘草9g。14剂。

六诊（2016年2月1日）：偶有胸闷，偶有汗出，纳食一般，大便每日2次、已成形，小便调，舌质淡，苔薄白，脉滑。前方加生麦芽30g，浮小麦30g。14剂。

七诊（2016年2月15日）：偶有胸闷，纳食可，大便每日2次，小便调。舌质淡，苔薄白，脉滑。仍拟益气养血、理气活血为主，处方：黄芪30g，当归15g，生丹参15g，川芎9g，赤芍27g，瓜蒌皮27g，薤白9g，桃仁12g，苦杏仁9g，玄参18g，麦冬18g，百合27g，炒白术15g，茯苓30g，薏苡仁30g，槲寄生18g，紫苏梗12g，甘草9g。14剂。

[按]

对于冠心病患者来说，西医药物、器械等治疗治法完备，挽救生命是其所长。然临床所见，冠状动脉支架植入术后仍有胸闷不适者甚多，中医药疗法仍可占一席之地。其法不外以下几种联合使用：益气养血法，当归补血汤加减；通阳化浊法，瓜蒌薤白半夏汤、瓜蒌薤白酒汤、枳实薤白桂枝汤等化裁；理气宽胸法，药如乌药、檀香、苏梗等；活血化瘀法，药如轻则丹参、当归、川芎、赤芍、生地黄、槲寄生、桃仁、红花，甚至则全蝎、蜈蚣等；可加麦冬、玄参、百合滋阴护心之品；另须保持大便通畅，保持每天1~2次，以质稍软不泻为度。

（张天嵩）

偏头痛

重度青少年偏头痛

病例

董某，男，学生，15岁。因"右颞部疼痛反复发作5年，加重10天"于2005年7月21日初诊。患者近5年来每因考试等情绪紧张而诱发右颞部疼痛，每次发作疼痛时断时续，经中西医结合多方治疗，一般4个月左右才能完全缓解。10天前因情绪紧张而诱发疼痛，每天发作4次左右，每次发作时间持续5小时左右，发则右颞部血管搏动感，头痛如裂，卧床而不能动；伴畏光，不能睁眼，口苦，无恶心呕吐，纳食可，大小便调；舌质淡，苔薄黄，脉滑。外院头颅CT、脑电图等检查未见异常。证属风盛而挟肝胆之火上侵清窍，治当以祛风止痛为主，辅以清肝胆之火。处方：川芎30 g，白芷9 g，生石膏（先）30 g，当归12 g，生白芍30 g，柴胡12 g，制半夏12 g，黄芩9 g，郁李仁3 g，神曲12 g，炙甘草6 g。4剂。

二诊（2005年7月26日）：药后病去大半，每天仍有数次发作，但持续时间为半小时左右，每次发作亦不必卧床；口苦亦减，无恶心呕吐，纳食稍差；舌质淡，苔薄黄，脉滑。治依前法，酌加健脾消食之品，前方加茯苓30 g，生谷麦芽（各）30 g，枳实12 g，蔓荆子12 g。7剂。

三诊（2005年8月2日）：头痛好转，每天仍数次发作，疼痛亦能忍受，持续时间约10分钟；无明显畏光、口苦，无恶心呕吐，纳食可；舌质淡，苔薄白，脉滑。治依前法，加虫蚁搜剔之品以加强搜风止痛之效。处方：川芎30 g，白芷9 g，生石膏（先）30 g，当归12 g，柴胡12 g，生白芍30 g，枳实

12 g，制半夏12 g，黄芩9 g，菊花12 g，全蝎3 g，蜈蚣2条，僵蚕12 g，生谷麦芽（各）30 g，炙甘草6 g。7剂。

四诊（2005年8月9日）：头痛数天发作1次，疼痛程度明显减轻，持续数分钟即止，不需卧床休息；舌质淡，苔薄白，脉滑。风盛渐止，其治当以清肝火以杜生风之源为主，祛风为辅。处方：川芎15 g，白芷9 g，生石膏（先）30 g，当归12 g，柴胡12 g，生白芍30 g，枳实12 g，制半夏12 g，黄芩9 g，菊花12 g，全蝎3 g，蜈蚣2条，夏枯草12 g，丹皮9 g，栀子9 g，生谷芽30 g，麦芽30 g，炙甘草6 g。7剂。

五诊（2006年8月16日）：无明显头痛，纳食可，大小便调，舌质淡，苔薄白，脉滑。前方改川芎9 g，继服10剂，巩固疗效。随访至今，未再复发。

[按]

偏头痛是常见的慢性神经血管疾患，儿童期和青春期起病，中青年期达发病高峰，常有遗传背景。偏头痛危害相当严重，它不仅因频繁和严重的头痛导致患者的学习与工作能力下降、生活质量降低，而且也与脑卒中、情感障碍等多种疾病相关。WHO将严重偏头痛定为最致残的慢性疾病。偏头痛于中医"头痛""偏头风"范畴，是青少年最常见的头痛，其发病率为2.7%~10%，其临床特点是发作性的剧烈、单侧、搏动性头痛，伴有恶心呕吐、畏光畏声等症状，重者可影响患者的生活质量。现代医学认为，偏头痛的病因不清，可能与遗传、内分泌等因素有关，常见诱因为过度疲劳、睡眠不足、情绪改变、学习压力等，其治疗应强调个体化，采用药物或非药物治疗。

中医治病强调辨证论治，辨证重在定病位和定病性。此患者痛在右侧颞部，为少阳经循行部位，《冷庐医话》云头痛"属少阳者……痛在头角"，头痛常因情绪紧张而诱发，与肝有关，故定其病位在肝、胆；"巅高之上，唯风可到"，头痛时作时止，呈搏动感，与风性"数变""主动"等特点相似，而疼痛剧烈，呈搏动感，伴口苦畏光，苔薄黄，《医林说约》"痛甚者火多耳"，故定其病性为风、为火，且"风能化火，火能生风"，风助火势，火动生风，风火相煽，其头痛剧烈如此。

论治当急以止痛，然止痛之法次第有序：先祛风为主，清肝胆之火为辅；待风渐消后，再以清肝胆之火以杜生火之源为主，祛风为辅。故首诊以散偏汤、芷芷石膏汤、小柴胡汤等古方化裁，重用川芎祛风止痛为君，石膏、黄芩直折肝胆之火，柴胡、郁李仁疏肝胆之气，当归、白芍养血柔肝止痛，且以石膏之凉制川芎之温，以白芍之酸敛制川芎之走窜，芍药配甘草，酸甘化阴，缓急止痛，祛风、清火、疏肝、缓急等止痛之法溶于一方中，故收效颇佳；次诊仍继以本法治之，虽加蔓荆子，但收效不如初诊之灵，窃思乃头痛日久，风伏脑络也，古有"久病必治络"之说，故三诊加全蝎、蜈蚣、僵蚕等虫蚁搜剔之品以加强搜风止痛之功，则易见功；四诊头痛明显减轻，风盛渐止，故川芎减量，而加夏枯草、牡丹皮、栀子、菊花清肝胆之火，使火清而风不动也；五诊头痛消失，以清肝火为主，祛风为辅以收功。

总之，偏头痛或左或右，病位在肝胆。若论病性，头痛时作时止，眩而不能立，风也；疼痛剧烈，搏动感，风火相煽之象也；呕吐者兼痰饮也；畏光者，亦肝胆火也。治疗大法以祛风为主，重用川芎为君，生白芍制之；寒配白芷，火配石膏，痰配半夏，瘀则全蝎、蜈蚣、僵蚕之虫蚁搜剔，此用药之大概也。

（张天嵩）

月经性偏头痛

病例

冯某，女，45岁，因"头痛20余年"于2016年3月数初诊。患者有头痛病史20余年，每次月经来时发作，痛于头部两侧颞部，月经结束后头痛缓解。纳食可，大小便调，眠安，舌质淡，苔薄白，脉滑。多次头颅CT检查未见异常。治拟祛风止痛，疏肝清肝，方用小柴胡汤、散偏汤、芎芷石膏汤化裁，处方：柴胡12 g，黄芩12 g，制半夏12 g，川芎30 g，当归12 g，炒白芍30 g，菊花9 g，石膏12 g，白芷3 g，丹皮9 g，栀子9 g，茯苓30 g，郁李仁6 g，炙甘草9 g，7剂，嘱患者于每次月经来前一天服用，每7剂为一个周期。第一个周期患者经服药4剂后，头痛明显好转，至第四个周期已无疼痛症状，随访至今未再复发。

[按]

《临证指南医案》中指出"头为诸阳之会，与厥阴肝脉汇于巅……厥阴风火乃能逆上作痛，故头痛一症，皆由清阳不升，火风乘虚上入所致"，而该患者每于月经来时头痛，《难经》曰"心出血，肝纳血"，《临证指南医案》云"女子以肝为先天，阴性凝结，易于拂郁"，故其治宜养肝、疏肝明矣。张师常以散偏汤佐以泻火凉血之品治疗月经期头痛。考散偏汤取自陈士铎《辩证录·头痛门》，乃治疗偏头痛之名方。"治法急宜解其肝胆之郁气……肝与胆为表里，治胆者必先治肝……肝舒而胆亦舒也。"方中以川芎止头痛，同芍药用之，能平肝之气，生肝之血。郁李仁、白芷能助川芎以散头风。柴胡开郁，半夏消痰，再佐以石膏、栀子、牡丹皮等清热药物，则肝胆尽舒而郁火亦去，诸证皆安。

（陈凯，李沁菁）

清代医家陈士铎所著散偏汤一方，为治偏头痛之专方，余以本方合小柴胡汤、芎芷石膏汤化裁，验之临床多人，颇有效验。凡经头颅CT等检查除外脑血管病者，重用川芎30 g为君，不必虑其燥烈也，量小则效果不佳。

（张天嵩）

眩晕

梅尼埃病

病例

周某，女，64岁。因"眩晕、耳鸣反复发作数年，加重伴恶欲吐1周"于2016年4月14日初诊。患者曾有梅尼埃病史数年余，每年均有发作，经治可获缓解。近1周来又出现眩晕，耳鸣，恶心欲吐，眩晕与头部位置无关，时有胸闷心慌，腰部不适，纳食一般，睡眠欠佳，大小便调，舌质淡，苔白腻，脉滑。治拟温阳化饮，理气活血，处方：茯苓30 g，泽泻12 g，生白术27 g，炒枳实9 g，磁石30 g，神曲12 g，石菖蒲12 g，郁金12 g，丹参15 g，当归15 g，黄芪15 g，紫苏梗12 g，桂枝6 g，菊花12 g，炙甘草9 g。7剂。

二诊（2016年4月21日）：头晕明显好转，胸闷及睡眠转佳，仍有耳鸣，舌质淡，苔薄白，脉滑。治依前法，酌加补肾之品，处方：茯苓30 g，泽泻12 g，生白术27 g，炒枳实9 g，磁石30 g，神曲12 g，石菖蒲12 g，郁金12 g，丹参15 g，当归15 g，黄芪15 g，紫苏梗12 g，柴胡9 g，菟丝子15 g，墨旱莲15 g，路路通12 g，炙甘草9 g。7剂。

[按]

前贤云"无痰不作眩"，《丹溪心法·头眩》云"头眩，痰挟气虚并火，治痰为主，挟补气药及降火药。无痰不作眩，痰因火动，又有湿痰者，有火痰者"。梅尼埃病发生由于内耳膜迷路水肿，导致平衡功能发生障碍，因而出现眩晕等一系列症状，同时可伴有耳聋耳鸣症状，其病机与中医因痰作眩相吻合。张师治疗此类疾病，多以《金匮》泽泻汤加减。以泽泻、生白术驱逐痰饮，茯苓、六神曲健脾化湿，黄芪桂枝益气温阳利水，以紫苏梗、炒枳实、磁石、石菖蒲、郁金、丹参、当归理气活血通窍，菊花平肝熄风；二诊时，头晕已明显好转，仍有耳鸣，加柴胡疏利肝气，菟丝子、墨旱莲补肾填髓，路路通以通窍，继以前法徐徐调之。

（陈凯，李沁菁）

梅尼埃病原称为美尼尔病，发病机制不明，可能与迷路小动脉痉挛、局部缺氧、毛细血管壁通透性增加，导致内淋巴液产生过多或吸收障碍引起膜迷路积水有关，典型的三联症状为发作性眩晕、感音性听力减退和耳鸣。本病属于祖国医学"眩晕""呕吐""耳鸣"等疾病范畴，考其眩晕特点是突然发作，感觉周围物体或自身在旋转，或为摇晃、浮沉感，严重时伴恶心、呕吐、面色苍白、出汗等症状，发作时多闭目卧床，不敢翻身或转动头部，动则眩晕加剧。《金匮要略》中所述"心下有支饮，其人苦冒眩，泽泻汤主之"与本病表现相符，《类聚方广义》进一步分析说"支饮冒眩证，其剧者昏昏摇摇，如居暗室，如居舟中，如步雾里，如升空中，居室床褥如回转而走，虽瞑目敛神，亦复然，是非此方则不治"，结合其临床表现和西医学"膜迷路积水"发病学说，考虑为饮邪致病，水饮内停于脾胃，清阳不升，浊阴上犯清窍则头昏目眩、耳鸣等。故重用生白术配伍泽泻以泄浊升清，《别录》言生白术"消痰水，逐皮间风水结肿"、《日华子》谓其"消痰，治水气，利小便"。现代药理表明生白术和泽泻均有持久的利尿作用，两者相伍可能减轻膜迷路积水及降低内淋巴压力。张仲景开治痰饮眩晕法门，其治痰饮诸方，如泽泻汤、小半夏加茯苓汤，梅尼埃病、颈椎病等眩晕属于痰饮者，用之加减多用效验。

（张天嵩，韩镭）

腔隙性脑梗死

病例

刘某，女，61岁。因"反复头晕1个月，加重1周"于2016年3月14日初诊。患者1个月前因劳累后出现头晕目眩，休息后未能好转，近1周来加重，上海市静安区石门二路街道社区服务中心头颅CT提示"两侧侧脑室旁白质区缺血灶，右侧额叶腔隙性脑梗死"，经治未见明显好转。患者否认有高血压病史。刻下：头晕目眩，无恶心呕吐，睡眠可，纳食可，大小便调，舌质淡，苔薄白，脉滑。治拟温阳化饮，祛风定眩，处方：制半夏12g，茯苓30g，泽泻15g，生白术30g，枳实12g，防风12g，菊花12g，竹茹12g，丹参15g，桂枝6g，炙甘草6g。7剂。

二诊（2016年3月21日）：头晕好转，无明显眩晕，纳食可，大小便调，眠安，舌质淡，苔薄白，脉滑。治依前法，处方：制半夏12g，茯苓30g，泽泻15g，生白术30g，枳实12g，防风12g，菊花12g，竹茹12g，丹参15g，桂枝6g，龟板12g，石菖蒲12g，炙甘草6g。7剂。

[按]

对于眩晕之病机，《内经》有云："诸风掉眩，皆属于肝"，又有"无痰则不作眩"（《丹溪治法心要》）之说，该患者前医曾用天麻勾藤饮治之，效果不显。张师通过仔细询问患者眩晕表现，辨为痰饮夹风之证，治以化饮定眩为主，兼以祛风、活血为辅，予《金匮要略》泽泻汤、苓桂术甘汤加减化裁，其中泽泻利水渗湿祛饮，以导浊阴下行，生白术健脾燥湿，培土而绝饮停之源，二药相伍，使水饮下行，而新饮不生，则清阳上达，冒眩自愈；又以半夏、茯苓、竹茹增祛痰之力，桂枝助阳化饮，菊花、防风平肝熄风，丹参、枳实行气活血祛瘀，全方配伍，共奏化饮、祛风、活血、定眩之功。二诊时患者头晕明显好转，无目眩，加龟板滋阴平肝，石菖蒲通窍，再予7剂，诸证得瘥。

（陈凯）

眩晕为常见之症，临床上通过"抓主症"来辨识其类型，如头晕头胀者多为肝阳上亢；头晕头痛且伴心烦易怒者多为肝火；头晕头重，伴恶心欲吐者，多为痰饮；头晕动则加重者多为气血亏虚、阴精不足。如该患者西医诊断为腔隙性脑梗死，毋被西医诊断印定眼目而辨为肝阳上亢之证，临证当细审。

（张天嵩）

失眠症

病例

孔某，女，70岁。因"睡眠欠佳"于2016年7月28日初诊。睡眠欠佳，入睡困难，易醒，大便欠通畅，纳食可，舌质淡，苔薄白，脉滑。治拟疏肝清肝，宁心安神，处方：柴胡9g，枳实9g，炒白芍27g，丹参15g，珍珠母30g，粉龙骨30g，制香附9g，丹皮9g，栀子9g，黄芪30g，合欢皮30g，首乌藤18g，百合27g，生地黄15g，制半夏9g，夏枯草15g，炙甘草9g。7剂。

二诊（2016年8月4日）：睡眠明显好转，仍时有头晕乏力，舌质淡，苔薄白，脉滑。治诊前法，酌加疏风定眩之品，处方：郁金12g，石菖蒲12g，珍珠母30g，粉龙骨30g，茯苓30g，乌药9g，丹参15g，牡丹皮9g，神曲12g，白术24g，百合27g，生地黄15g，茯苓30g，白芍27g，菊花12g，枳实12g，紫苏梗12g，炙甘草9g，7剂。

[按]

《甲乙经》曰："卫气不得入于阴，当留于阳，阳盛阴虚，故目不能瞑"，治当引阳入阴。张师认为，古时失眠多归于心，而今人失眠则常由情志不舒，肝气郁滞，引动肝风、肝火，母病及子而致心烦失眠者颇为多见，宜心肝同治，故常以疏肝、清肝、凉肝、养肝，辅以镇心、清心、宁神之药。该患者首诊予四逆散加香附疏肝解郁，以丹参、栀子、生地黄凉血清肝清心，珍珠母、龙骨镇心安神，合欢皮、首乌藤、百合补心安神；其中半夏、夏枯草配伍，取半夏得阴而生，夏枯草得至阳而长，是阴阳配合之妙，盖半夏、夏枯草皆得一阴之气而枯，所谓生于阳成于阴者，故能引阳气入于阴，二药伍用能顺应阴阳变化规律，调和人体脏腑气机，达到阴平阳秘之效。二诊时患者睡眠已明显好转，时有眩晕疲劳乏力之感，故减黄芪、柴胡之升发，加白术、菊花祛风定眩。

（陈凯）

　　失眠古称为"目不瞑""不得眠""不得卧""不寐"等，首辨治要点：定病位主要在心，但与肝、胆、脾、胃、肾等脏腑经络有关；辨病性为虚实二字，察有邪无邪。究其大要阴阳二字而已。因此，我在临床上常以半夏伍夏枯草燮理阴阳，百合伍生地黄补心肾，四逆散疏肝，石菖蒲伍郁金安神，龙骨、牡蛎、珍珠母等重镇，牡丹皮伍栀子清肝等诸法，根据临床实际，或单用或合用，其效可期。

（张天嵩）

功能性躯体综合征

耳鸣脑鸣

病例

卢某，女，59岁。因"耳鸣、脑鸣、眩晕半年"于2014年5月15日初诊。脑鸣、眩晕半年时，伴有口干苦，舌体麻木，纳食可，大小便调，眠安，舌质淡，苔黄腻，脉滑。治拟和解少阳，祛风定眩，处方：柴胡12 g，黄芩12 g，制半夏12 g，石菖蒲12 g，郁金12 g，薏苡仁30 g，天麻12 g，钩藤15 g，茯苓30 g，橘络12 g，枳实12 g，厚朴3 g，葛根30 g，竹茹12 g，磁石30 g，神曲12 g，紫苏梗12 g，黄连3 g，炙甘草6 g。7剂。

二诊（2014年5月22日）：耳鸣、眩晕明显减轻，脑鸣好转，纳食可，舌质淡，苔薄黄腻，脉滑。前方继服14剂。

三诊（2014年5月29日）：无明显头晕、耳鸣，脑鸣明显好转，舌质淡，苔薄白，脉滑。前方减天麻、钩藤、葛根，继服7剂。

[按]

该患者头晕、耳鸣伴有脑鸣，治当深思熟虑。《内经》云"诸风掉眩，皆属于肝"，《临证指南医案》云"所患眩晕者，非外来之邪，乃肝胆之风阳上冒耳"，《灵枢·经脉》言足少阳胆经之脉，其支者"从耳后入耳中，出走耳前"，耳鸣之病与肝胆相关，耳病之治法，《临证指南医案》云"不越乎通阳镇阴、益肾补心清胆等"。"口干苦、头晕"为小柴胡汤证，此患者耳鸣、脑鸣、眩晕实由湿热循肝胆经上扰诸清窍所致，故张师从肝、胆入手为主，兼顾脾肾，方用小柴胡汤、黄连温胆汤、天麻钩藤饮加减，以达清热化痰、和胃降浊、平肝熄风之效。以柴胡、黄芩清肝胆经热，茯苓、制半夏、厚朴、薏苡仁、枳实、竹茹健脾益胃、清热化浊，天麻、钩藤、紫苏梗平肝熄风止眩，石菖蒲、郁金、橘络等通络开窍，患者诉时有舌体麻木，以心开窍于舌，"实则泻其子"，予黄连以清心火，同时加灵磁石助平肝熄风、滋阴益肾，葛根泻胃火、升清阳。张师使用介石类药物时，必伍以神曲，以防伤胃。诸药合用，共奏熄风止眩，化浊通窍之功。患者前后服药3周，已无明显头晕、耳鸣，脑鸣明显好转。

（陈凯）

脑鸣、耳鸣均为虚妄之病，多无器质性疾病可查。脑譬若钟然，风火之邪上冲之则鸣，自然之理也。脑为诸经所汇，治当宜细分脏腑经络之异，该案伴有耳鸣，故从肝胆入手，清胆、平肝、息风为法，收效若此。

（张天嵩）

舌麻舌痛

病例

丁某，女，65岁，因"舌麻2个月余"于2017年6月15日初诊。患者2个月前无明显诱因出现舌麻、舌痛，服用中药治疗，效果欠佳，伴睡眠欠佳，易疲劳，时有心烦，时有汗出，偶有面部微红热感，无明显手足心热，纳食可，大小便调，舌质淡，苔薄白，舌体有裂纹，脉滑。治拟清肝泻火，养心安神。处方：柴胡12 g，炒白术18 g，炒白芍18 g，枳实9 g，竹茹12 g，牡丹皮9 g，栀子9 g，丹参15 g，生地黄15 g，百合27 g，麦冬18 g，黄连3 g，淡竹叶12 g，茯苓30 g，太子参12 g，石斛12 g，炙甘草9 g。7剂。

二诊（2017年6月22日）：舌麻明显好转，无舌痛，纳食一般，睡眠转佳，大小便调，舌质淡，苔薄黄，脉滑。前方加生麦芽27 g，五谷虫12 g，炙甘草9 g。7剂。

[按]

"神安则寐，神不安则不寐；其所以不安者，一由邪气之扰，一由营气不足耳。有邪者多实，无邪者皆虚"，"无邪而不寐者……宜以养营气为主治"，"有邪而不寐者，去其邪而神自安也"（《景岳全书》）。该患者睡眠欠佳，易疲劳，时有心烦，时有汗出，偶有面部微红热感，可知其气机疏泄失常，郁而化火，上扰心神。同时伴有舌麻、舌痛，《证治汇补》云"脾肾亏，痰湿风化乘间而入，均使舌本麻木"，然"心主舌""舌为心之苗"，治当疏肝解郁，清热化痰，养心安神。张师予丹栀逍遥散加减治之，方中柴胡配伍白芍疏肝解郁，养阴柔肝，牡丹皮、栀子清热泻火，白术、茯苓化湿和中，配以枳实、竹茹理气化浊，黄连、淡竹叶相伍以泻心火，取"实则泻其子"之意。同时取张仲景复脉之旨，去姜、桂等温热之品，以太子参、生地黄、麦冬加丹参、百合养心安神，因患者舌体有裂纹，乃胃中津液亏耗之象，张师取叶天士之法，以石斛、生麦芽、五谷虫佐生地黄、麦冬以养胃阴，使其津液得复。二诊患者舌麻明显好转，无舌痛，舌体无明显裂纹，仍以此方再服7剂，诸症悉安。

（陈凯，李沁菁）

　　舌麻者，舌体自觉麻木。古医书有载，如《嵩崖尊生书》云"血虚亦舌麻，火痰居多"；《证治汇补》云"脾肾亏，湿痰风化乘间而入，均使舌本麻木"。此等之症，宜从经络辨治，正如清代傅耐寒《舌苔统志》中云"盖舌为五脏六腑之总使，如心之开窍为舌，胃咽上接于舌，脾脉挟舌本，心脉系于舌根，脾络系于舌旁，肾肝之络脉，亦上系于舌本。夫心为神明之府，五脏之主；胃为水谷之海，六腑之源；脾主中州，四脏赖心灌溉。是以脏腑有病，必表现于舌上也，故舌辨脏腑之虚实寒热，犹气口之辨表里阴阳"。麻木者，或血虚，或风痰，或血瘀气滞，皆经脉不通之故也，再结合其他临床表现，求其因，分经施治可也。

（张天嵩）

咽部异物感

病例

戴某，女，47岁。因"咽部不适半月余"于2008年5月21日初诊。患者于半月前因家庭琐事争吵后出现咽部不适，有物吐之不出，咽之不下，咽痒，偶有呛咳，进水、饮食无碍；经某医院五官科检验未发现明显异常，消化道钡餐检查未见异常。患者自疑患有"癌症"，病势更甚。刻下：咽部异物感；舌淡，苔薄黄，脉沉。证属肝郁咽燥、痰气互凝；治拟疏肝软坚、润燥利咽法。处方：柴胡12 g，炒白芍30 g，枳实12 g，紫苏梗12 g，佩兰12 g，茯苓30 g，制半夏12 g，海蛤壳12 g，海浮石12 g，蝉蜕12 g，百合30 g，乌药12 g，厚朴6 g，麦冬30 g，甘草6 g。7剂而愈。

[按]

咽部异物感，中医名之为"梅核气"，即现代医学之"癔球症"，是常见的单一类型的功能性躯体综合征。《金匮要略》将其神似地描述为"如有炙脔"，并给出经典名方半夏厚朴汤。但笔者在前期临床应用中，取效多不显。经仔细观察，发现该病以女子为多见，常因情绪变化而诱发或加重，加之其病位实为肝经循行之地（足厥阴经"循喉咙之后，上入颃颡"），窃疑当从肝经论治，遂查阅前贤之论，《百病辨证录》言其因"脾胃畏木之刑也"，是前贤已先得我心也，后遇此症，多用四逆散、逍遥散、半夏厚朴汤等合而化裁，其效颇佳。对于此患者，以四逆散、百合汤加紫苏梗、佩兰等疏肝柔肝、养心安神，半夏厚朴汤祛痰气，麦门冬汤合神效散润燥利咽、软坚散结，合诸方而井然，故药仅7剂即效。

（张天嵩）

胸闷欲死

病例

张某，男，71岁。因"胸闷不适4个月余"于2010年8月26日初诊。患者于4个月前与人发生争执后，出现自觉呼吸困难，濒死感，经多家三级医院行胸部CT、纤维支气管镜及心脏相关检查，未发现器质性疾病；于2个月前接受"舍曲林"治疗，剂量逐渐从每日1/2粒（25 mg）增加至每日2粒（100 mg），1个月后，病情加重，并出现情志抑郁，时欲自杀，遂减至隔日1/2粒，并服用"艾司唑仑"以改善失眠而未效。目前仍自觉呼吸困难，濒死感；懒言、懒动，不愿意与人交流；失眠，精神不振；舌质淡，苔薄白，脉滑。听诊两肺呼吸音粗，未闻及明显干、湿性啰音。证属肝郁气滞，心神不安；治拟疏肝理气，宽胸安心；方用四逆散、小柴胡汤、菖蒲郁金汤等化裁；处方：柴胡12 g，炒白芍30 g，枳实12 g，制半夏12 g，橘络12 g，茯苓30 g，黄芩9 g，石菖蒲12 g，百合30 g，紫苏梗12 g，郁金12 g，珍珠母30 g，神曲12 g，黄芪30 g，甘草6 g。7剂。并嘱患者病无大碍，宜调畅情志，多与亲友交流。

二诊（2010年9月2日）：现已停用"舍曲林"，呼吸困难消失，情绪明显好转，仍有失眠。前方加酸枣仁30 g，柏子仁30 g。14剂。

三诊（2010年9月16日）：无呼吸困难，无明显疲劳感，其妻言其可以健步如飞；情绪转佳，已外出参加合唱团；睡眠可，已停用艾司唑仑。前方加黄精30 g，再服10剂，以资巩固。随访至今，一如常人。

[按]

该患者虽自言"胸闷、呼吸困难、几欲死"，细问之则无"吸气不能入、呼气不能出之感"，心肺听诊无异常，加之理化检查也未发现器质性疾病，故首先告知病情，以安其心；需要注意的是，且不可言其无病，否则可引起此类患者的逆反心理，只宜言其无大病，用药必能好，以顺其意、宽其心，否则心结不开，服药取效不佳，正如程国彭所云："药逍遥而人不逍遥，亦无益也。"至于治法，当从肝、肺、心三经论治，盖足厥阴肝经"属肝，络胆，上贯膈，布胸胁""其支者，复从肝别，贯膈，上注肺"；手少阴心经"其支者，复从心系，却上肺，下出腋下"，均说明肝、心二经循行与肺有关。二经病变均可引起呼吸困难，如经言"是肝主所生病者，胸满……"，宜治肝、心二经为主，治肺为辅，法取疏肝柔肝、宽胸理气、养心安神，以四逆散、小柴胡汤疏肝、柔肝、缓肝，以石菖蒲、郁金、半夏、橘络、紫苏梗等宽胸理气，百合、珍珠母养心安神，诸药合用，共奏其功。

（张天嵩）

背部畏寒

病例

吴某，男，67岁。因"时有背部畏寒10年"2015年1月8日初诊。追溯原因为患者年轻时于黑龙江省插队处于寒冷环境，返沪后久有背部畏寒，纳食可，大小便调，眠安，舌质淡，苔薄白，脉滑。治拟温通督脉，处方：鹿角片12g，炙麻黄9g，淡附片12g，细辛3g，炮姜9g，当归15g，丹参15g，桑寄生24g，杜仲12g，川牛膝12g，怀牛膝12g，白芥子12g，炙甘草6g，7剂。

二诊（2015年1月15日）：仍有背部发冷，纳食可，大小便调，眠安，舌质淡，苔薄白，脉滑。前方加淫羊藿12g，熟地黄12g。7剂。

三诊（2015年1月29日）：背部发冷好转，双鼻流涕，纳食可，大小便调，眠安。舌质淡，苔薄白，脉滑。前方继续服。7剂。

四诊（2015年2月5日）：背部发冷明显好转，流涕好转，纳食可，大小便调，眠安，舌质淡，苔薄白，脉滑。前方再加黄芪30g，补骨脂12g。7剂。

五诊（2015年2月12日）：无明显背部发凉，纳食可，大小便调，眠安，舌质淡，苔薄白，脉滑。治拟通补肾督，温阳化饮，处方：黄芪30g，当归12g，炙麻黄9g，淡附片9g，补骨脂12g，鹿角片12g，炮姜6g，白芥子12g，丹参15g，茯苓30g，紫苏梗12g，佩兰12g，桂枝3g，生白术12g，炙甘草9g。7剂。

六诊（2015年2月19日）：无背部发凉，纳食可，大小便调，眠安。舌质淡，苔薄白，脉滑。前方继服7剂，巩固疗效。

[按]

该患者久居寒冷之地，背部畏寒10年，知其一身之阳气受寒凝日久也。督脉为诸阳之统帅，考督脉"挟脊抵腰中"，尤怡云"背为督脉所过之处，风冷乘之，脉不得通，则恶寒，法宜固阳"，及张仲景"夫心下有留饮，其人背寒冷如掌大"等论述，实为痰饮、伏寒、气血阻痹督脉为患，遵循叶天士所云"奇经之结实者，古人必用苦辛和芳香，以通脉络；其虚者，必辛甘温补，佐以流行脉络，务在气血调和，病必痊愈"之旨，必须以通补奇经之法治疗，故张师从督脉治之，仿阳和汤法，以血肉有情之品鹿角胶，补肾助阳、益精养血，伍配熟地黄，滋补阴血、填精益髓，以治其本；加附子、炮姜、细辛助之直入其地以解寒凝，少佐麻黄宣通经络，与诸温和药配合，可以开腠理、散寒结，引阳气由里达表，通行周身；白芥子能祛皮里膜外之痰配伍丹参、当归

219

以祛瘀通络；再以桑寄生、杜仲、川牛膝、怀牛膝合用以补虚。张师补血与温阳并用，化痰与通络相伍，益精气，扶阳气，化寒凝，通经络，温阳补血与治本，化痰通络以治标，取"离照当空，阴霾自散"之意。二诊加淫羊藿增其补肾温阳之力，至三诊时患者背部发冷感觉已有所改善，继服前药，因其感冒鼻塞流涕，加白芷除湿通窍。至四诊时患者发冷症状已有明显好转，加黄芪、补骨脂温肾固表。五诊已无明显症状，予桂枝、茯苓、白术、佩兰健脾温阳祛湿，至六诊时患者诸证皆去，继以前法增补虚之力而收功。

（陈凯，李沁菁）

胸背为阳之分，若为寒饮之邪等所阻则必有畏寒者也，轻则冷如巴掌大，重则整个背部发冷；又背为督脉所行，督脉为一身阳气之统帅，故从肾、督治之，阳和汤正是对之方，清代名医王旭高解阳和汤方义甚妙，当细玩之；另仲景苓桂术甘汤可以合方使用。

（张天嵩）

真寒假热

病例

孟某，女，79岁。患者原有反复咳痰病史5年余，逢天气寒冷或季节交替即可出现加重，经抗感染治疗可渐缓解，近2年来病情加重，并逐渐出现气促。患者1周前受凉后出现咳嗽、咳痰、气促，经入院治疗明显好转。但患者自觉脚心热难忍，纳差，夜寐一般，大小便尚可，查体：神清，以手触脚面则感足冷如冰，舌红，苔白腻，脉弦。既往有高血压病病史。下肢动脉B超提示"双下肢动脉硬化伴斑块形成。双下肢股深动脉、股浅动脉、腘动脉、胫后动脉、足背动脉内膜钙化"，肌电图提示"多发性周围神经病变之电生理表现，累及四肢感觉神经轴索损害为重伴轻度脱髓鞘"。治温肾通阳，清养胃阴，处方：熟附片9g，炙麻黄3g，熟地黄9g，太子参15g，沙参12g，麦冬12g，橘络12g，绿萼梅9g，五谷虫12g，百合30g，乌药9g，生龙骨15g，甘草6g。7剂。7剂而足心热感觉消失。

[按]

患者为老年女性，阳气渐衰，又肺病日久延及肾，肾阳气虚则不能充盈四肢，故见患者自觉脚心热但脚面冰冷，故张师予附子、麻黄温肾通阳，伍熟地黄填补肾精并缓附子、麻黄之燥烈；太子参、沙参、麦冬清养胃阴，橘络、梅花、五谷虫、乌药醒脾和胃，龙骨、百合镇静安神，全方配伍，共奏其功。

（李沁菁）

本案患者自觉足心发热难忍，而医者以手触足面则感寒冷如冰，足部寒极似热之象也，以附子、熟地黄温补肾阳，制麻黄通阳为主，并配合清养胃阴法治疗纳差，效如桴鼓。

（张天嵩）

胃食管反流病，Barrett食管

病例

郁某，女，60岁。因"间歇性胸骨后哽噎感1年余"于2016年11月21日初诊，刻下：时有胸骨后不适，睡眠欠佳，睡后易醒，易疲劳，平素易心烦，纳食一般，大小便调，舌质淡，苔薄黄，脉滑。辅助检查：2016年10月9日上海市静安区中心医院胃镜提示"BE，反流性食管炎A级，浅表性胃窦炎"，病理"（食管）慢性黏膜炎，部分区表面被覆柱状上皮，部分区表面被覆鳞状上皮；（窦、体）轻–中度慢性非萎缩性炎伴活动"，13C-Hp（＋）。治拟疏肝和胃，软坚散结，安神助眠，处方：柴胡12 g，炒白术12 g，炒白芍18 g，炒枳实9 g，竹茹12 g，茯苓30 g，石菖蒲12 g，郁金12 g，百合27 g，珍珠母30 g，粉龙骨30 g，六神曲12 g，白花蛇舌草15 g，夏枯草9 g，制半夏9 g，橘络9 g，丹参15 g，炙甘草9 g。4剂。

二诊（2016年11月25日）：诸症好转，前方继服7剂。

三诊（2016年12月5日）：近来牙龈肿痛，无发热，偶有胃部不适，纳食可，大小便调，舌质淡，苔薄黄，脉滑。前方加牡丹皮9 g，玄参12 g，川牛膝12 g。7剂。

四诊（2016年12月12日）：睡眠佳，牙龈肿痛好转，夜间上腹部不适，进食后易胀闷，纳食可，大小便调，舌质淡，苔薄黄，脉滑。前方减玄参，加陈皮9 g。14剂。

五诊（2016年12月26日）：无反流，自觉胸骨后不适，纳食可，大小便调。舌质淡，苔薄白，脉滑。治拟疏肝健脾，镇静安神，处方：柴胡12 g，炒白术12 g，炒白芍18 g，炒枳实9 g，竹茹12 g，茯苓30 g，石菖蒲12 g，郁金12 g，百合27 g，粉龙骨30 g，六神曲12 g，夏枯草1 g，制半夏9 g，生丹参15 g，牡丹皮9 g，制香附9 g，橘络9 g，炙甘草9 g。7剂。

六诊（2016年12月30日）：诸症稳定，前方继服7剂。

七诊（2017年1月9日）：无反流，无胸骨后不适，近来易早醒，纳食可，大小便调。舌质淡，苔薄白，脉滑。前方加珍珠母30 g。7剂。

[按]

胃食管反流病是胃内容物反流入食管、口咽部或肺所致的不适症状和（或）并发症的一种疾病，上消化道内镜检查如果发现有食管黏膜破损称反流性食管炎，如食管下段的复层鳞状上皮被单层柱状上皮替代则称为Barrett食管。本病属于中医"食管瘅""吐酸病""嘈杂"等范畴，病位在食管和胃，与肝、胆、脾、肺关系密切，基本病机概括为肝胆失于疏泄，胃失和降，胃气上逆。

余治疗胃食管反流病，多从肝胃入手，当分虚实，病机涉及郁、火、湿、瘀、虚等。实者，多为气滞，久郁而致化火、生痰、血瘀，而症见反酸、腹胀、腹痛、胸骨后不适等。临证辨证时除了反酸外，当抓其他所兼"主症"，如肝气犯胃，肝胃不和者，症见胸胁胀满、嗳气、腹胀，舌质淡红，舌苔白或薄白，脉弦，治宜疏肝理气，和胃降逆，可选四逆散、柴胡疏肝散等化裁，效果不佳者，宜疏肝通络，酌加旋覆花汤、当归、泽兰等；肝郁化火或肝胃郁热者，症见胸骨后灼痛、嘈杂，心烦易怒，舌质红，舌苔黄，脉弦滑，治宜清肝泻火，和胃降逆，可选丹栀逍遥散、大柴胡汤、左金丸等化裁；气滞痰湿，病见脘腹胀满，咽喉不适如有痰梗、情志不畅则加重，胸骨后不适，舌质淡红，舌苔腻或白厚，脉弦滑，治宜理气化痰祛湿，和胃降逆，可选半夏厚朴汤、香砂六君子汤化裁；气滞血瘀者，症见胸胁胀满，胸骨后刺痛或疼痛部位固定，舌质暗或有瘀斑，舌苔白，脉弦细或弦涩，治宜疏肝理气、活血化瘀，用丹参饮、血府逐瘀汤等化裁；另有寒热错杂一证，症见胸骨后或胃脘部烧灼不适，或泛吐清水，胃脘隐痛，舌质红，苔白或黄腻，脉虚弱，治宜辛开苦降法，和胃降气，用半夏泻心汤化裁。虚者，多为脾胃气虚，症见泛吐清涎，胃脘痞满，胃脘隐痛，喜温喜按，舌质淡红，苔薄白或白腻，脉沉细，治宜健脾益气，和胃降逆，可选六君子汤化裁。如果病至Barrett食管，则一般为痰瘀毒互结于食管络脉，在辨证基础上，再酌加半夏、夏枯草、玄参、浙贝母等软坚散化痰药一、二味，丹参、郁金、当归、三棱、莪术等活血通络药一、二味，白花蛇舌草、七叶一枝花、半边莲、半枝莲等清热解毒抗肿瘤药物一、二味，以防癌变可能。

（张天嵩）

慢性胃炎

病例1

丁某，女，59岁。因"上腹部胀痛1个月余"于2017年12月15日初诊。患者经胃镜证实既往有慢性胃炎病史，近1个月来又出现上腹部不适，以胀痛为主，无反酸，纳食可，易疲劳，睡眠安，大小便调，舌质淡，苔黄腻，脉滑。治拟疏肝解郁，理气止痛。处方：柴胡12 g，炒白芍27 g，枳实9 g，竹茹12 g，丹参15 g，郁金12 g，元胡12 g，百合27 g，乌药9 g，香附12 g，厚朴6 g，黄连6 g，桑寄生18 g，杜仲12 g，炙甘草9 g。7剂。

二诊（2017年12月22日）：上腹部胀痛消失，近来口干口苦，易疲劳，大便每日2次，小便调，舌质淡，苔薄黄腻，脉滑。前法酌加健脾利湿和胃之品，前方加茯苓30 g，薏苡仁30 g。7剂。

[按]

张师治疗胃病，多从肝胃入手，善于小方复用。该患者即是合用四逆散、百合汤、青囊丸等化裁，总取疏肝和胃、理气止痛之功。四逆散出自《伤寒论》，含有枳实芍药散、芍药甘草汤之意，重用白芍可增强止痛作用；乌药、香附、厚朴、元胡、郁金理气活血止痛，其中乌药、香附组合出自《韩氏医通》青囊丸，原方注云主治一切气痛，张师常以香附配郁金治疗胃脘痛，香附为气病之总司，可行气中之血，而郁金活血化瘀，可利血中之气；竹茹、黄连、百合和胃清热化湿，加用桑寄生、杜仲补肾解除疲劳症状。二诊患者大便多、口干口苦，故加用茯苓、薏苡仁健脾胃、利湿热，疗效满意。

（潘宝峰，陈凯）

四逆散方证历来有争论，争议之点在于"四逆"，"四逆"者，四肢逆冷也。《伤寒论》第318条云"少阴病，四逆，其人或咳，或悸，或小便不利，或腹中痛，或泻利下重者，四逆散主之。"该条文虽在少阴病篇，但内容却不是少阴病内容，近代《伤寒论》名家胡希恕教授在《经方传真》中讲道，"不过验之实践，四逆见本方证者甚少，故本方的应用，不必限于以上所述的四逆，凡形似大柴胡汤证、不呕且不下者，大都宜本方"，是先贤先得我心矣。考四逆散药虽仅柴胡、芍药、枳实、甘草四味，然组方精妙，配伍奇绝。柴胡疏肝解郁，行气透达，枳实降胃导滞，行气散结，二者一升一降，运转枢机；芍药和营柔肝，甘草缓急和中，两者相互即是芍药甘草汤，一柔一缓，调和肝脾，为缓急止痛之要方；枳实伍芍药即是枳实芍药散，可治"产后腹痛，烦满不得卧""并主痈脓"；柴胡配甘草为小柴胡汤之基本组成，正如清·邹澍《本经疏证》云"小柴胡汤七味，五味皆可加减，惟柴胡、甘草无可加减，以安内攘外，不容偏废也。"柴胡、枳实、芍药为大柴胡汤的重要组成，所以日本汉方医家和田东郭、浅田宗伯等人即认为四逆散是大柴胡汤的变方。本人认为四逆散乃疏肝柔肝、消胀止痛之祖方，常作为治疗肝脾胃疾病的基本方，凡肝脾气郁证而症见胁肋胀闷，脘腹疼痛，脉弦等者，用之无不应手取效。百合汤出自清·陈念祖《时方歌括》，原为治"心口痛，服诸热药不效者"，其方药虽仅两味，但配伍颇有妙义，重用百合一两，乌药则轻用三钱。其方歌云"久痛原来郁气凝，若投辛热痛频增。重需百合轻清品，乌药同煎亦准绳"，说明本方虽寒温并有，但总体偏寒，为清热理气之方。临床上，胃脘痛属热者用之可效。

（张天嵩）

病例2

罗某，男，61岁，因"上腹胀、反酸数月余"于2017年8月3日初诊。患者近数月来出现腹胀腹痛，嗳气反酸，咽喉不适，外院胃镜提示"慢性食管炎，慢性糜烂性胃炎"、肠镜提示"慢性结肠炎"，经用药治疗效果不明显。就诊时仍有反酸、嗳气、腹胀、睡眠佳，纳食可，大小便调，舌质淡，苔薄黄，脉滑。治拟泻热消痞、和胃开结，处方：党参18 g，制半夏12 g，橘络9 g，夏枯草9 g，玄参18 g，浙贝母12 g，白花蛇舌草15 g，黄连3 g，黄芩9 g，紫苏梗12 g，佩兰12 g，茯苓30 g，薏苡仁30 g，石菖蒲12 g，豆蔻9 g，煅瓦楞子30 g，六神曲12 g，生麦芽27 g，炙甘草9 g，7剂。

二诊（2017年8月10日）：反流消失，胃胀减轻，纳食可，大小便调，舌质淡，苔薄黄，脉滑。前方继服，7剂。

三诊（2017年8月17日）：胃部不适明显好转，时有腰酸背痛，纳食可，大小便调，舌质淡，苔薄黄，脉滑。前方加独活9g，桑寄生18g，杜仲12g，7剂。

[按]

胃痞之治不离脾胃，《丹溪心法·痞》言"痞满痞塞者，皆土之病也"；而嘈杂之病机乃肝经有郁，久郁成热，因而作酸，《素问玄机原病式》云"酸者，肝之味也"，《内经》云"诸呕吐酸……皆属于热"，故张师治之以泻热消痞，和胃开解，予黄连、黄芩、半夏相伍，取半夏泻心汤之法，辛开苦降，以调升降之机，党参、茯苓、薏苡仁、石菖蒲、豆蔻、佩兰补中健脾化湿、和胃消胀，神曲、麦芽化食消痞，夏枯草、玄参、浙贝母、白花蛇舌草清热散结，紫苏梗、橘络行气通络，煅瓦楞以制酸，诸药合用，功达清热解郁，消痞散结之效。二诊时患者反流消失，胃胀减轻仍予前方巩固疗效。三诊时胃部不适好转，时有腰酸背痛，加独活、桑寄生、杜仲以强身健骨。

（陈凯）

病例3

许某，女，62岁，因"时有上腹胀数月"于2016年10月13日初诊。患者有慢性胃炎病史。近数月来时有上腹胀，无痛，时反酸，进食茶水为甚，睡眠欠佳，大便欠通畅，小便调，舌质淡，苔薄白，脉滑。治拟疏肝解郁、行气消痞，处方：柴胡9g，炒白芍27g，炒枳实9g，丹参15g，牡丹皮9g，栀子9g，石菖蒲12g，郁金12g，茯苓30g，生白术27g，白花蛇舌草15g，夏枯草15g，百合27g，乌药9g，厚朴6g，炙甘草9g。7剂。

二诊（2016年10月20）：无腹胀，时有反酸，偶有胃痛，睡眠欠佳，纳食可，大便欠通畅，小便调，舌质淡，苔薄白，脉滑。前方加地黄15g，醋鳖甲12g，粉龙骨30g，玄参18g。7剂。

[按]

《内经》云"太阴所至，为积饮痞膈"，该患者腹胀、无腹痛且时有反酸，可知乃肝胆之疏利不畅，木气于郁积而克犯中土，治"宜升胃气，以血药兼之"（《医学正传》）。张师以四逆散、丹栀逍遥散、枳术丸加减治之，同时考虑患者时有反酸之证，盖"诸呕吐酸，皆属于热"，佐清热化湿之品以制之。方中柴胡疏肝解郁配伍白芍养阴柔肝，枳实配伍白术健脾助运，消痞除满，佐郁金、石菖蒲、乌药以助行气消痞之力，丹参、牡丹皮、栀子养阴清热活血，白花蛇舌草、夏枯草合用清热散结，茯苓、厚朴燥湿和胃，百合以助安神。二诊时腹胀已消失，仍有睡眠欠佳、大便欠畅，故加醋鳖甲、粉龙骨安心神，地黄、玄参滋阴通便，再服7剂而诸证悉安。

（陈凯）

痞满之症，以调畅气机为主，其治以脾、胃、肝等脏腑为主，宜疏肝、柔肝、泻肝、健脾、和胃之法，疗效满意。

（张天嵩）

急性肠炎

病例

吴某，男，79岁。因"发热腹泻1天"于2017年9月12日初诊。患者1天前无明显诱因下出现腹泻，每日3次，呈水样便，伴低热，体温37.5℃，口苦口干，纳食可，眠安。舌质淡，苔薄黄，脉滑。治拟清热利湿，升清降浊，处方：葛根15 g，黄芩12 g，黄连6 g，茯苓30 g，薏苡仁30 g，泽泻12 g，金银花12 g，防风9 g，紫苏梗12 g，佩兰12 g，炙甘草6 g。7剂。

二诊（2017年9月19日复诊）：腹泻已止，无低热。无其他不适症状。

[按]

《难经》云"湿多成五泻"，《杂病源流犀烛》云"湿盛则飧泻，乃独由于湿耳……是泻虽有风寒热虚之不同，要未有不原于湿者"。从该患者表现来看，乃湿热泄泻也，故张师投以葛根芩连汤加健脾化湿之药治之。盖"五泄之治，平水火者清其源，崇堤土者塞其流耳"（《临证指南医案》），《伤寒论》言"太阳病桂枝证，医反下之，利遂不止，脉促者，表未解也；喘而汗出者，葛根黄芩黄连汤主之"，其太阳病，利遂不止，表未解，乃此方运用之要点。方以黄芩、黄连苦寒清热燥湿，配以葛根既有清热之功，又可助脾升清，再加防风疏散表邪、且取以风胜湿之义，加金银花清热解毒，以助芩、连之功，用茯苓、薏苡仁、泽泻、紫苏梗、佩兰以健脾利湿、芳香化湿，诸药合用，使湿热分利，则泄泻可止。

（陈凯）

　　细菌、病毒、真菌和寄生虫等感染可导致肠炎，可以出现腹痛、腹泻、稀水便或黏液脓血便，或有里急后重、发热等。稀水样便者多见于肠道病毒感染，中医药对此积累了丰富的治疗经验和方药，其中仲景葛根芩连汤一方，具有表里双解之功，可治"协热下利"。以余验之，临床上抓住"发热、下利"这个辨证要点，施之即效。至于健脾利湿、祛风胜湿、芳香化湿之药随症加减，就在于临床医生的灵活应用了。

（张天嵩）

便秘

病例

薛某，女，55岁，因"大便欠通畅数年余"于2016年11月3日初诊。患者有便秘史数年，大便欠通畅，多呈粒状，排出不易，纳食可，小便调，睡眠调，舌质淡，苔薄黄，脉滑。肠燥津亏证，治拟润肠通便，处方：生白术27 g，炒枳实9 g，熟地黄15 g，沙参18 g，麦冬18 g，槟榔9 g，厚朴9 g，火麻仁12 g，桃仁12 g，杏仁9 g，牛蒡子6 g，黄连3 g，炙甘草9 g。7帖。

二诊（2016年11月10日）：大便得通，然下腹部胀，矢气频频，无腹痛，前方加乌药9 g，当归12 g，7剂。

[按]

白术治便秘始于张仲景《伤寒论》，"伤寒八九日，风湿相搏，身体疼烦，不能自转侧，不呕，不渴，脉浮虚而涩者，桂枝附子汤主之。若大便坚，小便自利者，去桂加白术汤主之"，又徐灵胎《伤寒论类方》"白术生肠胃之津液"。张师认为大便坚为津亏肠燥所致，白术之生用，在于生津液而润肠燥，故授予便秘患者重用白术27 g显寓深意。后少佐以黄连清泄肠热以通便。

（李沁菁）

大便不通，状如羊屎状，肠燥津亏之证，无水行舟也，切忌芒硝、大黄、番泻叶泄下之药，当以润燥药缓以图之。余常重用生白术合枳实，润肠行气为主；加地黄、麦冬、沙参，增水行舟；桃仁、杏仁、火麻仁、牛蒡子诸仁类等加强润肠之功，亦因肺与大肠相表里，寓大肠之病治肺之义；加槟榔、厚朴等加强行气之功；若阳气虚所致大便秘结者，可加黄芪、肉苁蓉、当归之类，皆为扩充之法。对老年人习惯性便秘较为稳妥。

（张天嵩）

反复发作性尿路感染

病例1

傅某，女，74岁。因"反复尿频尿急数年余，加重2周"于2016年7月7日初诊。患者近年来出现反复尿频尿急，有时伴有尿痛，多次小便常规检查检获白细胞、尿培养检获大肠杆菌，经用抗菌药物治疗可获控制。2周前因劳累又出现尿频尿急，上海市静安区中心医院尿常规检获"细菌和白细胞、红细胞"，予以抗感染治疗后，仍有尿频尿急，无尿痛，时有腰酸，纳食可，大小便调，舌质淡，苔薄白，脉滑。证属劳淋。治拟健脾补肾，泻热通淋，处方：黄芪30 g，茯苓30 g，薏苡仁30 g，石菖蒲12 g，郁金12 g，山药30 g，熟附片9 g，瞿麦12 g，金银花12 g，蒲公英30 g，牡丹皮9 g，栀子9 g，黄连3 g，天花粉12 g，仙鹤草12 g，炙甘草9 g。7剂。

二诊（2016年7月14日）：尿频尿急明显好转，无尿痛，仍时有腰酸，纳食可，大小便调，舌质淡，苔薄白，脉滑。复查尿常规未见明显异常。前方加桑寄生18 g，杜仲9 g，乌梅9 g，藿香9 g，紫苏梗12 g。7剂。

[按]

《诸病源候论》提出淋证的病位在肾与膀胱，淋证总的成因"由肾虚膀胱热故也"。患者病程日久，湿热耗伤正气，导致脾肾亏损，脾肾亏虚则外邪易侵引动膀胱所伏之邪而发作，虽经抗菌治疗，但仍属于湿热未尽，正气已伤，为虚实夹杂之证，其治宜扶正祛邪，因此张师首诊以温肾通淋之瓜蒌瞿麦丸为底，加黄芪益气健脾助附子、山药，加薏苡仁健脾利湿助茯苓，加金银花、蒲公英、牡丹皮、栀子清热凉血止血助瞿麦，全方配伍，共奏健脾益气、温补肾阳、通淋止血之功。二诊中尿常规即正常，故加桑寄生、杜仲补肾，藿香、紫苏梗行气。所加"补肝之猛将"乌梅者，因诸淋与肝经关系密切，清代医家刘洪恩在《医门八法中》指出乌梅"最能补肝且能敛肝，用于阴分药中功效甚大，凡虚不受补之证用之尤宜"，为肝肾同治之法。

（李沁菁）

根据美国妇科泌尿协会2018年发布的关于成年女性反复发作性尿路感染最佳实践声明中的定义，女性反复发作性尿路感染是指6个月内至少2次通过培养证实的感染，或1年内至少3次通过培养证实的感染。复发是指完成抗感染治疗2周内再次出现泌尿系统感染的症状，并且致病菌为同一种病原菌；再感染是指完成抗感染治疗2周后出现的泌尿系统感染或致病菌为不同的病原菌。女性初次尿路感染后再次感染临床上颇为多见，常因反复不合理使用抗菌药物治疗而导致抗菌药物耐药，且治疗病程较长，缠绵难愈，时轻时重，每遇外感、过劳、情志刺激则诱发或加重，属于中医"劳淋"范畴，《诸病源候论·诸淋门》记载"诸淋者，由肾虚而膀胱热故也"，是对其病机很好的阐释。对于此类患者，即使是急性发作，也不能仅以清热通淋纯泻之法（如八正散）对待之，仲景瓜蒌瞿麦丸已示其治疗法则；急性感染控制后，必须进一步补脾肾调理，防止再发。对于下焦之病，余常使用小茴香、乌药等芳香入络之品，引诸药至病所。

（张天嵩）

病例2

赵某，女，65岁，因"反复尿路感染数年余"于2016年7月28初诊。患者反复尿路感染数年余，每年均发作，每年2~4次，每次发作用抗菌药物治疗后可在2周内获得缓解，要求中医治疗防止复发。目前患者无尿频尿急尿痛，时有腰酸，手足畏寒，睡眠可，纳食可，大便调，夜尿2~4次，舌质淡，苔薄白，脉滑。证属劳淋。治拟温补脾肾。处方：鹿角12 g，熟地黄9 g，蜜炙麻黄6 g，熟附片12 g，细辛3 g，丹参15 g，瞿麦12 g，天花粉12 g，山药30 g，菟丝子15 g，女贞子12 g，小茴香3 g，乌药9 g，桑寄生18 g，杜仲12 g，紫苏梗12 g，炙甘草9 g。7剂。

二诊（2016年8月4日）：夜尿2次，无尿频尿痛，偶有头痛头晕，时感双足凉，纳食可，大便调，舌质淡，苔薄白，脉滑。前方加川芎12 g，菊花

12 g。7剂。

三诊（2016年8月11日）：双足凉好转，夜尿2次，纳食可，大便调，舌质淡，苔薄白，脉滑。前方加淫羊藿15 g。7剂。

四诊（2016年8月18日）：双足凉好转，夜尿1次，纳食可，大便调，舌质淡，苔薄白，脉滑。前方加补骨脂12 g，玄参18 g，枸杞子12 g。7剂。

五诊（2016年8月25日）：诸症好转，小便次数减少，偶有头痛，纳食可，大便调，舌质淡，苔薄白，脉滑。治拟温补脾肾，祛风止痛，处方：鹿角12 g，熟地黄9 g，熟附片12 g，丹参15 g，瞿麦12 g，天花粉12 g，山药30 g，女贞子12 g，小茴香3 g，乌药9 g，桑寄生18 g，紫苏梗12 g，川芎12 g，菊花12 g，淫羊藿15 g，补骨脂12 g，枸杞子12 g，赤芍27 g，海蛤壳24 g，香附9 g，炙甘草9 g。7剂。

[按]

淋证的病为在肾与膀胱，正如《诸病源候论》所言"诸淋者，由肾虚而膀胱热故也"，患者高年之体，尿路感染反复发作，腰酸手足畏寒，显是肝肾不足而膀胱有热之证也，张师治之以补肝肾，通膀胱之法，滑利通阳，辛咸泄急，佐以循经入络之品。方中鹿角、熟地黄、山药、菟丝子、女贞子、桑寄生、杜仲补益肝肾，熟附片、细辛、小茴香、乌药温肾通阳，瞿麦、天花粉清热通淋，丹参、紫苏梗行气活血通络，加炙麻黄取阳和汤法，宣通经络，与温药合用，可引阳气由里达表而散寒结；至三诊时患者手足发冷已较前好转，加入川芎、菊花、淫羊藿等疏肝养肝益肾之品，至五诊时患者已无明显发冷，夜间小便次数减少，继用前法以收功。

（陈凯）

老年妇人反复尿路感染颇为多见，属于中医"劳淋"范畴，虚实夹杂之症也，发则偏实为主，平时则偏虚为主，临证用药时要考虑扶正药与祛邪药的比重。该案以温阳化气为主，利尿通淋为辅，以阳和汤、麻黄附子细辛汤、瓜蒌瞿麦丸等方化裁，酌加理气活血之品，久服可预防再次感染的可能性。

（张天嵩）

压力性尿失禁

病例

华某，女，64岁。因"咳嗽则小便出2周"于2015年11月12日初诊。患者2周前无明显原因出现咽痒咳嗽，经用"抗菌药""蓝芩口服液"等药物，略有好转。目前仍有咳嗽，晨起及夜间比较严重，常闻及刺激性气味而诱发，无鼻后流涕，无反酸，无皮疹，咯白黏痰，量少易咳，无胸闷胸痛，咳则小便出，纳食可，大便调，双肺呼吸音清，未闻及明显干湿啰音，舌质淡，苔黄腻，脉滑。此上焦肺燥，下焦膀胱不约之证也，治拟清燥止咳，温阳化气，处方：黄芪30 g，桃仁12 g，杏仁9 g，白果仁12 g，蝉蜕9 g，海蛤壳24 g，玄参15 g，赤芍15 g，当归15 g，丹参15 g，茯苓30 g，山药30 g，补骨脂12 g，乌药9 g，小茴香6 g，紫苏梗12 g，紫菀12 g，百部18 g，炙甘草9 g。7剂。

二诊（2015年11月19日）：目前咳嗽明显好转，咳则小便出症状消失，纳食可，大便调。舌质淡，苔黄腻，脉滑。前方加菟丝子15 g，7剂。巩固疗效。

[按]

该患者辨证当抓住"咽痒咳嗽和咳则小便出"两个主要症状，从上、下两焦入手。患者上有咽痒咳嗽、常闻及刺激性气味而诱发、咯白黏痰，为肺燥也，治当清燥润肺止咳，故海蛤壳、蝉蜕、玄参、赤芍清燥润肺利咽止咳，桃仁、杏仁、白果仁、紫菀、百部降气止咳，当归、丹参活血化瘀止咳嗽；因患者下有咳嗽则小便失禁，其证属膀胱失约，当温阳化气，重用黄芪补气以摄膀胱不约，茯苓、山药、补骨脂、乌药、小茴香等温肾行气，使寒水得以气化则小便自止。二诊时患者诸证皆有好转，加菟丝子以增固摄之力，再服7剂而愈。

（陈凯，李沁菁）

压力性尿失禁指打喷嚏或咳嗽等使腹压增高时出现不自主的尿液自尿道外口渗漏，主要临床表现为咳嗽、喷嚏、大笑等使腹压增加时不自主溢尿，有些患者甚至可以在咳嗽时，自己可以观察到尿液不自主地从尿道流出。本病属于中医"膀胱咳"范畴，如早在《素问·咳论篇》中指出"膀胱咳状，咳而遗溺"。咳而遗溺，此症多见于老年妇人，多因肾虚膀胱失约所致，咳嗽腹压增加，则小便出也。咳虽在膀胱，仍以治咳为主，佐以补肾摄纳，咳嗽止则遗尿除，而非仅治遗尿。该案上为燥，下为阳虚，是以上润其燥以治肺，下温其阳以治肾，上用润药，下用燥药，滋燥两用，各擅其功。然必用芳香入阴络之乌药、小茴香诸药作为佐使药，不可不知。

（张天嵩）

糖尿病神经源性膀胱

病例

黄某，女，27岁，2016年8月29初诊。发现有1型糖尿病病史5年，近1年来出现尿频尿急，白天平均每小时1次，夜间起夜数次，无尿痛，脱发，纳食可，大便调，舌质淡，苔薄白，脉滑。小便调，尿常规未查到白细胞，尿糖（++++）、尿酮（+++），多家医院诊为1型糖尿病神经源性膀胱，未经系统治疗。治拟益气养阴，补肾缩泉，处方：黄芪30 g，天花粉12 g，知母12 g，当归12 g，葛根12 g，丹参30 g，香附18 g，柴胡9 g，炒白芍18 g，生山药30 g，瞿麦12 g，熟附片9 g，乌药9 g，小茴香6 g，菟丝子15 g，制黄精12 g，制首乌12 g，紫苏梗12 g，佩兰9 g，炙甘草9 g。7剂。

二诊（2016年9月5日）：尿频尿急好转，月经当至未至，纳食可，大便调，舌质淡，苔薄白，脉滑，前方加桑寄生12 g，女贞子12 g，旱莲草15 g。7剂。

三诊（2016年9月12日）：尿频尿急明显好转，白天小便间隔延长至2~3小时，夜尿0~1次。月经至，有轻微腹痛，纳食可，大便调，舌质淡，苔薄白，脉滑，前方加川芎9 g。7剂。

[按]

神经源性膀胱是一类由于神经系统病变导致膀胱和/或尿道功能障碍（即储尿和/或排尿功能障碍），进而产生一系列下尿路症状及并发症的疾病总称，病因众多。糖尿病神经源性膀胱是糖尿病常见的慢性并发症之一，可见于40%~80%的糖尿病患者，即使血糖控制良好仍有约25%的发病率。具体机理尚不清楚，一般认为本病是糖尿病外周神经病变在膀胱的表现，以及肌源性异常，即逼尿肌功能损害等因素所致。

　　本病可从中医消渴、诸淋等疾病中探求治法，治疗重点在于：一则治疗糖尿病等原发病，一则治膀胱恢复其化气行水之功。膀胱与肾相表里，其藏津液、化气行水之功与肾的功能密切相关，同时与三焦、肝等脏腑有关，如《素问·灵兰秘典论》云"三焦者，决渎之官，水道出焉"，而肝主疏泄，司气机，与小便排泄有密切关系，所以从肝、肾、膀胱、三焦等论治，本病看似肾、膀胱开阖过度问题，实际上开阖失度，不当开而开，该阖而不阖。对于淋证，《景岳全书》中云"凡热者宜清，涩者宜利，下陷者宜升提，虚者宜补，阳气不固者宜温补命门"。对于本例患者，主要以玉液汤、四逆散、瓜蒌瞿麦丸等合方化裁、寒温并用、通补合施，其中玉液汤加菟丝子、黄精、何首乌等益气养阴固肾，四逆散缓肝及膀胱之急、复其开阖之常，瓜蒌瞿麦丸复肾膀胱气化之权，同时加小茴香和乌药等芳香入阴之品，引诸药入下焦，则水化气，气化水，化机鼓荡，共奏其功。

（张天嵩，陈凯）

膀胱脱垂

病例

苏某，女，65岁。因"膀胱脱出数年余"于2018年12月3日初诊。患者近数年来，膀胱出现下垂感，在晨起后做家庭劳务会出现脱垂，或因疲劳而诱发，无明显尿频尿急尿痛，疲劳乏力，言语无力，双膝不适，纳食可，大小便调，舌质淡，苔薄白，脉细。既往有多发性子宫肌瘤病史。治拟健脾补肾，升阳举陷，补中益气汤、瓜蒌瞿麦丸、肾气丸等方化裁，处方：黄芪30 g，党参27 g，茯苓30 g，生山药30 g，熟地黄15 g，山茱萸12 g，熟附片9 g，补骨脂12 g，丹参15 g，当归12 g，槲寄生18 g，杜仲12 g，菟丝子30 g，女贞子12 g，枸杞子12 g，天花粉12 g，乌药9 g，小茴香6 g，升麻6 g，柴胡6 g，炙甘草9 g，7剂。

二诊（2018年12月10日）：膀胱脱垂明显好转，至下午也无下垂感，疲劳好转，纳食可，大小便调。舌质淡，苔薄白，脉细。效不更方，前方加木瓜12 g，取其酸收之义。

三诊（2018年12月17日）：仍有疲劳感，纳食可，大小便调，舌质淡，苔薄白，脉细。前方减木瓜，加炮姜炭6 g，以增其温阳散寒之力。

四诊（2018年12月24日）：诸症好转，遇劳累亦无膀胱脱出，纳食可，大小便调，舌质淡，苔薄白，脉细。前方加鹿角12 g，炙麻黄6 g，取阳和汤之义。建议患者长期中医药汤剂调理。

[按]

膀胱脱垂是指膀胱部分或全部经尿道外口脱出的一种疾病，女性多见，常因咳嗽、喷嚏、用力排便等使腹压骤增为诱因，临床表现为有肿物经尿道外口脱出。中医学认为，膀胱脱垂、子宫脱垂、胃下垂等内脏脱垂多责之于中气不足，治疗思路多从提升中气入手治疗，补中益气汤化裁，以余临床验之，确有疗效。

本病从脾虚中气下陷论治是其常法，然病在下焦，肾虚失固亦其因也。脾肾亏虚，带脉失约，冲任不固，无力维系膀胱，劳则耗气，则膀胱易脱出也，治疗不越乎固摄、益气、升举三法，是以黄芪益气固脱、升阳举陷为君，合党参、茯苓健脾益气，合当归、丹参益气养血活血；附子、熟地黄、山药、山茱萸、补骨脂、槲寄生、杜仲、菟丝子、女贞子、枸杞子等补肾固摄，乌药、小茴香理气且能芳香入阴，升麻、柴胡升阳举陷，诸药相伍，共奏其功。

（张天嵩）

肾病综合征

病例

　　严某，女，76岁。因"反复下肢水肿2年余，加重1周"于2013年3月14日初诊。患者2年前因下肢水肿至外院就诊，被诊断为"肾病综合征"，经外院治疗后有所好转，目前长期服用肾炎康复片治疗，但时有双下肢水肿反复发作。1周前，无明显诱因出现下肢水肿加重，无胸闷心慌，无呼吸困难，腰酸、乏力，双下肢皮肤瘙痒，肤色暗沉，无溃破，小便较多，少量泡沫，时有头晕，睡眠安，纳食可，大便调，舌质淡，苔薄白，脉滑。治拟健脾补肾利水。处方：黄芪30g，茯苓30g，炒白术12g，泽泻12g，麦冬15g，制半夏9g，熟地黄12g，山药30g，生升麻3g，柴胡3g，党参15g，炙甘草6g，7剂。

　　二诊（2013年3月21日）：患者水肿已退，无明显头晕，纳食可，大小便调，舌质淡，苔薄白，脉滑。前方7剂继服。

[按]

　　患者"肾病综合征"病史2年余，时有双下肢水肿，证属中医水肿之阴水范畴。《景岳全书》云"凡水肿等证，乃肺脾肾三脏相干之病，盖水为至阴，故其本在肾；水化于气，故其标在肺；水唯畏土，故其制在脾"；同时患者有头晕之证，《丹溪治法心要》有云："无痰则不作眩"。因此，张师予健脾以制水，祛痰以止眩，治之以泽泻汤、二陈汤、补中益气汤加减治疗。方中重用黄芪益气健脾且能利水，党参、山药、熟地黄、炒白术、麦冬补肺脾肾三脏，茯苓、制半夏、泽泻化湿祛痰，柴胡、升麻升清气，诸药合用，功在补中益气，祛痰利水之效。服药1周后，患者水肿已退，无明显头晕，诸证悉安，仍守前方以收全功。

（陈凯）

　　水液代谢与肺脾肾三脏密切相关，腰以下肿多为阴水，当益气利水、温阳利水等法对待之；况该患者又有眩晕，亦是饮邪为患，故以化饮利水法为主，加补肾填精、健脾化湿，佐以升清阳之品，收效甚捷。以余验之，中医药治疗水肿确实安全有效。

（张天嵩）

特发性水肿

病例

　　魏某，男，64岁，因"双下肢水肿4个月余"于2010年12月30初诊。4个月前无明显诱因出现双下肢水肿，于多家医院查血尿常规、肝肾功能、电解质、心肌酶谱、心脏彩超等未见明显异常，心电图提示有"房颤"，双下肢动脉超声检查示"动脉斑块形成"，予以"呋塞米20 mg，每日1次口服"，双下肢水肿有所减退，但停药后又加重。既往有高血压病、糖尿病病史。刻下：无明显胸闷气急，无腰酸不适，纳食可，大小便调，双下肢指压性水肿，舌质淡，苔薄白，脉滑。治拟温阳活血利水，处方：熟附片9 g，茯苓30 g，炒白术15 g，泽泻30 g，防风9 g，白芍15 g，赤芍15 g，丹参15 g，郁金12 g，苏梗12 g，生黄芪30 g，炙甘草6 g，7剂。

　　二诊（2011年1月6日）：双下肢水肿消失，自觉口干、头晕，纳食可，大小便调。治拟益气养阴，温阳化饮，处方：生黄芪30 g，天花粉12 g，知母12 g，葛根15 g，熟附片9 g，茯苓30 g，生白术15 g，丹参15 g，防风9 g，郁金12 g，泽泻15 g，炙甘草6 g，7剂。

　　三诊（2011年1月13日）：无双下肢水肿，偶有口干头晕，纳食可，大小便调，前方加菊花9 g，7剂。

　　随访：后因它病来诊，随访多年，水肿未再复发。

[按]

　　水肿从病因上有心源性、肾源性、肝源性、营养不良性等不同分类，而在临床上还可有一类比较常见的水肿，无明确原因可查，确切的发病原因也不十分清楚，以体重增加及全身浮肿为特征的一组临床综合征，称为特发性水肿，又可称为水钠潴留综合征及体位性水肿等。虽然特发性水肿多见于中青年女性，但据临床观察，也有不少男性患者，临床表现为多在立位活动后或下午出现足、踝、胫前凹陷性水肿，晨起水肿消失；有些患者晨间眼睑、颜面浮肿、上肢远端肿胀；部分患者水肿发生可能与炎热气候或月经周期有关。晚间睡前较早晨起床时体重增加，夜间尿量多等。

凡治水病，以肺、脾、肾为三纲，《景岳全书》云"凡水肿等证，乃肺、脾、肾三脏相干之病。盖水为至阴，故其本在肾；水化于气，故其标在肺；水唯畏土，故其制在脾。今肺虚则气不化精而化水，脾虚则土不制水而反克，肾虚则水无所主而妄行"。而特发性水肿多肿在下肢，以肾为主，《医门法律》云"肾者，胃之关也，肾司开阖，肾气从阳则开，阳太盛则关门大开，水直下而为消，肾气从阴则阖，阴太盛则关门常阖，水不通为肿"，其治当温肾化饮为主，真武汤为主方化裁，虽有"诸有水者，腰以下肿，当利小便"之古训，但本病不可单用利小便法，正如本例西医利尿药短期效果较好，但停药后水肿复发，正如《景岳全书》云"温补即所以化气，气化而痊愈者，愈出自然；消伐所以逐邪，逐邪而暂愈者，愈出勉强。此一为真愈，一为假愈"。水与血生理上皆属于阴，相互倚行，皆需要气的推动而行；气滞则水病可致血瘀，瘀血可致水肿。因此，在温阳化饮的基础上，必加理气、活血之品，张景岳云"病在水分，则当以治水为主。然水气本为同类，故治水者当兼理气，以水行气亦行也。此中玄妙，难以尽言"。本例患者，首诊以真武汤温阳利水为主，加黄芪补气行水，丹参、郁金活血，防风以风胜湿、兼开肺气，故7剂而水肿消；次诊出现口干，水去津伤，以其有糖尿病的基础疾病，故真武汤合玉液汤，温阳与润燥并施，三诊继以此法调理，水肿去而未复发。

（张天嵩）

不育症

病例

黄某，男，45岁，因"婚后数年未育"于2008年4月21日初诊，刻下：易疲劳，易汗出，动则尤甚，无明显腰酸，纳食可，大小便调，舌质淡，苔薄白，脉沉，外科查见有轻度精索静脉曲张，多次精液常规检查发现精子数量、活动能力、精子正常形态均低于正常。治当补肾填精、兼清精室瘀热，处方：生地黄15 g，熟地黄15 g，山茱萸12 g，山药30 g，泽泻12 g，牡丹皮9 g，茯苓30 g，女贞子12 g，旱莲草12 g，覆盆子12 g，菟丝子30 g，丹参15 g，蒲公英30 g，通草12 g，乌药9 g，小茴香3 g，浮小麦30 g，淮小麦30 g，炙甘草6 g，7剂，嘱其2个月内尽量不要行房。

二诊（2008年4月29日）：诸症仍有，纳食可，大小便调，舌质淡，苔薄白，脉沉。前方减山茱萸，加淫羊藿15 g，枸杞子12 g，14剂。

三诊（2008年5月13日）：时有腰痛，纳食可，大小便调，舌质淡，苔薄白，脉沉，重在补肾填精，活血通络，处方：菟丝子30 g，枸杞子12 g，覆盆子12 g，女贞子12 g，鹿角霜12 g，生地黄15 g，熟地黄15 g，生黄芪30 g，丹参15 g，当归12 g，三棱9 g，莪术9 g，赤芍15 g，小茴香6 g，乌药9 g，橘核12 g，荔枝核12 g，紫苏梗12 g，炙甘草6 g。7剂。

后以该方为基础加减，调治至2008年7月中旬，其妻已孕，后顺产一男婴。

[按]

不育症是指夫妇未采取避孕措施，同时有正常性生活超过1年而无法自然生育。据世界卫生组织（WHO）调查数据显示，世界范围内不育症发生率约占育龄夫妇的15%，其中男方因素约占50%。男性中不育症的现代医学病因主要有遗传性疾病、梗阻性无精子症、精索静脉曲张、性腺功能减退、隐睾症、特发性男性不育症、男性附属性腺感染、生殖细胞恶性肿瘤与睾丸微结石、射精障碍等，中医辨治可从精液异常和射精异常入手。

精液异常是男性不育症的主要原因，也是中医治疗的优势。因此，对患者进行望、闻、问、切及相关体格检查是评价所有男性生育力的标准程序，研究结果提示，临床上有34%的不育患者无法进行证候分类，即无症可辨，57.6%的不育患者体质类型为平和质，宏观辨证较为困难，必须参考精液检查结果作为微观辨证的基础，因此精液分析是客观评估男性生育力的首选检查，一般分为需要至少进行2次精液分析，有助于获得更加准确的结果。精液异常一般少精子症（精子浓度<15×10^6/mL）、弱精子症（活动精子比率<32%）、畸形精子症（正常形态精子比率<4%）时、精液不液化（射精后60分钟内不液化）等，如果同时出现少精子症、弱精子症、畸形精子症时，则称为少弱畸形精子症。

精液异常不育患者，大部分无明显症状，难以分证论治。肾为先天之本，藏精，主生殖，在男性的生殖繁衍过程中起着主导作用。男子生精、种子功能与肾气密切相关，而肾气之盛衰与天癸之盈亏又有着密不可分的关系。如《素问》云"男子二八肾气盛，天癸至，精气溢泻，阴阳和，故能有子"，"七八……天癸竭，精少，肾脏衰，形体皆极。八八则齿发去"。肾气亏虚，肾阳或肾阴不足，会导致精冷、精少、精弱等，影响人的生殖功能，明代缪希雍《神农本草经疏》曰："男子肾虚则精竭无子"。肾所藏之精，分为先天之精和后天之精。后天之精依赖水谷精微来滋养，而脾为后天之本，主运化水谷精微，为气血化生之源，因此脾胃功能对肾精的盛衰有直接或间接关系。脾化生水谷为精微，输布全身以养五脏，精室得精微以滋养，才能使生殖之精充足；精血互化互生，肾精足可化生气血，气血充亦可化精。若脾虚化生水谷之功能障碍，精微不足，肾精失充，则精少、精清、精弱而不育；脾虚气亏，运血之力不足，气血不和，血不化精，则亦致精少、精弱而不育。肝主疏泄，肾主闭藏，两者一泻一藏相互制约，若因怒伤肝而相火妄动，疏泄不利致闭藏失职，从而导致梦遗、精浊难化等。心属火，肾主水，两者功能正常则水火相济；心乃一身之主，主血而藏神而宜静，心动则神驰，神摇则精动。因此男性不育与肾、脾、肝、心四脏有密切关系。

患者首要养心葆精，养心者，需要患者放弃急于生子之心，放弃因多年不育的负疚之感；葆精者，先养心，次调摄饮食、忌厚味烟酒，次避房劳和体劳，避辐射及紧身衣裤等。

医者临症辨虚实，虚者精少、精弱，多责在肾、脾，细分肾阴阳精气之不足；实者精液量多、精稠、死精多，多责在肝、心、脾，细分痰热、痰湿、气滞、血瘀之不同。除了辨全身症状和舌脉外，辨精液在男性不育症治疗中占非常重要的地位，大法寒则清澈，热则浓浊；虚则精少，实则量多。如精液量少、精液精稀，多为肾精不足；精液量少、精子稀少、液化不良、畸形精子较多为肾阴亏虚；精液清冷、精子稀少、活动力下降为肾阳亏虚；精液量多、精子稀少、活动力下降多为脾虚湿胜；精液量多、黏稠、有臭味多为湿热；精液黏稠、液化不良多为痰湿；精液黏稠、活动力下降甚或无精子多为气滞、血瘀等。

治疗大法以填精补肾为主，根据实际情况针对相兼之邪如痰、湿、热、滞、瘀等予以处理。对男性不育症常用古方如五子衍宗丸、毓麟珠、赞育丹，治肾古方如龟鹿二仙丹、肾气丸、还少丹等，以及明·张景岳补肾理论及用药心法进行研究后，余将治疗不育症的填补肾精药物大体分为以下几类，在临床上根据实际情况灵活选择，配伍使用：①鹿角片、鹿角胶、鹿角霜以及龟甲等血肉有情之品，既分别补真阳、真阴，更入督脉、任脉等奇经，非平常草本类药物所能比拟；②菟丝子、枸杞子、女贞子、覆盆子等直接填补肾精之品；③淫羊藿、补骨脂、仙茅、巴戟天、附子、肉苁蓉、沙苑子等温补肾阳之品，其中淫羊藿、补骨脂可直接补命门之火，而巴戟天、附子、肉苁蓉、沙苑子等可以助肾阳而补肾阴；④熟地黄、旱莲草、山茱萸、黄精、何首乌等滋补肾阴之品。补肾填精类药物大都为沉静之品，必加芳香入阴之品如小茴香、乌药、橘核、荔枝核等流动之品，且可引诸补药入下焦，并酌加当归、丹参、三棱、莪术、牛膝等活血化瘀之品，实践证实收效较好。至于兼有湿、热诸邪者，选用对症之药品即可。疗程一般需要2个月左右可获功。

本例患者，不仅有精子少、弱、畸形，更有精索静脉曲张，属于本虚标实之证。精索静脉曲张是一种常见的男科疾病，伴同侧睾丸生长发育障碍、疼痛和不适，并可导致不育，其中成年男性患病率为11.7%，精液异常男性患病率为25.4%。因此，首诊和二诊时均在填补肾精的同时，加牡丹皮、蒲公英、丹参等清除下焦局部瘀热，继则以补肾活血法调治2个月余而获成功。

（张天嵩）

巨幼细胞贫血

病例

包某，女性，75岁。2006年10月17日初诊。患者自2006年6月以来口腔溃疡、舌痛反复发作，伴胃纳不佳，头晕，体重明显下降，遂在多家医院诊治，发现有"贫血、胃炎、慢性胆囊炎伴胆石症"等，经中、西医多方治疗而没有明显效果。入院时精神不振，形体消瘦，语声低弱；头晕，乏力，稍事活动则气急心悸，口干口苦，胃纳不佳，大便干燥，2~3日一行，色黄，小便正常，夜寐尚安；舌淡，苔净，有裂纹，脉细无力。

辅助检查：血常规示"白细胞计数$4.8×10^9$/L，红细胞计数$1.34×10^{12}$/L，血红蛋白55 g/L，血小板计数$263×10^9$/L，中性粒细胞72%，淋巴细胞16%，中性粒细胞绝对值$3.4×10^9$/L，淋巴细胞绝对值$0.8×10^9$/L，血细胞比容0.170 L/L，平均红细胞体积127.1 fl，平均血红蛋白含量41.1 pg，平均血红蛋白浓度318 g/L，平均血小板体积6.6 fl，红细胞分布宽度20.5%"，大小便常规正常，OB（－）。肝功能除总蛋白60 g/L外，其余均正常；肾功能、血糖、血脂均正常；血清铁及总铁蛋白结合力、转铁蛋白均正常；CA19-9、CA125、AFP、CEA等血清肿瘤学指标均正常。甲状腺功能正常。维生素B_{12}：111 pg/mL，叶酸正常。上腹CT示"胃窦部胃壁略增厚，浆膜面光滑，肝脏右叶前上段结节，胆囊缩小，左肾囊肿可能，腹主动脉硬化"。胃镜示"慢性浅表性胃炎伴萎缩，HP阴性"；骨髓涂片示"骨髓呈增生改变，红系增生明显，各系可见巨幼变"。

入院后，急则治其标，急输全血200 mL。患者自觉头晕、乏力有所改善，纳差，口干口苦，精神萎靡，面色萎黄无华，大便干，舌淡，苔净，有裂纹，脉细无力。复查血常规"白细胞计数$4.2×10^9$/L，红细胞计数$1.59×10^{12}$/L，血红蛋白61 g/L，血小板计数162×10⁹/L，中性粒细胞72.4%，淋巴细胞20.2%，中性粒细胞绝对值3.1×10⁹/L，淋巴细胞绝对值0.80×10⁹/L，血细胞比容0.191 L/L，平均红细胞体积120.1 fl，平均血红蛋白含量38.4 pg，平均血红蛋白浓度319 g/L，平均血小板体积9.1 fl，血小板分布宽度11.3%，红细胞分布宽度0.281"。中药拟清养胃阴，苏脾醒胃法，处方：太子参9 g，麦冬9 g，沙参9 g，炒白芍9 g，制半夏6 g，紫苏梗9 g，佩兰9 g，绿萼梅9 g，炒五谷虫9 g，炙甘草6 g。7剂。水煎服。

二诊（2006年10月23日）：患者无头晕，口干口苦、神疲乏力好转，纳食转佳，舌质红，苔薄白，脉细较前有力。复查血常规示"白细胞计数5.8×10⁹/L，红细胞计数2.08×10¹²/L，血红蛋白74 g/L，血小板计数221×10⁹/L，中性粒细胞74.49%，淋巴细胞15.24%，中性粒细胞绝对值4.3×10⁹/L，淋巴细胞绝对值0.9×10⁹/L，血细胞比容0.233 L/L，平均红细胞体积112.1 fl，平均血红蛋白含量35.6 pg，平均血红蛋白浓度318 g/L，平均血小板体积9.2 fl，血小板分布宽度11.3%，红细胞分布宽度0.281"，仍以清养胃阴，苏脾醒胃为法，并酌加血肉有情之品，前方加阿胶。7剂。水煎服。

三诊（2006年11月1日）：患者无头晕，神疲乏力好转，纳食佳，无口干口苦，大小便调，舌淡红，苔薄白，脉细有力，复查血常规示"白细胞计数5.4×10⁹/L，红细胞计数2.54×10¹²/L，血红蛋白86 g/L，血小板计数254×10⁹/L，中性粒细胞72.8%，淋巴细胞17.8%，中性粒细胞绝对值3.9×10⁹/L，淋巴细胞绝对值1.0×10⁹/L，血细胞比容0.273 L/L，平均红细胞体积107.5 fl，平均血红蛋白含量33.9 pg，平均血红蛋白浓度315 g/L，平均血小板体积8.8 fl，血小板分布宽度10.34%，红细胞分布宽度0.281"，胃纳已开，清养胃阴法基础上，重加血肉有情之品，处方：太子参9 g，麦冬9 g，沙参9 g，制半夏6 g，紫苏梗9 g，佩兰9 g，绿萼梅9 g，炒白芍9 g，炒五谷虫9 g，鹿角霜12 g，熟地黄12 g，当归12 g，阿胶9 g（烊冲），砂仁3 g（后下），炙甘草6 g。7剂。水煎服。

在治疗过程中，适当补充维生素B₁₂及铁剂（贫血纠正过程中会出现缺铁），于2007年1月5日无明显不适而出院。

[按]

巨幼细胞贫血是由于脱氧核糖核酸（DNA）合成障碍所引起的一种贫血，主要系体内缺乏维生素B₁₂或叶酸所致，在妊娠妇女、婴幼儿、老年人较为常见。本例患者为高龄女性，有巨幼细胞贫血、慢性萎缩性胃炎、慢性胆囊炎及胆石症疾病史，有阑尾切除术史、全子宫切除术史等两次手术史，体虚多病、久病，累及多个脏腑，于多家医院经中、西医选治无功，已步入虚劳一途，治疗颇难措手。遵《内经》"谨察病机，以意调之，间者并行，甚者独行"古训，对于此类疾病，当抓住主要矛盾，集中力量治疗。

中医治病强调辨证论治，辨证重在定病位与定病性。从"头晕，乏力，活动后气急心悸，口干，胃纳不佳，大便干燥，2~3日一行，舌淡，无苔，有裂纹，脉细无力"等症候来分析，显是病位在脾（胃）心，病性为气血（阴）之不足，但前医从心脾入手，以归脾汤加减治疗而效果不显，故当另辟他途治之。古人云，"诸病不愈，寻到脾胃而愈者甚多""凡病颠倒难明，必从脾胃调理"，细思该患者辨证眼目为"纳差，口干，大便干燥，舌淡，无苔，有裂纹，脉细无力"，当属脾胃阴虚之证，脾胃阴虚，运化失常，故纳差；津亏不能上承则口干，舌淡，无苔，有裂纹；胃肠失于滋润则大便干燥。故其治当从脾胃入手，拟清养胃阴，苏脾醒胃法；俟胃气日隆，方可以血肉有情之品峻补，正如古人"凡投补剂，必籍胃气敷布故也""补虚之最切要者，在扶胃气"之言。

"纳食主胃，运化主脾。脾宜升则健，宜降则和""人胃气不苏，不饥不纳，姑与清养"，用药不过"甘平、甘凉濡润，以养胃阴，则津液来复，使之通而已矣"，故一诊以太子参、麦冬、沙参甘寒濡润，以养胃阴，以炒白芍配甘草取酸甘化阴法；然仅用清养，难以醒胃，必加流动之品如绿萼梅、五谷虫以苏脾醒胃，以半夏使胃气下行；药用量宜小取其轻灵，用量大则可能致中焦壅逆。二诊胃气来复，纳食转佳，故加阿胶血肉有情之品稍峻补阴血，并以之测胃气来复之情势，此为"药试法"；三诊胃纳已佳，故可放胆用鹿角霜、阿胶、熟地黄、当归等药以峻补肾阴肾阳，以肾为先天，治虚损多治肾故也。

窃思此患者取效之因在于：一为识证之确切。辨证是论治的前提，如《临证指南医案·凡例》中云"医道在乎识证、立法、用方，此为三大关键，一有草率，不堪司命……然三者之中，识证尤为重要""若识证不明，开口动手便错矣"。准确识证要善于抓住主症，从繁多的症状、体征中找出主要矛盾。二为立法之切当，治法次第有序。该患者因慢性萎缩性胃炎而出现维生素B_{12}摄入减少导致贫血，同时患者因胃纳不佳，不能很好地服用中医、西医药物，故贫血一直未能纠正。中医认为脾胃为后天之本、气血生化之源，所以治疗首先要使胃气来复，其次按精血同源理论，脾肾同治，才能使口服药得以食下，脾运化有所恃，精微得以吸收，正气得养，故病渐瘳。三为用药之轻灵。立法重胃气，用药更需斟酌，凡脾胃用药，宜轻清灵动，忌呆腻壅滞，前医之用归脾汤，患者服后胃纳更差，放弃治疗，从而达不到治疗的目的。四为中西合璧。急则治其标，西医较中医有优势，如住院当日因血红蛋白为55 g/L而输血一次，虽然贫血改善主要是因为后来治疗得当（输血后贫血改善不明显），但输血不失为救急之法。

考虚损治法，宋金以前多以甘温法，以李东垣先生为代表；而元代罗太无先生开甘寒法之先河，变革虚损治法；明末医家周慎斋、缪仲纯等重视补脾阴，以甘寒法治疗虚损杂病，清代名医叶天士则创甘濡润清养胃阴之论，更超前古医家，垂为典范，以本案参之，信古人不欺我哉！

（张天嵩，张素，李秀娟）

代谢综合征

病例

赵某，男，56岁，某公司副总经理。因"头晕头胀反复发作1年，加重1周"于2002年4月17日初诊。患者体重86 kg，身高168 cm，有高血压病史1年，常出现头晕头胀，测血压最高达180/125 mmHg，规则服用复方降压片，血压控制良好时可获缓解，7天前因工作繁忙，又出现头晕头胀，胸脘满闷、肢倦懒动，形体肥胖，舌淡，苔白腻，舌体胖大，脉缓，测血压160/110 mmHg，辅助检查：肝功能"TP 76 g/L，A 45 g/L，g 31 g/L，A/g 1.5；总胆红素11 μmol/L，直接胆红素4 μmol/L；gOT 49 U/L，gPT 38 U/L；AKP 74 U/L，gT 65 U/L"，空腹血糖"7.6 mmol/L"；糖耐量试验"空腹6.6 mmol/L，食糖后0.5 h 11.0 mmol/L，1 h 15.9 mmol/L，2 h 15.4 mmol/L，3 h 7.8 mmol/L"；胰岛素兴奋实验"空腹44.4 μIU/mL，兴奋0.5 h 60.1 μIU/mL，1 h 239.7 μIU/mL，2 h 488.3 μIU/mL，3 h 115.1 μIU/mL"；血脂"总胆固醇5.67 mmol/L；甘油三酯2.1 mmol/L；HDL 1.2 mmol/L；LDL 4.0 mmol/L；载脂蛋白A1 1.28 g/L；B 1.30 g/L"；24小时动态血压示"夜间舒张压升高，昼夜节律减弱"，B超示"肝大小形态无异常，肝内光点细密，血管变细，后方伴声衰减"，肝CT示"肝脏形态大小正常，肝脏密度降低，CT值为46 HU"，证属脾虚湿盛，治以健脾运湿法，处方：生白术30 g，生山楂30 g，全瓜蒌30 g，泽泻15 g，茯苓15 g，枳实15 g，陈皮10 g，丹参12 g，红花3 g，生甘草6 g。上方出入加减，每日1剂，治疗3个月后，已停用珍菊降压片、消渴丸，多次测血压在140/90 mmHg以下，两次复查血糖、血脂正常，体重减轻5 kg。

[按]

2型糖尿病或糖耐量减退、胰岛素抵抗、高血压、血脂紊乱、腹型肥胖、微量白蛋白尿等分别是心血管疾病的单一危险因素，若聚集出现在同一个体中，则使患心血管疾病的风险大为增加，这种聚集现象以往称胰岛素抵抗综合征，近年称为代谢综合征。治疗都应围绕降低各种危险因素：有效减轻体重，减轻胰岛素抵抗，良好控制血糖，改善脂代谢紊乱，控制血压等。

代谢综合征属于祖国医学"消渴""眩晕""痰饮"等范畴，其症有头晕头重、胸脘满闷、恶心欲呕、肢倦懒动，舌淡，苔白腻，舌体胖大，脉沉缓等；其人多为富贵之人，体力活动减少，喜食厚味，形体肥胖，正如《儒门事亲》中所云"夫膏粱之人……酒食所伤，胀闷痞满"。考其病机主要在于脾虚湿盛，饮食不节，肥甘厚味，损伤脾胃，健运失职，则水湿内停，积聚成痰，痰湿阻络，清阳不升，清空之窍失养，故见头晕头重，正如《类证治裁》所云"随气升降，遍身皆到……在头为眩"；胃失和降则恶心欲呕；体肥而气不能周流，故见肢倦懒动；饮食水谷不能化为气血而为浊，故见血脂增高；久病及肾，肾脏受损，失其"封蛰"之功则见微量白蛋白尿等；舌淡，苔白腻，舌体胖大，脉沉缓为脾虚湿盛之舌脉。论治法，宜养脾胃为主，如陈修园言"以燥脾之药治之"、周慎斋言"专补脾阴为主"。

补脾胃之药，首推白术，正如《本草通玄》所云"补脾胃之药，更无出其右者"，《本草汇言》亦说"扶植脾胃，散湿除痹，消食除痞之要药也。脾虚不健，术能补之；胃虚不纳，术能助之"，脾胃健运则湿散痰消，诸症皆除。现代药理研究表明，白术有明显而持久的利尿作用，而且具有降血糖、降血脂作用，一药多能，故可专用于代谢综合征的治疗。其用法以生用为主，至少用至30 g，同时伍以陈皮等行气之品。因其有"补脾阴"之作用，故对阴虚津少口渴者不必忌用，并可配伍生山药、生薏苡仁、白扁豆等；食滞不化、脘腹痞满，伍枳实；头重头昏，伍半夏、天麻等；食少，伍生山楂；若患者大便溏薄者，可改用炒白术，并可伍泽泻等。

（张天嵩，韩镭）

膝骨关节炎，膝关节积液

病例

王某，女，67岁。因"双膝酸胀不适数周"于2015年12月17日初诊。患者近数周来出现双膝酸胀不适，屈伸不利，无疼痛，左腓肠肌抽搐、痉挛，纳食可，大小便调，舌质淡，苔薄白，脉滑，X线提示"双膝关节积液"。治拟补益肝肾，祛湿通络，方用术附汤、独活寄生汤、四妙散、芍药甘草汤等化裁。处方：黄芪30 g，熟附片9 g，当归12 g，丹参15 g，独活6 g，桑寄生12 g，怀牛膝12 g，川牛膝12 g，生白术18 g，茯苓30 g，薏苡仁30 g，苍术6 g，木瓜9 g，白芍30 g，炙甘草9 g。7剂。

二诊（2015年12月24日）：时有双膝酸胀不适，屈伸不利明显好转，左腓肠肌抽搐、痉挛消失，纳食可，大小便调，舌质淡，苔薄白，脉滑。前方加熟地黄15 g。7剂。

三诊（2015年12月31日）：双膝酸胀不适好转，纳食可，大便欠通畅，小便调。舌质淡，苔薄白，脉滑。前方加枳实9 g，竹茹12 g。14剂。

四诊（2015年1月14日）：双膝酸胀不适明显好转，时有耳鸣，纳食可，大便欠通畅，小便调，舌质淡，苔薄白，脉滑。前方加苏梗12 g，佩兰12 g。7剂。

[按]

《内经》云"风寒湿三气杂至，合而为痹"，该患者高年之体，双膝关节酸胀、屈伸不利，关节积液而疼痛不明显，显是肝肾不足，湿浊阻络之证，《医学心悟》"治着痹者，燥湿为主，而以祛风散寒佐之，大抵参以补脾之剂，盖土旺则能胜湿，而气足自无顽麻也"。张师以黄芪、白术、苍术、茯苓、薏苡仁、甘草补脾燥湿，取培土制水之义，以桑寄生、怀牛膝补肝肾、强筋骨；熟附片温阳化水，以当归、丹参、川牛膝养血活血通络，木瓜、白芍皆味酸，酌加甘草酸甘化阴缓急，用治转筋、屈伸不利，独活引诸药下行至膝关节，全方配伍，共奏益气血，补肝肾，除湿痹，强筋骨之效。二诊加熟地黄加强补肝肾之功，更防燥药之伤阴。三诊加枳实、竹茹以增化湿行气之功。四诊时再加苏梗、佩兰理气健脾除湿，均是围绕湿邪用药，药证相符，其恙乃瘥。

（陈凯）

　　妇女至六旬，则骨关节之病多发，尤其是膝骨关节炎，常以下楼时疼痛为著，其治当分虚、寒、湿、热、瘀等。虚者脾肾不足，寒则冷痛，湿则肿痛，热则红肿，瘀则刺痛，此数者常相兼为患，不可不知。寒湿者，术附汤、芪附汤化裁；湿热者，二妙散、三妙丸、四妙丸化裁，热胜于湿者，合四妙勇安汤化裁；血瘀者，身痛逐瘀汤化裁；肝肾不足者，独活寄生汤、《验方新编》四神汤（生黄芪、远志肉、牛膝、石斛）等化裁。若有合邪，则以上诸方可以合而用之。木瓜舒筋活络之品必不可少。以余验之，尚称应手。

（张天嵩）

膝关节滑膜炎

病例

康某，女，62岁。因"右膝红肿痛2周"于2008年3月27日初诊。刻时：右膝关节红肿热痛、胀闷不适，不能弯曲，纳食可，大小便调。舌质淡，苔薄黄腻，脉滑，B超提示右膝关节积液。治拟清热解毒，利水消肿，处方：金银花60 g，当归30 g，玄参30 g，赤芍30 g，生黄芪30 g，苍术6 g，黄柏9 g，薏苡仁60 g，茯苓30 g，泽泻15 g，丹参15 g，全蝎3 g，生甘草9 g。7剂。

二诊（2008年4月3日）：右膝红肿明显减轻，前方继服7剂。

三诊（2011年4月10日）：右膝红肿基本消失，仍有疼痛，治拟益气养阴，酌加虫类药以搜络止痛，处方：生黄芪60 g，天花粉12 g，知母12 g，川牛膝15 g，怀牛膝15 g，制附子12 g，苍术6 g，薏苡仁60 g，茯苓30 g，金银花30 g，蒲公英30 g，全蝎3 g，蜈蚣2条，僵蚕12 g，郁金12，丹参15 g，石斛15 g，炙甘草6 g。7剂。后随访病愈。

[按]

膝关节滑膜炎是一种常见的病理改变，有广义和狭义之分，广义的滑膜炎是指任何原因引起的滑膜炎症改变，几乎所有的关节炎都可以认为是滑膜炎；而狭义的滑膜炎是指没有特异性病因的滑膜炎症。根据中华中医药学会骨伤科分会专家共识意见，膝关节滑膜炎一般包括两种类型：Ⅰ型，多为老年人，常合并膝骨关节炎，主要是因软骨退变与骨质增生产生的机械性和生物化学性刺激，继发膝关节滑膜水肿、渗出和关节腔过量积液等病理改变；Ⅱ型，以青壮年为主，多因急性创伤和慢性损伤所致，急性膝关节创伤性滑膜炎可合并轻度的半月板损伤、侧副韧带或交叉韧带损伤，关节腔内可有过量积液，一般上述损伤无须手术修复或重建。

本病类似于"膝痹""膝眼风"范畴，辨证要点：肿胀属湿、属饮，红、热、痛属热，湿为重浊黏滞之邪，阻滞气机，与热邪相合，则湿热交困；热因湿阻而难解，湿受热蒸而使阳气更伤。湿热相兼着于下肢之足膝红肿疼痛，朱丹溪二妙散黄柏合苍术清热燥湿最为合拍。本例患者首诊热象比较明显，故合《验方新编》所载四妙勇安汤，重用金银花、玄参、当归清热解毒、活血止痛；加薏苡仁利湿舒筋，黄芪、茯苓、泽泻利湿健脾，湿去则热孤，全蝎、丹参活血止痛，治疗2周则红肿消退；三诊重点解决疼痛问题，以益气、舒筋、通络为主，重用黄芪、薏苡仁、虫类搜剔之品，药证相符，故收效颇佳。

（张天嵩）

磨牙症

病例

　　林某，男，14岁。因"夜间磨牙、手汗3年余，加重2周"于2017年1月19日初诊。患者近3年来出现夜间磨牙，伴有手汗，常因学习紧张而出现加重，未经系统治疗。近2周因考试前学习紧张出现加重，睡眠欠佳，纳食可，大小便调，舌质淡，苔黄腻，脉滑。治拟镇肝清肝、燮理阴阳，以桂甘龙牡汤、黄芪桂枝五物汤、导赤散等化裁：黄芪30 g，桂枝6 g，炒白芍27 g，龙骨30 g，牡蛎30 g，珍珠母30 g，茯苓30 g，神曲12 g，石菖蒲6 g，豆蔻3 g，黄连3 g，黄芩9 g，丹皮9 g，淡竹叶12 g，淮小麦30 g，浮小麦30 g，防风9 g，炙甘草9 g。7剂。

　　二诊（2017年1月26日）：手汗明显好转，仍有夜间磨牙、睡眠欠佳，纳食可，大小便调，舌质淡，苔薄白，脉滑。仍以前法治之，处方：龙骨30 g，牡蛎30 g，珍珠母30 g，神曲12 g，石菖蒲12 g，郁金12 g，百合27 g，黄连3 g，浮小麦30 g，丹参15 g，党参12 g，茯苓30 g，薏苡仁30 g，苏梗12 g，桂枝6 g，炙甘草9 g。14剂。

　　三诊（2017年2月9日）：偶有手汗出，夜间磨牙明显好转，睡眠佳，纳食可，大小便调。舌质淡，苔薄白，脉滑。予前方加淮小麦30 g，丹皮9 g。14剂。后随访，其母代诉，夜间已不闻其磨牙声。

[按]

　　磨牙症属于中医"齘齿""齿齘""咬牙"等范畴，为口腔科常见病，前人多认为血虚兼有风热所致，而张师通过临床观察，并以中医理论分析本病的临床表现，认为本病病位以肝为主，兼及心；病性多由肝阳上冒或由肝火循经上扰，出现"牙齿紧咬或磨动、局部骨肉紧张或牵张感"等风动之象，因此，治疗以治肝为主，治心为辅。治肝者，镇潜熄风为要，一取石类药物镇肝熄风，一取介类药物咸寒沉降，收敛阴气，潜阳熄风，张师常重用石类药龙骨、介类药牡蛎、珍珠母三者相伍；同时在治风之余，不忘治肝气、肝火。治肝当尊清代名医王旭高法，张师常谓，"论治肝法之集大成者，未有出王旭高之右者，其所著《西溪书屋夜话录》，当熟习之"。治心者，镇心清火宁神为主，镇心、清心、宁神之药临机选用。

张师强调，中医临证要谨守病机，在辨证时紧紧抓住病位和病性两个重点。首诊，患者夜间磨牙彻夜不息属肝风；手汗淋漓属心经有热，营卫失和；舌苔黄腻而脉滑为湿热内蕴之象。张师合张仲景诸方而用，重用龙骨、牡蛎、珍珠母镇肝潜阳熄风、防风搜剔肝风；以牡丹皮清肝，以黄连、淡竹叶清心热、宁心神，取"实则泻其子"之义也；桂枝、白芍调和营卫，且能柔肝、缓肝；茯苓、豆蔻、黄芩、石菖蒲化为中焦湿热；黄芪、浮小麦益气止汗，药证相符，故获效。二诊，患者汗出症状明显好转，仍有磨牙，舌苔转为薄白，湿已去其半，仍以重镇为主，再加郁金、百合、苏梗清心安神、疏肝。三诊，患者夜间磨牙已明显减少，仍守本法调治，其疾已瘳。

（陈凯，李沁菁，张苏贤）

多汗症

手汗症

病例1

茆某，女，67岁。因"手汗出10年"于2015年7月30日初诊。患者自幼手足汗出，平素畏寒肢冷，纳食可，大小便调，舌质淡，苔薄白，脉沉。此阳虚不能摄汗，治拟温阳敛汗为主，处方：生黄芪30g，淡附片12g，鹿角片12g，生龙骨30g，生牡蛎30g，当归12g，丹参15g，熟地黄12g，炮姜3g，紫苏梗12g，佩兰12g，白芷3g，炙甘草6g。7剂。

二诊（2015年8月6日）：手足汗出略有减轻，前方继服7剂。

三诊（2015年8月13日）：手足汗出明显减轻，但在情绪激动时仍可加重，前方加牡丹皮9g，7剂巩固疗效。

病例2

戴某，男，38岁。因"手汗出2年余"于2016年12月29日初诊。患者近2年出现手汗出，伴有脱发，心烦易怒，睡眠时佳时不佳，纳食不佳，大小便调。两手汗出如水淋，舌质淡，苔薄白，脉滑。处方：黄芪30g，党参12g，桂枝6g，赤芍18g，白芍18g，龙骨30g，牡丹皮9g，栀子9g，柴胡12g，菟丝子30g，墨旱莲15g，女贞子12g，制何首乌12g，丹参15g，黄连3g，淡竹叶12g，山茱萸12g，炙甘草9g。7剂。

二诊（2017年1月5日）：手汗出好转，仍有脱发，纳食不佳，睡眠欠佳，大小便调，舌质淡，苔薄白，脉滑。前方减淡竹叶，加黄精12g，醋鳖甲9g。

7剂。

三诊（2017年1月12日）：手汗好转，睡眠好转，仍有脱发，纳食不佳，大小便调，舌质淡，苔薄白，脉滑。前方加百合27g。7剂。

四诊（2017年1月19日）：无明显手汗，睡眠好转，时有脱发，纳食佳，大小便调，舌质淡，苔薄白，脉滑。前方加淡竹叶9g。7剂。

[按]

《金匮要略·血痹虚劳》云"夫失精家，少腹弦急，阴头寒，目眩，发落……桂枝龙骨牡蛎汤主之"。该患者两手汗出如水淋，伴有脱发、睡眠不佳、情绪易激动等症，张师取桂甘龙牡汤合黄芪桂枝五物汤加减治之，以黄芪、党参益气固表，桂枝、白芍调和营卫，龙骨镇静安神且敛汗，牡丹皮、栀子、黄连、竹叶清心除热，柴胡疏其肝，丹参凉其血，菟丝子、山茱萸、墨旱莲、女贞子、制何首乌补肾填精生发，其中墨旱莲、女贞子合用之二至丸取自明代《摄生众妙方》具有补益肝肾、滋阴养血之效。二诊、三诊患者手汗较前好转，然仍有汗出、脱发，加黄精、山茱萸补肾固精，百合、鳖甲滋阴止汗安神。其中鳖甲味咸平，入足厥阴、少阴经，《本草述》去其"专补阴气"、《本草汇言》云其"除阴虚热疟，解劳热骨蒸也"、《温病条辨》"且能入阴络搜邪"，张师常用以治疗各类阴虚所致盗汗、咳喘、更年期综合征等，疗效显著。四诊是患者诸症均较前有所好转，予前法继服以巩固疗效。

（陈凯）

多汗症是指局部或全身皮肤出汗量异常增多的现象。全身性多汗症较为少见，主要是由其他疾病引起，如感染性高热、内分泌失调、中枢神经系统病变等，重点在于治疗基础疾病；局部性多汗症较为多见，汗出部位主要在掌跖、腋窝、会阴部、鼻尖、前额和胸部等，西医治疗有局部用药或手术等方法，中医药治疗多汗症有其所长。本人治疗诸汗症，一般从营卫求之，以黄芪桂枝五物汤为底，阴虚者兼滋阴，有火者兼泻火，表不固者合玉屏风散，阳虚者合术附、参附等，必要时再加麻黄根、浮小麦、碧桃干、龙骨、牡蛎等固涩止汗之品。据临床观察，取效有快有慢，快者数剂可已，慢者需要数月而愈。

手汗一症，虽称难治，然余在临床曾用中药治疗10余人，其效尚可。其辨治思路一从全身症状、一从手为心经所行部位来综合考虑。故茆某案从心、肾两经入手，用温摄之法为主，而戴某案从心、肝、肾三经入手，以清、滋、固、敛四法为主，可以相互参看。

（张天嵩）

头汗症

病例

李某，女，64岁。因"头汗出2年余"于2017年7月6日初诊。患者近2年来汗出多，以头部为主，白天为甚，动则加重，时有头晕，纳食可，大小便调，舌质淡，苔薄黄腻，脉滑。此卫表不固，胃热上蒸而致汗出，治拟固表和营卫、清胃热为主，处方：生黄芪30 g，生白术12 g，茯苓30 g，桂枝6 g，炒白芍18 g，牡丹皮9 g，栀子9 g，生龙骨30 g，生牡蛎30 g，神曲12 g，石膏12 g，知母12 g，枳实12 g，竹茹12 g，浮小麦30 g，炙甘草9 g。7剂。

二诊（2017年7月13日）：头晕消失，仍时有头汗出，纳食可，大小便调。前方14剂，继服。

三诊（2017年7月27日）：头汗出明显减轻，纳食可，大小便调，舌质淡，苔薄白，脉滑。治拟益气养阴，调和营卫，处方：生黄芪30 g，桂枝6 g，炒白芍18 g，生龙骨30 g，生牡蛎30 g，牡丹皮9 g，栀子9 g，生地黄15 g，玄参15 g，女贞子12 g，旱莲草15 g，丹参15 g，茯苓30 g，神曲12 g，炙甘草6 g。10剂。

四诊（2017年8月10日）：头汗出明显减轻，睡眠一般，纳食可，大小便调，舌质淡，苔薄白，脉滑。前方加百合18 g。7剂。

五诊（2017年8月17日）：头汗出基本消失，前方加黄精12 g。7剂。巩固疗效。

[按]

头汗症，俗称"蒸笼头"，是指头面局部多汗。其证有虚有实，实者多邪热内郁、热蒸于上，或因血瘀，或因湿胜，更有每当饮食即头汗淋漓者，为胃火上腾，治以泻胃火为主。虚者，或因水亏火旺，或因气虚不固而致头顶出汗，前者治宜滋肾清肺，后者宜益气固表。该案以气虚不能摄汗为主，兼有胃热，故首诊以黄芪桂枝五物汤、桂甘龙牡汤益气固表、调和营卫，白虎汤清胃热，牡丹皮、栀子凉血，浮小麦敛汗。二诊效不更方，三诊去白虎汤，加二至丸补肾阴，诸药合用，可调和阴阳。四诊、五诊为调理善后之治也。

（张天嵩）

盗汗症

病例

贺某，男，58岁。因"夜间汗出数年余"于2015年3月2日初诊。患者每年除了冬季汗出较少外，其他季节均有夜间汗出，以全身为主，无明显其他不适，舌质淡，苔薄白，脉滑。治拟益气固表、滋阴清热以调和阴阳，处方：淡附片9 g，生黄芪30 g，生白术12 g，防风9 g，生地黄12 g，熟地黄12 g，当归9 g，黄芩9 g，炙鳖甲12 g，牡丹皮9 g，地骨皮9 g，栀子9 g，桂枝3 g，补骨脂12 g，生龙骨30 g，生牡蛎15 g，炙甘草6 g。7剂。

二诊（2015年3月9日）：已无明显汗出，偶有咳嗽，前方加桃仁9 g，杏仁9 g。7剂。

[按]

《证治要诀》云"眠熟而汗出者，曰盗汗，又名寝汗；不分坐卧而汗者，曰自汗"，一般认为自汗属阳虚，盗汗属阴虚，然亦不尽然，如《景岳全书》云"自汗盗汗，亦各有阴阳之证，不得谓自汗必属阳虚，盗汗必属阴虚也"。临床所见，盗汗有阴虚者、有阳虚者、有气虚者、有血虚者、有湿阻者、有血瘀者，当以审证为准。本例患者，除夜间汗出外，并无其他全身症状可辨，只能从汗症基本病机——阴阳失调、腠理不固入手，治以调和阴阳，法取益气固表、滋阴清热，方用芪附汤、桂甘龙牡汤、当归六黄汤等方加减，不期收效甚捷。

（张天嵩）

怪汗症

病例

孙某，男，81岁。因"反复冬天汗出6年余"于2005年12月12日初诊。患者汗出以上半身为主，多在冬季发生，静息时汗出，活动后反而无汗，偶有咳痰，痰少，无明显胸闷气急，易疲劳，无腰膝酸软，纳食可，大小便调，舌质紫暗，苔薄白，脉滑，治拟调和营卫，益气养阴，处方：桂枝9g，炒白芍30g，炙麻黄6g，杏仁6g，炙黄芪15g，生白术15g，防风9g，地骨皮15g，牡丹皮9g，青蒿12g，制鳖甲12g，生地黄12g，紫苏梗12g，生龙骨30g，生牡蛎30g，炙甘草6g。7剂。后家属反馈，用药1剂则汗出止，7剂后未再复发。

[按]

该患者为本院职工之父，诉其多汗症颇怪，汗出多在冬季发生，静息时汗出，活动后反而无汗。余临证时思考良久，记《素问·阴阳别论》云"阳加于阴谓之汗"，《伤寒论》云"病常自汗出者，此为荣气和。荣气和者，外不谐，以卫气不共荣气谐和故尔"，证属卫弱营强之营卫不和也。盖人在冬季、休息时，阳气趋于里，阳气迫阴液外出，而卫表又不固，故有汗出之症。因此以桂枝二麻黄一汤加减解肌以调和营卫，清·尤怡云"桂枝二麻黄一汤，则助正之力多，而散邪之力少，于法为较和矣"；以玉屏风散益气固表，以青蒿鳖甲汤生营血，一为和阳，一为助汗源，均为扶正之法；以生龙骨、牡蛎固涩止汗，全方配伍，以营卫调和、阴阳平秘为目的，不期1剂而愈。

（张天嵩）

冻疮

病例

胡某，女，15岁。因"双足趾红、肿痛反复发作数年余，加重1个月余"于2010年1月21日初诊。患者自七八岁开始每至冬季则易出现双足趾红、肿痛，在多家医院诊为冻疮，曾经治疗而无功，有过敏性鼻炎病史。今年又发作，足趾红肿，痛痒难忍，伴有鼻塞、不闻香臭，纳食可，大小便调。舌质淡，苔薄白，脉细。治拟温阳通络，方用阳和汤加减，药用：鹿角霜12 g，生地黄12 g，熟地黄12 g，砂仁（后下）3 g，当归12 g，炙麻黄3 g，白芥子12 g，炙黄芪30 g，桑寄生24 g，川牛膝12 g，怀牛膝12 g，茯苓30 g，薏苡仁30 g，白芷3 g，益智仁12 g，石菖蒲12 g，炙甘草6 g。7剂。

二诊（2010年2月4日）：诸症好转，足趾时有瘙痒，仍守前法，药用：鹿角霜12 g，生地黄12 g，熟地黄12 g，砂仁（后下）3 g，当归12 g，炙麻黄3 g，白芥子12 g，石菖蒲12 g，郁金12 g，益智仁12 g，党参15 g，炙黄芪15 g，桑寄生24 g，白芷3 g，蒲公英15 g，炙甘草6 g。7剂。

三诊（2010年2月11日）：双足趾红、肿痛、瘙痒明显减轻，鼻塞已通，可闻及气味，治守前法，前方加防风9 g。14剂。

四诊（2010年2月28日）：诸症均愈，舌质淡，苔薄白，脉细。前方继服7剂以巩固疗效。随访至今，冻疮未再复发。

[按]

冻疮是最常见的局部冻伤，是一种与寒冷相关的末梢部位局限性、淤血性、炎症性皮肤病。多在初冬、早春季节发病，气候转暖后自愈，来年则复发；各年龄组均可发生，但多见于儿童、青年女性或末梢血液循环不良者；好发于肢端及暴露部位，如手指、手背、脚趾、足跟、面颊、耳郭、鼻尖等处。

皮损为局限性水肿性紫红斑块或结节，按之褪色，境界清楚，严重时皮损表面可有水疱，破溃后形成溃疡；自觉有痒感和肿胀感，瘙痒受热后加剧，有溃疡则自觉疼痛。冻疮虽非大恙，但痛痒令人坐卧不安，从而影响工作和学习；因痒搔抓皮肤溃破，则易引起继发感染；较难根治，年年复发，因此应重视本病。

本病属于中医"阴疽""冻疮"范畴，为本虚标实之证，本虚者为全身，素体阳虚血亏；标实者为局部，痛为寒凝、痒为瘀热。治疗大法以温阳补血、通经散寒，阳和汤为对之方，该方补阳者，宜血肉有情之鹿角，不仅补肾助阳，更能入主一身之阳的督脉，配合大补阴血的熟地黄，温阳养血以治其本，大有妙义；麻黄、炮姜、肉桂等解寒凝；临床还可灵活加减，局部有热者酌加金银花、蒲公英等；有血瘀者加当归、丹参等；气虚者加党参、黄芪等。

过敏性鼻炎常因寒冷刺激而突然诱发，鼻子一痒则狂喷不止，局部检查则有鼻甲水肿、黏膜苍白，多为卫气不固或肾阳不足，治从肺脾或肾脏。本例患者，冻疮与过敏性鼻炎同病，故治从肺、脾、肾三脏手，拟益气温阳、燠鼻通窍法，以阳和汤、玉屏风散、菖蒲郁金汤等化裁治疗，以鹿角霜、熟地黄、桑寄生、怀牛膝补肾助阳，以当归、生地黄补血活血，以黄芪、党参、茯苓、薏苡仁等补肺健脾，以石菖蒲、郁金、益智仁等通鼻窍，以麻黄、白芥子解寒凝，白芷上行为治鼻之引经药，川怀牛膝下行为治冻疮之引经药，共奏奇功，不仅冻疮治愈，而且久已消失的嗅觉也已恢复，此为中医异病同治之实例。

（张天嵩）

复发性口腔溃疡

病例

刘某，女，61岁。因"反复口腔溃疡5年，加重7天"于2016年7月6日初诊。患者近数年来，口腔溃疡反复发作，几乎每个月均有发作，每次发作，溃疡多个，一般需要3~4周方可好转，平素心烦易怒。此次发作，舌及口唇有溃疡数个，疼痛较为剧烈，纳食可，大小便调，舌质淡，苔黄腻，脉滑。治拟清胃、肝、心三经之火为主、健脾胃为辅，处方：生石膏（先）12 g，知母9 g，金银花12 g，玄参15 g，淡竹叶9 g，白芍15 g，赤芍15 g，牡丹皮9 g，栀子9 g，藿香9 g，防风9 g，茯苓30 g，薏苡仁30 g，丹参15 g，柴胡12 g，枳实12 g，竹茹12 g，黄连3 g，炙甘草9 g。7剂。

二诊（2016年7月13日）：口腔溃疡发作个数较前减少，纳食可，大小便调，舌质淡，苔黄腻，脉滑。仍依前法，更加黄芪30 g，一则托法以治溃疡，一则以补法健脾胃。7剂。

三诊（2016年7月20日）：本周口腔溃疡未发作，纳食可，大小便调。舌质淡，苔薄白，脉滑。治拟健脾胃为主、清三经余火为辅，处方：生黄芪30 g，茯苓30 g，薏苡仁30 g，金银花12 g，赤芍15 g，玄参15 g，牡丹皮9 g，栀子9 g，生石膏（先）12 g，知母9 g，藿香9 g，枳实12 g，竹茹12 g，豆蔻6 g，佩兰12 g，炙甘草6 g。7剂。

[按]

"口之为病……糜烂生疮……原其所因，未有不由七情烦扰、五味过伤之所致也"（《医学正传》），该患者口腔溃疡频发，平素心烦易怒，舌苔黄腻可知，其病由肝气不疏，心脾积热，引发溃疡。张师以柴胡、枳实调畅肝气，黄连、淡竹叶泻其心火，石膏、知母清其胃热，佐以牡丹皮、栀子、金银花、丹参、赤芍以助清热泻火解毒之力，玄参、白芍滋阴柔肝，藿香、薏苡仁、竹茹化湿除热。张师在治疗复发性口腔溃疡时往往于养阴清热、健脾等药物之中加入风药，方中防风一味，取"火郁发之"之意，《内经》曰"上而越之"，借风药之轻灵开泄之性使上焦郁火由表而散，对于上实下虚、寒热并现之口腔溃疡患者效果显著。二诊患者溃疡发作较前减少，为虚实夹杂，故重加生黄芪，一则补中健脾，一则托毒生肌，不论身体内外何处有疮疡溃破，久不收口者，张师常重用生黄芪。三诊时患者已无新发溃疡，舌苔亦由黄转白，减柴胡、黄连等疏肝泄心之药，继以健脾化湿、清热和胃，使中州得安而诸证悉除。

（陈凯）

　　复发性口腔溃疡是常见的口腔疾病，以口腔黏膜反复出现溃疡为主要临床表现，女性多见。中医学认为，脾开窍于口，舌为心之苗，颊、龈属胃，唇属脾，故可从溃疡所在部位推测哪个脏腑或经络的病变。《景岳全书》云"口舌生疮固多由上焦之热，治宜清火。然有酒色劳倦过度，脉虚中气不足者，又非寒凉可治，或补心脾，或滋肾水，或理中汤，或以蜜附子之类方可愈也"。

　　论病性，不过一个"火"字，虚实而已，当以局部溃疡表现结合全身症状、舌脉来区分。凡溃疡周围充血鲜红、疼痛剧烈、灼热感重，伴口苦、口渴多饮、大便秘结、小便赤、舌质红，苔黄腻或黄燥而干，脉滑数者多实火，为心脾积热，泻胃火者可选白虎汤、玉女煎、泻黄散、清胃散等方化裁，泻心火者可选导赤散、泻心汤等化裁，心脾积热者以上诸方化裁。虽然清热解毒之药易于见效，但虑其有伤胃患，一是要中病即止，不可久服；二是配伍顾护脾胃之药；三是配伍防风、白芷等升发之药，可监制苦寒药，亦有"火郁发之"之效。凡溃疡周围充血不严重、疼痛及灼热感轻，若因工作紧张或情绪急躁而诱发，伴心烦易怒、手足心热、潮热面赤、咽干咽燥、大便干结、小便黄、舌质红，苔少，脉细数者，为阴虚火旺，可选滋水清肝饮、知柏地黄丸、大补阴丸等化裁；若因工作劳累而诱发，伴疲劳乏力、纳差、大便稀或先干后溏，舌质淡，苔薄白，体胖大有齿痕，脉细者，为脾气衰怯夹有阴火，可选六君子汤、补中益气汤等化裁。还有一种较为少见的类型，凡溃疡周围无充血、无疼痛及灼热感，甚则溃疡周围黏膜苍白、口水多、畏寒肢冷、便溏、舌质淡，苔薄白，脉细，为脾肾阳亏，要考虑有癌变之可能，其治宜桂、附等破阴返阳，可选附子理中丸、肾气丸、乌梅丸等化裁。《谢映庐医案》所载椒梅附桂连理汤去甘草治詹盛木"下唇生疮"案，前医用清凉药不效，改用本方两剂而效。椒

268

梅附桂连理汤是在《证治要诀类方》连理汤（理中汤加黄连、茯苓）基础上再加川椒、附子、肉桂、乌梅而成，用于治疗脾肾阳虚之口腔溃疡，颇有妙思颇值玩味。实际上，本方是理中丸和乌梅的合方，以大热之附子、肉桂、干姜、川椒温阳破阴，以人参、白术、茯苓、甘草培土，乌梅补肝肾，且合甘草酸甘化阴防大热之药伤阴，黄连苦寒泻火以反佐，配伍巧妙。

（张天嵩）

面部丹毒

病例

吴某，女，68岁。因"面部红肿2天"于2016年7月28初诊。患者2天前无明显诱因出现面部红、肿、热、痛，皮肤科诊治考虑面部感染，予抗菌治疗。现仍有面部红肿、疼痛，纳食可，大小便调，舌质淡，苔薄白，脉滑。治拟清热解毒、凉血消肿，祛风。处方：玄参30 g，金银花18 g，连翘9 g，蒲公英30 g，桑白皮30 g，牡丹皮9 g，栀子9 g，茯苓30 g，薏苡仁30 g，白芷3 g，赤芍18 g，当归9 g，甘草6 g。7剂。

二诊（2016年8月4日）：患者面部红肿好转，效不更方，前方继服14剂后面部红肿消退。

[按]

《诸病源候论》云"丹者，人身忽然掀赤，如丹涂之状，故谓之丹。或发于足，或发腹上，如手掌大，皆风热恶毒所为"。张师认为丹毒多由湿热之邪所引发，发于头面者多挟风邪，治当清火解毒、凉血消肿、祛风，故方用金银花、连翘、蒲公英清热解毒，玄参、赤芍、牡丹皮、栀子清热凉血，当归和血，茯苓、薏苡仁化湿消肿，以桑白皮清泻肺热，白芷疏散风邪、并引诸药上行面部，诸药合用，共奏其功。

（陈凯）

　　四妙勇安汤出自《验方新编》，力能清热解毒、活血止痛，原书用于治脱骨疽。余移治各种慢性溃疡和皮肤软组织感染确有效验，原方药味虽少，仅含金银花、玄参、当归、甘草四味，但用量颇大，目前在临床应用本方时药量可适当减少，可以酌加其他清热解毒、凉血滋阴之药，师其制方之意可也。

　　　　　　　　　　　　　　　　　　　　　　　　（张天嵩）

痤疮

病例

王某，女，37岁。因"面部丘疹反复发作数年"于2016年7月11日初诊。患者近数年来面部反复出现红色丘疹，常因工作压力大而诱发，发时不痛不痒，偶有汗出怕热，纳食可，大小便调。查体：面部多个圆顶状丘疹伴、脓疱及暗红色瘢痕，舌质淡，苔薄白，脉滑。治拟清热凉血、祛风排脓，处方：柴胡9g，制半夏9g，黄芩9g，黄连3g，牡丹皮9g，栀子9g，赤芍9g，生地黄15g，醋鳖甲9g，茯苓30g，薏苡仁30g，白芷3g，荆芥6g，黄芪30g，紫苏梗12g，佩兰9g，炙甘草9g。7剂。

二诊（2016年7月18日）：面部皮疹明显好转，纳食可，大小便调，舌质淡，苔薄白，脉滑。前方加丹参15g。7剂。

[按]

《医宗金鉴》云"此证由肺经血热而成"，张师认为此病除肺经风热外，患者平日工作压力大，而兼有肝气不畅；脾气不足，运化失常，导致湿浊内停而郁久化火，治当祛风清热、疏肝健脾、化湿排脓。以黄芩、黄连清气分热，牡丹皮、栀子清血分热，以地黄、鳖甲以增养阴搜邪，制半夏、茯苓、薏苡仁、紫苏梗、佩兰健脾和中以利湿化浊，柴胡疏肝理气，黄芪益气且领诸药而走表，荆芥、白芷祛风胜湿且引诸药上行至面部，诸药合用共奏疏风清肺，健脾化湿之效。二诊时患者皮疹已有明显好转，效不更方，加丹参凉血活血，再服7剂而愈。

（陈凯）

痤疮是毛囊皮脂腺单位的一种慢性炎症性皮肤病，临床表现为好发于面部的粉刺、丘疹、脓疱、结节等多形性皮损。虽然好发于青少年，但成年人很多见，成年人痤疮可能与内分泌紊乱、生活习惯、工作压力、情绪紧张等有关。痤疮古称"肺风粉刺"，如《医宗金鉴·外科心法要诀·肺风粉刺》云"此证由肺经血热而成，每发于面鼻，起碎疙瘩，形如黍屑，色赤肿痛，破出白粉汁，日久皆成白屑，形如黍米白屑，宜内服枇杷清肺饮，外敷颠倒散。"通过临床表现，推求本病病位、病性，病位多在肺、脾、肝，以肺主皮毛、脾主肌肉故也，在女子可再从肝经论治，女子以肝为先天也；其病性为热毒、湿毒、风热、血瘀等单独或相兼等；临证时则宜疏肝、清肝、清肺、泻火、凉血、祛风、化湿等诸法合用。必佐以疏风、排脓之品，如白芷虽温，必不可少，以其能疏能散、更能引诸药到达患处。

（张天嵩）

斑秃

病例

潘某，女，60岁。因"脱发4个月余"于2018年7月3日初诊。患者4个月前因丈夫重病，而致情绪欠佳、紧张及劳累，并出现脱发，伴头部皮肤瘙痒，时有汗出，无手足心热，夜寐欠安，胃纳可，大小便调。查体：顶、枕部有数个发脱落发区，呈圆形、椭圆形、大小约2 cm×2 cm、边界清楚，舌质淡，苔薄白，脉滑。否认家族遗传病史及药物、食物过敏史。治拟疏肝理气、补肾活血为主，处方：党参15 g，生黄芪30 g，桂枝6 g，煅龙骨30 g，珍珠母30 g，地黄15 g，山茱萸12 g，制黄精12 g，女贞子12 g，墨旱莲15 g，柴胡12 g，蜜麸炒枳实12 g，香附12 g，牡丹皮9 g，川芎12 g，当归12 g，生丹参15 g，石菖蒲12 g，郁金12 g，神曲12 g，甘草9 g。7剂。

二诊（2018年7月10日）：头部皮肤瘙痒消失，仍有汗出，夜寐欠安，无手足心热，胃纳可，大小便调。舌质淡，苔薄白，脉滑。前方加全蝎3 g以增强活血息风通络之效。7剂。

三诊（2018年7月24日）：头部仍呈现散在斑块脱发，夜寐欠安，胃纳可，大小便调。舌质淡，苔薄白，脉滑。前方继服。7剂。

四诊（2018年7月31日）：患者自觉头部皮肤无明显不适，睡眠欠佳，胃纳可，大小便调。舌质淡，苔薄白，脉滑。前方去全蝎。7剂。

五诊（2018年8月7日）：症情如前，前方加全蝎3 g。7剂。

六诊（2018年8月7日）：症情如前，前方经继服。14剂。

七诊（2018年8月28日）：头部脱发处可见新发生出，上腹部略有不适，胃纳可，大小便调，夜寐转佳。舌质淡，苔薄白，脉滑。前方去珍珠母，加茯苓30 g，薏苡仁30 g，健脾和胃。7剂。

八诊（2018年9月11日）：头部脱发处新发生长良好，前方去牡丹皮。7剂。

九诊（2018年9月18日）：头部脱发处新发生长良好，睡眠好转，胃纳可，大小便调。前方加黄连6g，清心火。7剂。

十诊（2018年9月25日）：患者症情稳定，继续以上方巩固治疗1月有余，诸症皆安，头发新生如故，随访至今未再见脱发。

[按]

斑秃是一种突然发生的非瘢痕性、局限性、脱发性皮肤病，病因较复杂，尚未完全认识清楚，可能与免疫因素、遗传因素与精神因素共同作用有关。患者多无自觉症状，偶有头皮轻度麻、痒感；脱发区呈圆形或类圆形或不规则形，边界清楚，数目不等，大小不一，脱发区皮肤表面光滑，略有光泽。斑秃可发生于任何年龄，临床上以儿童和中青年发病较多见，男女均可发病，病程可常达数月，甚至可持续数年，多数患者不能自行缓解，治愈后易复发。本病属于中医学"鬼舐头""鬼添头""油风"等范畴，中医认为，其病多与肝、肾等脏腑有关，病机涉及虚、热、风、瘀等，如《素问》云"肾者，主蛰，封藏之本，精之处也，其华在发"，认为肾藏精生髓，髓充于骨而汇于脑，发为肾精之外候，精血充足则发浓密而光泽；《诸病源候论》云"足少阳胆之经也，其荣在须；足少阴肾之经也，其荣在发。冲任之脉为十二经之海，谓之血海，其别络上唇口，若血盛则荣于头发，故须发美；若血气衰弱，经脉虚竭，不能荣润，故须发秃落"；《外科正宗》云"油风乃血虚不能随气荣养肌肤，故毛发根空，脱落成片，皮肤光亮，痒如虫行，此皆风热乘虚攻注而然"；《医林改错》云"头发脱落，各医书皆言伤血，不知皮里肉外血瘀阻塞血路，新血不能养发，故发脱落，无病脱发，亦是血瘀"。

张师非皮肤病专科医生，该患者经人介绍而来，张师告其曰本病自己尚无百分百把握是否有效，只能试治之，患者亦愿意一试。张师认为，中医虽有内外妇儿之分科，然治实则一也，即是按中医的理法方药，一通百通。夫中医治病必求其本，然本为何？病机是也，分析病机要抓住病性和病位两个关键点。从该患者脱发的诱因来看，由丈夫重病而引起，这与现代医学观察到"不少患者发病前有神经精神创伤、焦虑、精神紧张或情绪不安等现象"等不谋而合，加之睡眠欠安，显是心、肝两脏为患而无疑；而肾脏其华在发，故发脱必与肾相关，故定病位为心、肝、肾。病机则为气滞、血瘀、风动、精亏，该患者年过六十，肾精已有暗亏、气血已有不足；《灵枢·经脉》云"肝足厥阴之脉……上出额，与督脉会于巅"，肝血亦可循经直达巅顶而荣养头发，肝主疏泄，若肝郁气滞，气滞则血运不畅，不能荣养头发；血虚则风动，亦可致皮肤瘙痒而发落。因此，张师从心、肝、肾入手，拟疏肝安心、滋补肝肾、活血祛风等治法，四逆散、桂甘龙牡汤、六味地黄丸、二至丸等合方化裁，以柴胡、香附、枳实等疏肝理气，以龙骨、珍珠等镇肝风安心神，以地黄、山茱萸、制黄精、女贞子、墨旱莲等滋补肝肾，以党参、黄芪益气，以当归、川芎、丹参养血活血，取血行风自灭之意，甚则加全蝎等虫类以搜风，桂枝一则祛风，一则合龙骨安心神，石菖蒲、郁金安神，牡丹皮泻肝经伏热，神曲助介石类药物运化，甘草合诸药，方取平和，此制方之意也。然脱发发病虽骤，但治无速功，宜守方常服，以获良其效。

（夏里昂，杨晓洁）

结节性红斑

病例

周某，女，58岁，因"双下肢出现皮下结节伴有红斑20余天"于2006年4月1日初诊。患者20余天前无明显原因出现双下肢踝膝之间出现数十枚结节、高起皮肤，大小不等，局部皮肤有红色斑块，无瘙痒，结节有压痛，偶有咽痒、咳嗽、咳痰不畅，头晕头痛，易疲劳，时有心慌胸闷，纳食可，大小便调，舌质淡，苔薄白，脉滑。追问病史，在结节出现之前似有"感冒"症状。外院查血常规、ESR、CRP、抗"O"、类风湿因子、肝肾功能均正常。治拟清热凉血，软坚散结，润燥止咳，处方：生地黄15 g，牡丹皮9 g，制鳖甲12 g，玄参15 g，赤芍15 g，夏枯草12 g，浙贝母12 g，苍术3 g，川牛膝12 g，怀牛膝12 g，海蛤壳12 g，海浮石12 g，蝉蜕12 g，神曲12 g，党参15 g，炙甘草6 g。5剂。

二诊（2006年4月6日）：双下肢皮下结节变小、颜色变淡，压痛，仍有咽痒咳嗽，纳食可，大小便调，舌质淡，苔薄白，脉滑。治依前法，并重用润燥止咳药，处方：海蛤壳24 g，海浮石24 g，蝉蜕12 g，茯苓30 g，夏枯草12 g，制半夏12 g，浙贝母12 g，玄参15 g，赤芍15 g，生地黄15 g，制鳖甲12 g，薏苡仁15 g，苍术3 g，川牛膝12 g，怀牛膝12 g，神曲12 g，炙甘草6 g。7剂。

三诊（2006年4月13日）：仍有双下肢结节、红斑，偶有咽痒咳嗽，纳食可，大小便调。治依前法，并重用清热凉血之药，处方：生地黄30 g，赤芍15 g，牡丹皮12 g，玄参30 g，金银花30 g，当归12 g，夏枯草12 g，制半夏12 g，浙贝母12 g，川牛膝12 g，怀牛膝12 g，薏苡仁30 g，海蛤壳24 g，海浮石24 g，苍术6 g，黄柏9 g，炙甘草6 g。7剂。

四诊（2006年4月20日）：双下肢结节、红斑基本消失，无咽痒、咳嗽咳痰，时有心慌，纳食可，大小便调，心电图提示"窦性心动过缓，频发室早，左束支传导阻滞"。前方减苍术、黄柏，加生黄芪30 g，丹参15 g，神曲12 g。

277

7剂。

五诊（2006年5月5日）：双下肢又出现结节和红斑，色暗红，纳食可，大小便调。舌质淡，苔薄白，脉滑。患者诉，因近两周来出现"腔隙性脑梗死"，外院静脉滴注黄芪注射液时，自己扪及皮下结节变小，停止注射后结节又增大。在养阴凉血、软坚散结基础上，再重益气活血药物，处方：生黄芪60g，生地黄30g，赤芍30g，牡丹皮12g，玄参30g，金银花30g，当归12g，夏枯草12g，制半夏12g，浙贝母12g，丹参15g，三棱9g，莪术9g，薏苡仁30g，川牛膝12g，怀牛膝12g，威灵仙12g，炙甘草6g。10剂。

六诊（2006年5月15日）：双下肢结节性红斑减退，纳食可，大小便调，前方加陈皮9g，乌药12g。7剂。

七诊（2006年5月22日）：结节红斑明显减轻，纳食一般，大小便调。前方加神曲12g。14剂。

八诊（2006年6月5日）：红斑基本消失，纳食可，大小便调。前方继服7剂，随访未再复发。

[按]

结节性红斑是以皮下脂肪炎症反应为特征的血管炎症性疾病，可因多种因素引起，如特发性疾病、感染、自身免疫性疾病、妊娠、药物、肿瘤等。临床上中青年女性多见，多在春秋发病，主要特征是结节多数呈对称分布，结节中间有硬节，不破溃，有疼痛或灼热痛，压重疼痛明显加重，愈后不留疤痕。急性者，一般经3~6周消退；部分患者结节持久不退，炎症及疼痛较轻，持续1~2年亦不破溃，称为慢性结节性红斑或迁延性结节性红斑。

中医古代文献中没有关于"结节性红斑"的明确记载，有中医学者从其临床表现来推测，认为类似于中医古籍中的"瓜缠藤""三里发""湿毒流注"等疾病，便细考历代中医文献记载，这种观点并不十分正确。一，"瓜藤缠"者，《医宗金鉴》云"若绕胫而发，即名瓜藤缠，结核数枚，日久肿痛，溃腐烂不已"；二，"三里发"者，《鬼遗方》云"三里两处起痛疽名三里发。初发如牛眼睛，青黑五七日，破穴出黑血汁脓，肿攻膀肚连腿里，拘急冷痛"；三，"湿毒流注"者，《医宗金鉴》云"此证生于腿胫，流行不定，或发一、二处，疮顶形似牛眼，根脚漫肿，轻则色紫，重则色黑，溃破脓水浸渍，好肉破烂，日久不敛"；可以发现，这些疾病不仅有结节，更有溃破的表现，类似现代医学的硬结性红斑而不是结节性红斑。

本病全身症状有时并不明显，舌脉也不能完全为辨证提供依据，只能从局部的皮疹表现和结节来分析。病性：红斑颜色最初多呈鲜红色，为血热，约经2周后逐渐变成暗红色或淡紫红色，则为血瘀；痛性结节多为气滞、血瘀、痰凝互结而成。病位：尤下肢为主，病在肌、表，当从足经辨证。治当以软坚散结为主，药如玄参、夏枯草、浙贝母、制鳖甲、海蛤壳、海浮石等；并根据实际情况配伍其他治法，如急性期配合清热养阴凉血法，药如生地黄、赤芍、牡丹皮、金银花、玄参等，亚急性及慢性期结节按之较硬，宜配合活血化瘀法，药如当归、丹参、三棱、莪术等；更要审证求因，探索结节所成之病因病机，如结节按之较软为气滞，宜理气法，药如陈皮、乌药、威灵仙等；气虚者补气，药如黄芪、党参等；血虚者补血如当归、熟地黄等；阳虚者可用阳和汤减治。因病在下肢，可选用苍术、黄柏、牛膝、薏苡仁等作为引经药使用。

本例患者发病因"感冒"之后，初起治以清热养阴凉血、软坚散结法，经治疗好转而又复发，需要进一步探索原因。本人从患者静脉滴注黄芪注射液后结节变小这一现象悟出，患者虽无明显气虚之症状，但其结节形成显是与高年之体有关，气虚而气血不畅，则血瘀、痰凝而聚于下肢经络而成，因此在守前法基础上，重用黄芪60 g补气，并加理气、活血药物而获效，此案与不少中医同道多从湿热下注论治者不同，录之以备一格，作为临证之参考。

（张天嵩）

神经鞘膜瘤

病例

马某，女，64岁。因"右耳后疼痛2年"于2006年5月4日初诊。患者近2年来时右耳有疼痛，放射至右侧颌面，伴右侧头痛，曾于外院CT检查提示"右咽旁、颅底神经鞘膜瘤，部分区域呈黏液样"。目前仍时有右耳后疼痛，时有头痛、头晕，纳食可，大小便调，眠安，舌质淡，苔薄黄，脉滑。治拟祛风化痰，活血通络，处方：柴胡12 g，黄芩12 g，制半夏12 g，当归12 g，炒白芍30 g，全蝎3 g，僵蚕12 g，元胡12 g，白芷3 g，茯苓30 g，苏梗12 g，神曲12 g，炙甘草6 g。7剂。

二诊（2006年5月11日）：仍有耳痛、头晕，近来咳嗽，咳黄黏痰，不易咳出，纳食可，大小便调，舌质淡，苔薄黄，脉滑。治守前法，酌加清热化痰之品，处方：柴胡12 g，黄芩12 g，制半夏12 g，蒲公英30 g，夏枯草12 g，玄参30 g，菊花15 g，赤芍15 g，海蛤壳24 g，海浮石24 g，蝉蜕12 g，茯苓30 g，薏苡仁30 g，橘络12 g，神曲12 g，炙甘草6 g。7剂。

三诊（2006年5月18日）：耳痛好转，时有头晕，无明显咳嗽咳痰，纳食可，大小便调，舌质淡，苔薄黄，脉滑。仍以祛痰活血，通络止痛为治，处方：柴胡12 g，制半夏12 g，黄芩12 g，夏枯草12 g，元胡12 g，全蝎3 g，蜈蚣2条，川芎9 g，天麻12 g，钩藤12 g，桑寄生24 g，白芷3 g，茯苓30 g，橘络12 g，枳实12 g，竹茹12 g，炙甘草6 g。7剂。

四诊（2006年6月25日）：右耳后疼痛明显减轻，偶有头晕，纳食可，大小便调，舌质淡，苔薄黄，脉滑。治守前法，处方：柴胡12 g，黄芩12 g，制半夏12 g，夏枯草12 g，浙贝母12 g，玄参30 g，全蝎3 g，蜈蚣2条，当归12 g，天麻12 g，钩藤15 g，白蒺藜12 g，白芷3 g，茯苓30 g，薏苡仁30 g，炙甘草6 g。7剂。

[按]

患者右耳后疼痛，证属少阳，《医学心悟》云"少阳之脉，起于目锐眦，下耳后。凡少阳头痛，耳前后痛而上连头角也"；从病由"神经鞘膜瘤"、且CT提示部分区域呈黏液样，推知其证属瘀血阻络所引发之少阳头痛。张师以柴胡、黄芩相伍和解少阳，配以茯苓、半夏、神曲健脾祛浊，当归、白芍、元胡养血活血止痛，僵蚕配伍全蝎，"籍虫蚁血中搜逐，以攻通邪结"（《临证指南医案》），佐苏梗行气，白芷祛风且为引经之药，全方配伍以祛风、化浊、行气、活血之功。二诊时患者仍有耳痛，头晕，出现咳嗽，咳黄黏痰，张师先治其外感，予菊花、海浮石、海蛤壳、玄参、赤芍、蒲公英、夏枯草诸药疏风清热、软坚化痰止咳。三诊时患者无明显咳嗽，耳痛好转，同时仍有头痛，乃守前方，加天麻、钩藤熄风止眩，川芎行血止痛。至四诊时右耳疼痛已明显减轻，头晕亦已减少，效不更方，加白蒺藜、浙贝母增强散结、祛风之力以收全功。

（陈凯，李沁菁）

神经鞘膜瘤非吾专业及所长，然西医目前不予以手术治疗，建议先尝试中医治疗，经人介绍求治于余，勉为其难而治之。中医治病，需要抓住病位和病性两个重点。结合患者疼痛部位、头颅CT检查结果，考虑将病位定为肝胆经；疼痛且呈放射性可断为有风痰，从肿瘤的性状表现可断为痰瘀，故将病性定为风、痰、瘀，故可确立祛风化痰、活血通络治法，故选小柴胡汤为主方直入肝胆经，加全蝎、僵蚕祛风痰，合当归、元胡活血通络止痛；加茯苓合半夏健脾化痰；加白芷祛风止痛，且能引诸药上行至头面部；以此组合为方底，随症加减，诸症明显减轻。

（张天嵩）

左肾癌术后尿血

病例

陈某，女，51岁。因"左肾肿瘤术后1周"于2015年6月5日初诊。患者在2015年5月7日于上海武警总队医院行腹部CT检查检获"左肾癌可能"，于2015年5月25日于上海仁济医院行左侧腹腔镜下肾部分切除术，术中所见左肾上极有一占位，约5 cm×4 cm，包膜完整，未侵及GEROTA筋膜，未见明显肿大淋巴结，完整切除包块，病理提示"T透明细胞癌"。目前患者疲劳、乏力，睡眠可，纳食可，大小便调，舌质红，苔少，脉细。辅助检查，尿常规检获隐血（++++）、白细胞0~1个/HP、红细胞>50个/HP，血常规、肝肾功能正常。治拟益气养阴、凉血止血，处方：生黄芪30 g，生地黄12 g，熟地黄12 g，山茱萸12 g，山药30 g，女贞子12 g，旱莲草12 g，蒲公英12 g，金银花12 g，牡丹皮9 g，百合30 g，桑寄生24 g，茯苓30 g，炙甘草6 g。7剂。

二诊（2015年6月12日）：疲劳乏力减轻，舌质红，苔薄白，脉细，复查尿常规检获隐血（＋）、白细胞3~6个/HP、红细胞2~4个/HP，仍守前法，前方加白花蛇舌草12 g。14剂。

三诊（2015年6月27日）：无明显疲劳，纳食可，大小便调，舌质淡，苔薄白，脉细，治拟益气养阴，双补脾肾，处方：生黄芪30 g，生地黄12 g，熟地黄12 g，山茱萸12 g，山药30 g，女贞子12 g，旱莲草12 g，牡丹皮9 g，百合30 g，桑寄生24 g，百合30 g，白花蛇舌草12 g，炙甘草6 g。7剂。

[按]

《丹溪心法·尿血》云"尿血，痛者为淋，不痛者为尿血"，说明尿中有血，分为尿血与血淋之不同。肾癌之尿血，病位多在肾，病机为火灼络脉与脾肾不固，火者分虚实，实火者宜小蓟饮子化裁；虚火者宜知柏地黄丸化裁。脾虚不能统血者宜归脾汤化裁；肾气不固者宜右归丸、真武汤等化裁。本例肾癌术后患者，局部肾络受伤，临床表现为气阴不足之征，故参芪地黄汤加减治之，重用益气摄血之黄芪，配甘寒之生地黄，一气一血（阴），一燥一润，既可益气养阴，又可相互制约药物偏性；六味地黄汤合二至丸补肝肾之阴，蒲公英、金银花、牡丹皮等凉血止血，桑寄生引诸药入肾，全方配伍，共奏益气养阴、凉血止血之功，药仅7剂则效果明显。

（张天嵩）

黄体囊肿

病例

张某，女，31岁。因"月经延期伴腹胀"于2011年5月19日初诊。月经距上次来潮45天未至，已除外怀孕，伴有腹胀，纳食可，大小便调，舌质紫暗，苔薄白，脉弦，B超提示"右卵巢3.3 mm×2.5 mm×2.8 mm多个高密度回声区，呈网状"，治拟益气活血，通络消癥，处方：生黄芪30 g，党参30 g，当归30 g，生山楂30 g，丹参30 g，威灵仙15 g，香附12 g，茯苓30 g，小茴香6 g，三棱9 g，莪术9 g，炙甘草6 g。7剂。

二诊（2011年5月26日）：患者诉服药2天后月经至，无明显腹痛，腹胀基本消失，舌质紫暗，苔薄白，脉弦，治拟益气养血为主，理气活血为辅，处方：生黄芪30 g，党参30 g，生地黄12 g，熟地黄12 g，川芎9 g，炒白芍30 g，当归12 g，茯苓30 g，香附12 g，小茴香6 g，炙甘草6 g。7剂。

三诊（2011年6月2日）：无明显不适，复查B超提示"卵巢未见明显异常"，治拟疏肝健脾补肾，处方：柴胡12 g，炒白芍30 g，枳实12 g，川芎9 g，当归12 g，熟地黄12 g，山药30 g，补骨脂12 g，香附12 g，小茴香6 g，生黄芪30 g，党参30 g，茯苓30 g，苏梗12 g，炙甘草6 g。7剂。随访未再复发。

[按]

黄体囊肿多发生在育龄期妇女排卵后，卵泡壁塌陷，泡膜内血管破裂，血液流入腔内凝成血块而形成血体，血体中的血被吸收后即形成黄体，正常黄体直径<2 cm；如果排卵后黄体持续存在或伴有出血或血浆渗出，则逐渐长大成为黄体囊肿。一般多无症状，有些患者有月经期后延或经血淋漓；偶尔因囊肿破裂而出现腹痛、内出血症状。

本病归属于中医腹部"癥瘕""积聚"范畴，可从气血辨治，以活血通经为大法，月经至则囊肿消，然治血必治气，活血法必与益气、理气等法相须而用。首诊以云南来春茂老中医验方痛经三两半加三棱、莪术活血通经，加黄芪、党参、茯苓补气以助行血，加香附、小茴香理气以助活血，此为急则治其标；次诊月经至，生理性失血也可致血气亏虚，故以圣愈汤益气补血活血为主，气旺则血自生，血旺则气有所附，加茯苓伍香附即参交感丸之意也；三诊治从肝脾肾，四逆散、圣愈汤、交感丸等合方，疏肝、健脾、补肾，缓则治本、治病求本之义，前后治法次第如此，以收全功。

（张天嵩）

经前期紧张综合征

病例

卫某，女，39岁。因"经前两侧乳房胀痛半年余"于2015年10月8日初诊。患者近半年来常于经前数日出现两侧乳房胀痛，自己可扪及硬结，经行则胀痛减轻，时有鼻痒、喷嚏、咽痛，无咳嗽，无恶心呕吐，纳食可，睡眠可，二便调，舌质淡，苔薄白，脉滑。B超提示"乳腺小叶增生症"。治拟疏肝理气，活血通络，软坚散结，处方：柴胡12 g，炒白芍30 g，枳实12 g，当归12 g，丹参15 g，生白术30 g，海蛤壳12 g，夏枯草12 g，牡丹皮9 g，栀子9 g，紫苏梗12 g，香附12 g，茯苓30 g，炙甘草6 g。7剂。

二诊（2015年10月15日）：鼻痒喷嚏好转，大便时湿时干，小便调。舌质淡，苔薄白，脉滑。前方加石菖蒲12 g，熟地黄15 g，制何首乌12 g。7剂。

三诊（2015年10月22日）：本次月经来前无乳房疼痛，鼻痒好转，偶有咳嗽，纳食可，二便调，舌质淡，苔薄白，脉滑。治依前法，前方减制何首乌。7剂。

[按]

《疡科心得集·辨乳癖乳痰乳岩论》云："有乳中结核，形如丸卵，不疼痛，不发寒热，皮色不变，其核随喜怒消长，此名乳癖"。《疡医大全》引明·陈实功之言"乳癖乃乳中结核，形如丸卵，或坠重作痛，或不痛，皮色不变，其核随喜怒为消长，此名乳癖"。首诊，张师治以疏肝理气，活血通络，软坚散结，投以丹栀逍遥散加减。柴胡、香附、紫苏梗、枳实疏肝行气，丹参、当归、白芍养血活血，牡丹皮、栀子清肝泻火，白术、茯苓健脾化痰，海蛤壳、夏枯草软坚散结，诸药配伍，共奏其功。二诊时患者鼻炎已较前好转，加熟地黄、何首乌滋阴补肾，石菖蒲通窍；三诊时患者经行已无乳腺疼痛，仍以前法调之而愈。

（陈凯）

妇女每于月经前出现乳房胀痛、泄泻、水肿、头身痛、口腔溃疡、诸出血症、情绪改变、悲伤欲哭等生理、行为、精神上的改变称为经前期紧张综合征，常见于20~40岁的青壮年妇女。经前乳房胀痛是经前期紧张综合征最常见的症状，多由肝郁气滞，脉络不通所致，以逍遥散或柴胡疏肝散疏肝理气，加活血通络之药，并根据临床实践，配合软坚散结、健脾滋肝补肾等方法，依据月经周期治疗，调整用药，收效颇佳。

又，乳腺之病，宜从经络辨治。考足阳明胃经，行贯乳中；足太阴脾经，络胃上膈，布于胸中；足厥阴肝经上膈，布胸胁绕乳头而行；足少阴肾经，上贯肝膈而与乳联；冲任二脉起于胸中，任脉循腹里，上关元至胸中；冲脉挟脐上行，至胸中而散。是以乳腺小叶增生一症，与肝、肾、胃、冲任等经络有关，尤以肝为主。辨病性，乳腺增生者，痰瘀交结也，胀痛者，气滞也，是以疏肝理气、活血通络、软坚散结法正是对之法，故收效若此。

（张天嵩）

小儿腹痛

病例

孙某，男，6岁。因"进食后腹痛1周"于2016年6月23日初诊。患儿近1周来出现进食后腹痛，无腹胀，无反酸，无咳嗽，纳食可，睡眠可，大小便调，查体：腹软、无压痛反跳痛，舌质淡，苔黄腻，脉滑。治拟健脾和胃，理气止痛，处方：黄芪15g，桂枝6g，炒白芍12g，白术9g，茯苓15g，薏苡仁15g，白豆蔻3g，乌药6g，紫苏梗6g，佩兰9g，五谷虫9g，麦芽9g，丹皮6g，炙甘草9g。7剂。

二诊（2016年6月30日）：进食后腹痛明显好转，偶有咳嗽，舌质淡，苔薄黄，脉滑。治依前法，前方加百合10g、生谷芽9g。7剂。后随访其祖母，药后诸症消失。

[按]

小儿脏腑娇嫩，形气未充，正如宋代儿科名医钱乙云"五脏六腑，成而未全，全而未壮"。若小儿饮食不知自节，易损伤脾胃，致小儿脾失健运，胃不受纳，形成积滞，正如《赤水玄珠》所云"脾胃虚，则停积"。该患儿进食后则腹痛，舌苔黄腻，乃属脾胃亏虚，兼夹湿热。张师治以黄芪桂枝五物汤加减，黄芪配伍桂枝、白芍、甘草振发脾阳，白术、茯苓、薏苡仁健脾运，豆蔻、佩兰芳香醒脾和胃，乌药、紫苏梗理气止痛，牡丹皮清热，五谷虫、麦芽消食导滞；二诊时进食后疼痛已基本消失，加稻芽增强脾胃运化，百合养胃润肺止咳，再予7剂而瘥。

（陈凯）

　　小儿科疾病非余之所长。该患儿为余友之子也，苦请余，勉为治之。窃思患儿进食后腹痛，乃脾气不醒而失健运、胃失和降，则食物易壅于胃肠，不通则痛矣，故斡旋中焦，振奋脾阳，并加芳香醒脾、消食导滞之药，使脾复其健运、胃复其和降之职，脾升胃降，气机调和，通则不痛矣。

（张天嵩）

附方

B

八正散（《太平惠民和剂局方》）：车前子、瞿麦、萹蓄、滑石、栀子、木通、大黄、灯心草、甘草。

白虎汤（《伤寒论》）：石膏、知母、粳米、甘草。

百合汤（《时方歌括》）：百合、乌药。

半夏厚朴汤（《金匮要略》）：半夏、厚朴、紫苏叶、茯苓、生姜。

补中益气汤（《内外伤辨惑论》）：黄芪、人参、白术、柴胡、升麻、当归、陈皮、甘草。

C

蚕矢汤（《霍乱论》）：晚蚕沙、薏苡仁、大豆黄卷、木瓜、黄连、半夏、黄芩、通草、山栀、吴茱萸。

柴胡疏肝散（《医学统旨》）：柴胡、陈皮、川芎、香附、枳壳、芍药、甘草。

柴前梅连散（《瑞竹堂经验方》）：胡黄连、柴胡、前胡、乌梅、薤白。

菖蒲郁金汤（《温病全书》）：石菖蒲、栀子、竹叶、牡丹皮、郁金、连翘、灯心草、木通、竹沥、紫金片。

D

丹参饮（《时方歌括》）：丹参、檀香、砂仁。

丹栀逍遥散（《方剂学》）：当归、白芍、柴胡、白术、茯苓、薄荷、牡丹皮、栀子、甘草、生姜。

当归六黄汤（《兰室秘藏》）：当归、生地黄、黄芩、黄柏、黄连、熟地黄、黄芪。

当归四逆加吴茱萸生姜汤（《伤寒论》）：当归、芍药、通草、桂枝、细辛、吴茱萸、甘草、生姜、大枣。

导赤散（《小儿药证直诀》）：木通、生地黄、甘草。

倒换散（《宣明论方》）大黄、荆芥。

颠倒木金散（《医宗金鉴》）：木香、郁金。

定喘汤（《摄生众妙方》）：白果、麻黄、紫苏子、款冬花、杏仁、桑白皮、黄芩、半夏、甘草。

都气丸（《症因脉治》）：熟地黄、山茱萸、山药、泽泻、牡丹皮、茯苓、五味子。

独活寄生汤（《备急千金要方》）：独活、桑寄生、杜仲、牛膝、细辛、秦艽、茯苓、肉桂、防风、川芎、人参、当归、芍药、生地黄、甘草。

E

二陈汤（《太平惠民和剂局方》）：半夏、陈皮、茯苓、甘草、乌梅、生姜。

二妙散（《丹溪心法》）：黄柏、苍术。

二至丸（《医便》）：女贞子、墨旱莲。

F

附子理中丸（《太平惠民和剂局方》）：附子、人参、干姜、白术、甘草。

G

葛根芩连汤（《伤寒论》）：葛根、黄芩、黄连、甘草。

瓜蒌贝母散（《医学心悟》）：贝母、瓜蒌、陈皮、桔梗、茯苓、天花粉。

瓜蒌瞿麦丸（《金匮要略》）：天花粉、茯苓、山药、附子、瞿麦。

瓜蒌散（《医学心悟》）：瓜蒌、红花、甘草。

瓜蒌薤白半夏汤（《金匮要略》）：瓜蒌、薤白、半夏、白酒。

瓜蒌薤白白酒汤（《金匮要略》）：瓜蒌、薤白、白酒。

归脾汤（《正体类要》）：白术、当归、茯苓、黄芪、远志、龙眼肉、酸枣仁、人参、木香、甘草、生姜、大枣。

桂枝二麻黄一汤（《伤寒论》）：桂枝、芍药、麻黄、生姜、杏仁、甘草、大枣。

桂枝附子汤（《伤寒论》）：桂枝、附子、甘草、生姜、大枣。

桂枝甘草龙骨牡蛎汤（《伤寒论》）：桂枝、甘草、龙骨、牡蛎。

桂枝去芍药加麻黄附子细辛附子汤（《金匮要略》）：桂枝、甘草、生姜、大枣、麻黄、附子、细辛。

桂枝去芍药加蜀漆牡蛎龙骨救逆汤（《伤寒论》）：桂枝、甘草、生姜、大枣、龙骨、牡蛎、蜀漆。

桂枝芍药知母汤（《金匮要略》）：桂枝、芍药、甘草、麻黄、生姜、白术、知母、防风、附子。

H

侯氏黑散（《金匮要略》）：菊花、白术、防风、桔梗、黄芩、细辛、干姜、人参、茯苓、当归、川芎、牡蛎、矾石、桂枝。

厚朴麻黄汤（《金匮要略》）：厚朴、麻黄、半夏、五味子、细辛、干姜、杏仁、石膏、小麦。

华盖散（《博济方》）：紫苏子、麻黄、杏仁、陈皮、桑白皮、赤茯苓、甘草。

滑石白鱼散（《金匮要略》）：滑石、乱发、白鱼。

化肝煎（《景岳全书》）：青皮、陈皮、芍药、丹皮、栀子、泽泻、土贝母。

黄连阿胶汤（《伤寒论》）：黄连、黄芩、芍药、鸡子黄、阿胶。

黄连汤（《伤寒论》）：黄连、甘草、干姜、桂枝、人参、半夏、大枣。

黄连温胆汤（《六因条辨》）：黄连、竹茹、枳实、半夏、陈皮、甘草、生姜、茯苓。

黄芪桂枝五物汤（《金匮要略》）：黄芪、桂枝、芍药、生姜、大枣。

J

交感丸（《瑞竹堂经验方》）：香附、茯苓。

椒梅附桂连理汤（《谢映庐医案》）：川椒、附子、肉桂、人参、白术、茯苓、乌梅、黄连、甘草。

金水六君煎（《景岳全书》）：当归、熟地、陈皮、半夏、茯苓、甘草。

L

连理汤（《证治要诀类方》）：人参、白术、干姜、黄连、甘草。

苓甘五味姜辛汤（《金匮要略》）：茯苓、干姜、细辛、五味子、甘草。

苓桂术甘汤（《金匮要略》）：茯苓、桂枝、白术、甘草。

六君子汤（《医学正传》）：人参、茯苓、白术、陈皮、半夏、甘草、大枣、生姜。

六味地黄汤（《小儿药证直诀》）：熟地黄、山茱萸、山药、泽泻、牡丹皮、茯苓。

M

麻黄附子细辛汤（《伤寒论》）：麻黄、附子、细辛。

麻黄杏仁甘草石膏汤（《伤寒论》）：麻黄、杏仁、石膏、甘草。

麦门冬汤（《金匮要略》）：麦冬、半夏、人参、甘草、粳米、大枣。

木瓜汤（《三因方》）：木瓜、吴茱萸、茴香、甘草、生姜、紫苏叶。

牡蛎散（《太平惠民和剂局方》）：黄芪、麻黄根、牡蛎。

P

蒲灰散（《金匮要略》）：蒲灰、滑石。

Q

芪附汤（《魏氏家藏方》）：附子、黄芪、生姜、大枣。

芩半丸（《杂病源流犀烛》）：黄芩、半夏。

青蒿鳖甲汤（《温病条辨》）：青蒿、鳖甲、生地黄、知母、牡丹皮。

青囊丸（《韩氏医通》）：香附、乌药。

清金化痰汤（《医学统旨》）：黄芩、栀子、桔梗、麦门冬、贝母、陈皮、茯苓、桑白皮、知母、瓜蒌仁、甘草。

清胃散（《脾胃论》）：生地黄、当归、牡丹皮、黄连、升麻。

清燥救肺汤（《医门法律》）：桑叶、石膏、人参、胡麻仁、阿胶、麦冬、杏仁、枇杷叶、甘草。

全真一气汤（《冯氏锦囊秘录》）：附子、白术、麦冬、五味子、人参、熟地黄、牛膝。

S

三妙丸（《医学正传》）：黄柏、苍术、川牛膝。

三拗汤（《太平惠民和剂局方》）：麻黄、杏仁、甘草。

散偏汤（《辩证录》）：川芎、白芍、白芷、白芥子、柴胡、香附、郁李仁、甘草。

桑菊饮（《温病条辨》）：桑叶、菊花、杏仁、连翘、薄荷、桔梗、芦根、甘草。

桑杏汤（《温病条辨》）：桑叶、杏仁、沙参、象贝、豆豉、栀皮、梨皮。

芍药甘草汤（《伤寒论》）：白芍、甘草。

射干麻黄汤（《金匮要略》）：射干、麻黄、生姜、细辛、紫菀、款冬花、大枣、半夏、五味子。

身痛逐瘀汤（《医林改错》）：秦艽、川芎、桃仁、红花、羌活、没药、当归、五灵脂、香附、牛膝、地龙、甘草。

参附汤（《正体类要》）：人参、附子。

参苓白术散（《太平惠民和剂局方》）：人参、茯苓、白术、白扁豆、莲子肉、山药、砂仁、薏苡仁、桔梗、甘草、大枣。

肾气丸（《金匮要略》）：生地黄、山药、山茱萸、泽泻、茯苓、牡丹皮、桂枝、附子。

圣愈汤（《医宗金鉴》）：熟地黄、白芍、川芎、人参、当归、黄芪。

双仁丸（《圣济总录》）：桃仁、杏仁。

四君子汤（《太平惠民和剂局方》）：人参、白术、茯苓、甘草。

四妙丸（《成方便读》）：黄柏、苍术、牛膝、薏苡仁。

四妙勇安汤（《验方新编》）：金银花、玄参、当归、甘草。

四磨饮（《成方便读》）：人参、槟榔、沉香、乌药。

四逆散（《伤寒论》）：柴胡、芍药、枳实、甘草。

四神汤（《验方新编》）：生黄芪、远志、牛膝、石斛、金银花。

苏子降气汤（《太平惠民和剂局方》）：紫苏子、半夏、当归、前胡、厚朴、肉桂、甘草、紫苏叶、生姜、大枣。

T

天麻钩藤饮（《中医内科杂病证治新义》）：天麻、钩藤、石决明、栀子、黄芩、川牛膝、杜仲、益母草、桑寄生、首乌藤、茯神。

W

胃苓汤（《世医得效方》）：白术、泽泻、猪苓、茯苓、桂枝、厚朴、陈皮、苍术、甘草。

乌梅丸（《伤寒论》）：乌梅、细辛、干姜、黄连、当归、附子、桂枝、人参、黄柏、川椒。

五苓散（《伤寒论》）：白术、泽泻、猪苓、茯苓、桂枝。

X

香砂六君子汤（《古今名医方论》）：人参、茯苓、白术、甘草、陈皮、半夏、木香、砂仁。

逍遥散（《太平惠民和剂局方》）：当归、白芍、柴胡、白术、茯苓、薄荷、生姜、甘草。

消瘰丸（《医学心悟》）：玄参、牡蛎、贝母。

小柴胡汤（《伤寒论》）：柴胡、黄芩、半夏、人参、甘草、生姜、大枣。

小半夏加茯苓汤（《伤寒论》）：半夏、生姜、茯苓。

小蓟饮子（《济生方》）：小蓟、生地黄、藕节、蒲黄、滑石、木通、淡竹叶、栀子、当归、甘草。

小建中汤（《伤寒论》）：饴糖、桂枝、芍药、生姜、大枣、炙甘草。

小青龙汤（《伤寒论》）：麻黄、桂枝、干姜、细辛、半夏、芍药、五味子、甘草。

小陷胸汤（《伤寒论》）：黄连、半夏、瓜蒌。

神效散（《普济本事方》）：海浮石、海蛤壳、蝉蜕、鲫鱼胆。

泻白散（《小儿药证直诀》）桑白皮、地骨皮、粳米、甘草。

泻黄散（《小儿药证直诀》）：藿香叶、山栀仁、石膏、防风、甘草。

泻心汤（《金匮要略》）：大黄、黄芩、黄连。

杏苏散（《温病条辨》）：杏仁、紫苏叶、半夏、陈皮、前胡、桔梗、枳壳、茯苓、甘草、生姜、大枣。

旋覆花汤（《金匮要略》）：旋覆花、新绛、葱。

血府逐瘀汤（《医林改错》）：红花、桃仁、赤芍、川芎、牛膝、柴胡、桔梗、当归、枳壳、生地黄、甘草。

Y

验方痛经三两半（《云南中医杂志》）：丹参、当归、山楂、威灵仙。

阳和汤（《外科证治全生集》）：熟地黄、鹿角胶、炮姜炭、肉桂、麻黄、白芥子、甘草。

右归丸（《景岳全书》）：熟地黄、山药、山茱萸、枸杞子、菟丝子、鹿角胶、杜仲、肉桂、当归、附子。

玉屏风散（《究原方》）：黄芪、白术、防风。

玉液汤（《医学衷中参西录》）：山药、黄芪、知母、鸡内金、葛根、五味子、天花粉。

越鞠丸（《丹溪心法》）：香附、川芎、苍术、栀子、神曲。

Z

泽泻饮（《金匮要略》）：泽泻、白术。

贞元饮（《景岳全书》）：熟地黄、当归、甘草。

真武汤（《伤寒论》）：茯苓、白芍、白术、生姜、附子。

知柏地黄丸（《医方考》）：熟地黄、山茱萸、山药、泽泻、牡丹皮、茯苓、知母、黄柏。

枳实薤白桂枝汤（《金匮要略》）：枳实、薤白、桂枝、厚朴、瓜蒌。

枳术丸（《内外伤辨惑论》）：枳实、白术、荷叶。

枳术汤（《金匮要略》）：枳实、白术。

术附汤（《金匮要略》）：白术、炮附子、甘草。

猪苓散（《伤寒论》）：猪苓、茯苓、泽泻、阿胶、滑石。

滋水清肝饮（《医宗己任编》）：熟地黄、山药、山茱萸、牡丹皮、茯苓、泽泻、白芍、栀子、酸枣仁、当归、柴胡。

（张苏贤）

参考文献

[1]　陈亦人.伤寒论译释[M].4版.上海:上海科学技术出版社,2010.

[2]　丁光迪.中药的配伍运用[M].北京:人民卫生出版社,1982.

[3]　干祖望.干祖望经验集[M].北京:人民卫生出版社,2000.

[4]　郭霭春.黄帝内经素问校注[M].北京:人民卫生出版社,2013.

[5]　韩学杰,张印生.孙一奎医学全书[M].北京:中国中医药出版社,1999.

[6]　何绍奇.读书析疑与临证得失[M].北京:人民卫生出版社,1999.

[7]　李鼎.经络学(共针灸类专业用)[M].上海:上海科学技术出版社,1995.

[8]　李克光,张家礼.金匮要略译释[M].2版.上海:上海科学技术出版社,2010.

[9]　林慧光.陈修园医学全书[M].北京:中国中医药出版社,1999.

[10]　姜建国,李嘉璞,李树沛.李克绍学术经验辑要[M].济南:山东科学技术出版社,
　　　2000.

[11]　缪遵义,江一平.吴中珍本医籍四种[M].北京:中国中医药出版社,1994.

[12]　焦树德.用药心得十讲[M].北京:人民卫生出版社,1979.

[13]　荆志伟.博士看中医[M].北京:中国中医药出版社,2007.

[14]　明·赵献可.医贯[M].北京:人民卫生出版社,1959.

[15]　清·鲍相璈.验方新编[M].天津:天津科学技术出版社,1991.

[16]　清·陈士铎.本草新编[M].北京:中国医药科技出版社,1997.

[17]　清·程国彭.医学心悟[M].北京:中国中医药出版社,1996.

[18]　清·傅山.傅青主男女科[M].北京:中国书店,1985.

[19]　清·蒋宝素.问斋医案[M].北京:人民卫生出版社,1989.

[20]　清·江涵暾.笔花医镜[M].天津:天津科学技术出版社,1999.

[21]　清·李用粹.证治汇补[M].北京:中国中医药出版社,1999.

[22]　清·林之瀚.四诊抉微[M].天津:天津科学技术出版社,1996.

[23]　清·柳宝诒.柳选四家医案[M].北京:中国中医药出版社,1997.

[24]　清·王洪绪.外科证治全生集[M].北京:中国中医药出版社,1996.

[25]　清·王泰林(旭高).朱建平,许霞点校.王旭高临床临证医案[M].北京:学苑出版社,
　　　2012.

[26]　清·王泰林(旭高).褚玄仁校注.王旭高医书六种[M].北京:学苑出版社,1996.

[27] 清·王士雄(孟英).温热经纬[M].北京:中国中医药出版社,1996.
[28] 清·王学权.重庆堂随笔[M].南京:江苏科学技术出版社,1986.
[29] 清·王子接.绛雪园古方选注[M].北京:中国中医药出版社,1993.
[30] 清·吴谦.御纂医宗金鉴[M].3版.北京:人民卫生出版社,1998.
[31] 清·吴瑭(吴氏).温病条辨[M].北京:人民卫生出版社,1963.
[32] 清·石寿棠.医原[M].南京:江苏科学技术出版社,1983.
[33] 清·严洁,施雯,洪炜.得配本草[M].北京:中国中医药出版社,1997.
[34] 清·姚澜.本草分经[M].上海:上海科技出版社,1989.
[35] 清·叶天士.叶天士医案[M].上海:上海人民出版社,1976.
[36] 清·尤怡.金匮翼[M].北京:中国中医药出版社,1996.
[37] 清·喻昌.医门法律[M].北京:中医古籍出版社,2002.
[38] 清·张璐.张氏医通[M].北京:中国中医药出版社,1993.
[39] 清·周岩.本草思辨录[M].北京:人民卫生出版社,1960.
[40] 孙洽熙.主校.黄元御医学全书[M].北京:中国中医药出版社,1996.
[41] 宋·许叔微.普济本事方[M].上海:上海科技出版社,1959.
[42] 田代华,刘更生.校注.灵枢经校注[M].北京:人民军医出版社,2011.
[43] 吴银根,方泓.中医膏方治疗学[M].北京:人民军医出版社,2011.
[44] 元·沙图穆苏著,宋白杨校注.瑞竹堂经验方[M].北京:中国医药科技出版社,2012.
[45] 元·朱震亨.丹溪医集[M].2版.北京:人民卫生出版社,1993.
[46] 张天嵩.重用川芎治疗重度偏头痛1例[J].上海中医药杂志,2008,42(7):23-24.
[47] 张天嵩.从经络辨治功能性躯体综合征[J].上海中医药杂志,2011,45(4):47-49.
[48] 张天嵩.不明原因慢性咳嗽从燥论治探析[J].上海中医药杂志,2011,45(11):44-47.
[49] 张天嵩,韩镭.当归四逆加吴茱萸生姜汤新用2则[J].国医论坛,1996,11(6):20.
[50] 张天嵩,韩镭.哮喘从肝论治体会[J].河南中医,1999,19(1):20-24.
[51] 张天嵩,韩镭.白术治疗疑难杂证三则探析[J].实用中医内科杂志,2003,17(4):271.
[52] 张天嵩,吴银根.通补肺络法治疗肺纤维化理论探讨[J].中医杂志,2002,43(11):808-810.
[53] 张天嵩,杨蓓林.定咳汤治疗感染后咳嗽的临床研究[J].辽宁中医杂志,2007,34(9):1275-1276.
[54] 张天嵩,张素,李秀娟,等.清养胃阴法治疗重度巨幼细胞贫血验案1则[J].上海中医药杂志,2010,44(2):24-25.
[55] 张天嵩,张素,李秀娟,等.治疗肺纤维化中药复方用药规律的数据挖掘[J].中国中医药信息杂志,2011,18(2):31-34.
[56] 张天嵩,张素,杨克敏,等.清透伏邪法治疗进展期弥漫性泛细支气管炎1例[J].上海中医药杂志,2012,46(8):45-46.
[57] 浙江省中医管理局《张山雷医集》编委会.张山雷医集(上)[M].北京:人民卫生出版社,1995.

AME Medical Journals

Founded in 2009, AME has been rapidly entering into the international market by embracing the highest editorial standards and cutting-edge publishing technologies. Till now, AME has published more than 60 peer-reviewed journals (13 indexed in SCIE and 18 indexed in PubMed), predominantly in English (some are translated into Chinese), covering various fields of medicine including oncology, pulmonology, cardiothoracic disease, andrology, urology and so forth (updated on Jun. 2021).

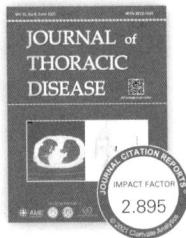

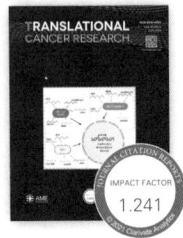

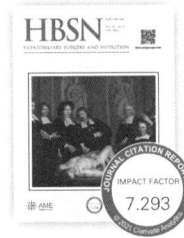

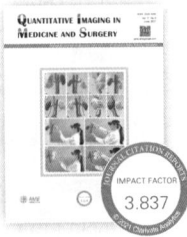

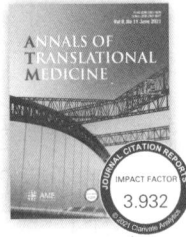

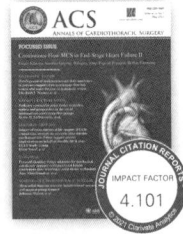

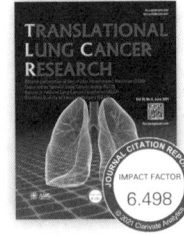

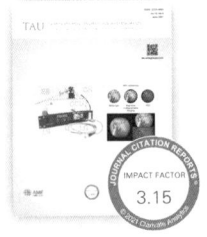

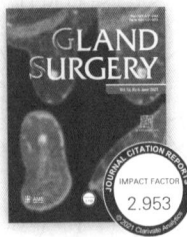

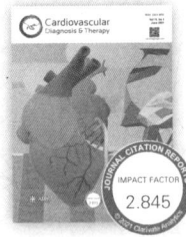

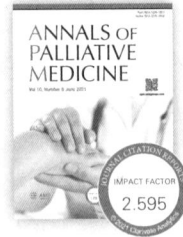

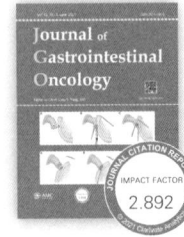

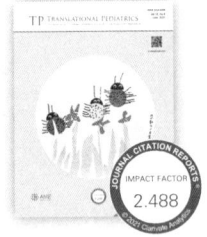

Journal	Impact Factor
JOURNAL of THORACIC DISEASE	2.895
TRANSLATIONAL CANCER RESEARCH	1.241
HBSN	7.293
Quantitative Imaging in Medicine and Surgery	3.837
ANNALS OF TRANSLATIONAL MEDICINE	3.932
ACS ANNALS OF CARDIOTHORACIC SURGERY	4.101
TRANSLATIONAL LUNG CANCER RESEARCH	6.498
TAU	3.15
GLAND SURGERY	2.953
Cardiovascular Diagnosis & Therapy	2.845
ANNALS OF PALLIATIVE MEDICINE	2.595
Journal of Gastrointestinal Oncology	2.892
TP Translational Pediatrics	2.488

AME Publishing Company

Academic Made Easy, Excellent and Enthusiastic

砍它千里目、快乐搞学术